Dr. Martin Marianowicz
mit Stephanie Ehrenschwendner

DEN RÜCKEN SELBST HEILEN

T

DEN RÜCKEN VERSTEHEN

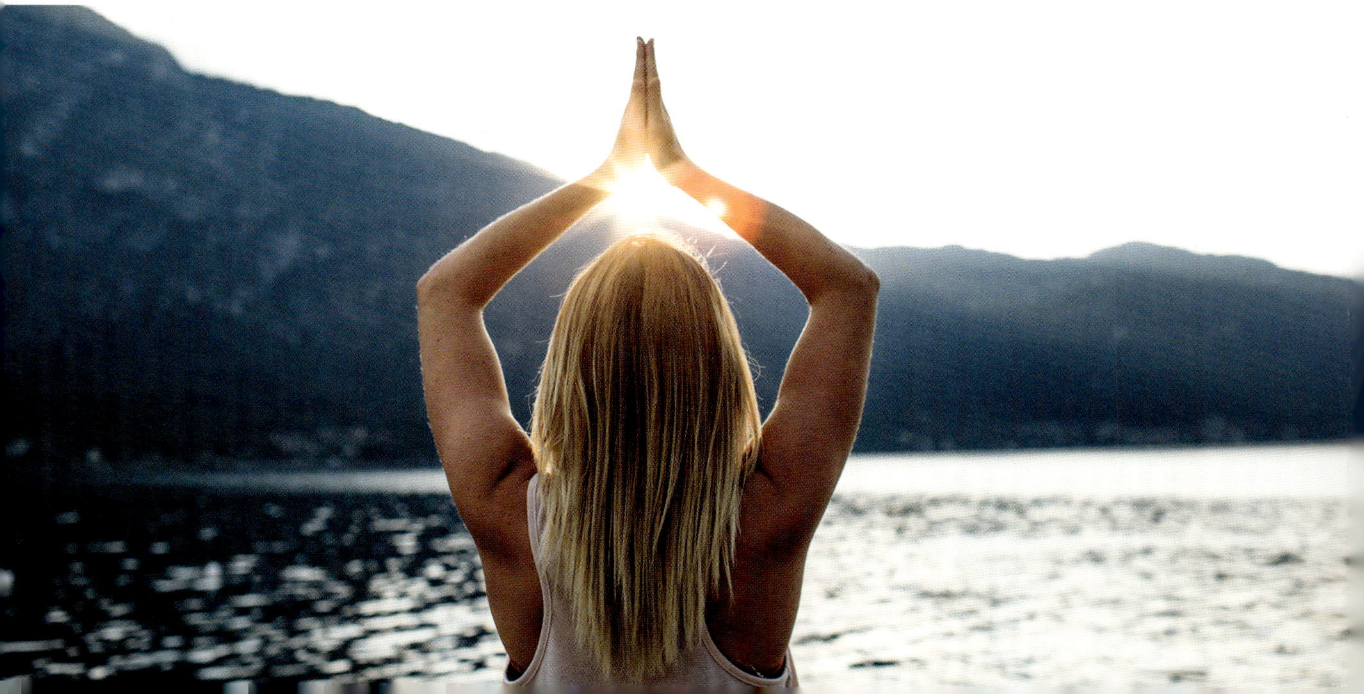

P

DAS MULTIMODALE RÜCKENPROGRAMM

FREUNDEN SIE SICH MIT DEN SCHMERZEN AN

Die gute Nachricht zuerst: »Rücken« ist eine gesunde Krankheit. Haben Sie dort Beschwerden, ist das weder lebensbedrohlich, noch verkürzt es Ihre Lebenserwartung. Selbst wenn Sie schon seit Langem von Schmerzen geplagt werden, gibt es keinen Grund zu verzweifeln. Sie gehören zu den privilegierten Kranken, denn Sie müssen sich »nur« um Ihren Rücken kümmern. Die nicht so Privilegierten sitzen beispielsweise beim Onkologen oder beim Kardiologen.
Es gibt allerdings auch eine schlechte Nachricht – und die wird Ihnen nicht neu sein: Rückenschmerzen mögen einen zwar nicht umbringen, sie können aber die Lebensqualität dramatisch einschränken. Deshalb ist der Rücken eine lebenslange Aufgabe, wenn man ihn »hat«. Sollten Sie also mit dem Kauf dieses Buches gehofft haben, auf eine noch nicht bekannte organische Ursache für Ihren Schmerz und die dazugehörige allheilende Therapiemethode zu stoßen, dann muss ich Sie leider enttäuschen. Das finden Sie auf den folgenden Seiten nicht. Es gibt kein Zaubermittel, das Ihre Rückenprobleme mit einem Schnipp beseitigt. Wer seine Rückenschmerzen dauerhaft in den Griff bekommen will, muss sich mit seiner Krankheit und den vielfältigen Ursachen anfreunden, um sie zu beheben.

Neue, wirklich heilsame Konzepte

Nach 28 Berufsjahren als Orthopäde und der Behandlung von mehr als 20 000 Patienten sehe ich die Entstehung des Schmerzleidens »Rücken« sowie dessen Heilung ganz anders, als es die gängigen Therapiekonzepte propagieren. Für die meisten Ärzte ist der Rücken ein anatomisches Werkstück, das man mit Fräsen und Schrauben bearbeitet, verändert und verbessert, um den Schmerzen beizukommen. Allerdings wird dieser mechanistische Ansatz nur einem Bruchteil der Rückenkranken gerecht. Der Großteil wird in ein überholtes Therapiekonzept hineingepresst, mit dem »Erfolg«, dass etwa 50 Prozent der Deutschen unter Rückenschmerzen leiden, obwohl jährlich über 45 Milliarden Euro für Maßnahmen ausgegeben werden. 80 Prozent der Summe entfallen dabei auf die 10 Prozent der angeblich chronisch Kranken.
Dabei gibt es jenseits der Anatomie viele unterschiedliche Ursachen für Schmerzen, die sich nicht operativ beseitigen lassen. Unsere Lebensweise ist im wahrsten Sinne des Wortes rückenzerstörend geworden, wie eine erschreckende Bilanz zeigt: Wirbelsäulenbeschwerden sind die häufigste Ursache für eine vorzeitige Berentung und Frühinvalidität. Wenn man bei einer Behandlung die Befindlichkeit, die Einstellung eines Patienten sowie die Lebensumstände nicht mit berücksichtigt, geht die Therapie am Menschen vorbei.
Die allgemeine Lehrmeinung deckt sich mit meiner Praxiserfahrung: 90 Prozent aller Beschwerden heilen innerhalb eines halben Jahres spontan oder mithilfe einer konservativen Therapie wieder ab. Aus dieser Erkenntnis heraus habe ich im Laufe der Jahre zusammen mit meinem Team aus Ärzten und Therapeuten verschiedener Fachrichtungen ein multimodales Rückenprogramm entwickelt, das den vielfältigen und fließenden Ursachen von

Rückenbeschwerden Rechnung trägt. Denn die Mechanik ist wie gesagt nur ein möglicher Auslöser, nur eine mögliche Ursache.

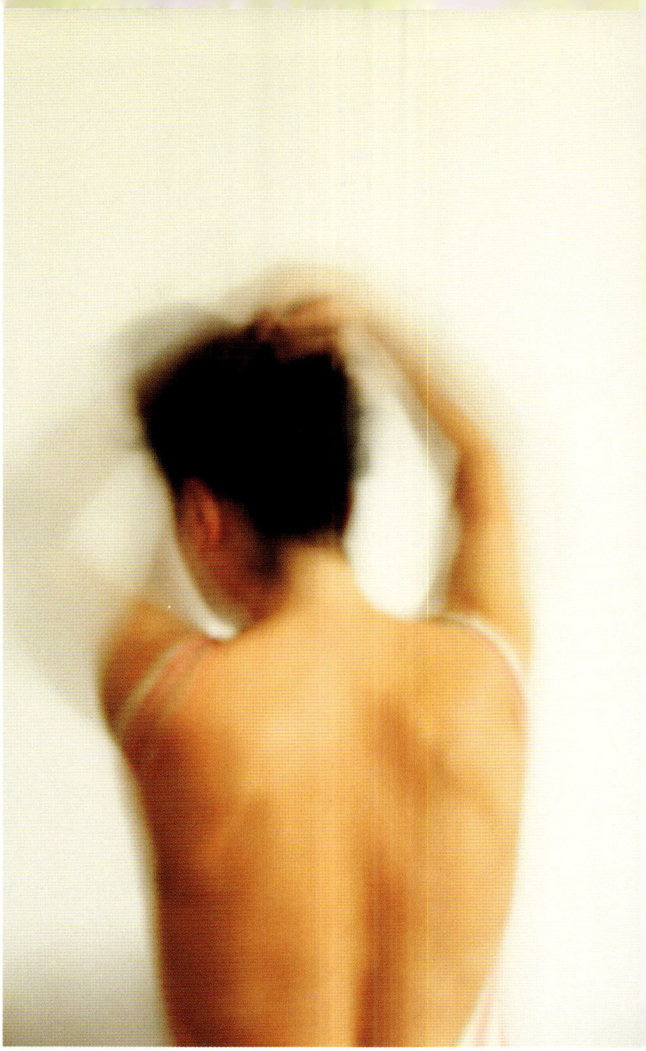

Multimodaler Ansatz

Ein Blick ins Internet genügt, um festzustellen: Die neuesten Forschungserkenntnisse zum Thema Rückenschmerzen sind da und verfügbar. Aber noch ist dieses Wissen um die multimodale Behandlung weder in der breiten Öffentlichkeit noch bei allen Betroffenen und behandelnden Ärzten angekommen. Und nach wie vor gibt es zu wenige Möglichkeiten, dieses Wissen als Betroffener in die Praxis umzusetzen. Eine ambulante oder stationäre multimodale Therapie ist noch nicht ausreichend verbreitet als therapeutische Maßnahme bei chronischen Rückenschmerzen. Im Zeitalter von Computern und Mikrochips wird immer noch versucht, Rückenprobleme mit Hammer und Schraubenzieher zu lösen, die Therapie ist tatsächlich noch aufgebaut wie vor hundert Jahren.

Nach wie vor suchen viele die Ursache von Rückenschmerzen ausschließlich in degenerativen Veränderungen der Wirbelsäule. Unser Gesundheitssystem fördert dieses längst überholte Wissen und erkennt die zeitgemäßen Therapiemethoden nicht an. Da sich das Gesundheitssystem nicht von heute auf morgen ändern lässt, müssen Sie dafür sorgen, die richtige beziehungsweise die notwendige Therapie zu bekommen. Wenn sich viele Betroffene den kontraproduktiven und schädlichen Therapiemaßnahmen entziehen, wird sich mittelfristig auch am System etwas ändern.

Ich habe die Erfahrung gemacht, dass sich selbst chronische Beschwerden mithilfe einer gezielten modernen Schmerztherapie innerhalb von sechs Wochen bessern. Dann sind Sie zwar schmerzfrei oder haben zumindest weniger Schmerzen, aber die Ursache Ihres Leidens ist damit noch nicht behoben. Ihr Arzt hat mithilfe der richtigen Medikamente den Entzündungsherd ausgelöscht und Sie schmerzärmer gemacht. Aber Sie müssen dafür sorgen, schmerzfrei zu bleiben. Sie sind dafür verantwortlich, wieder zu lernen, sich selbst zu stärken und mit Ihrem Körper und Ihrem Leben rückenfreundlich umzugehen. Ihr Rücken braucht Ihre Unterstützung! Verbünden Sie sich mit ihm. Werden Sie aktiv. Dieses Buch zeigt Ihnen den Weg.

Ihr 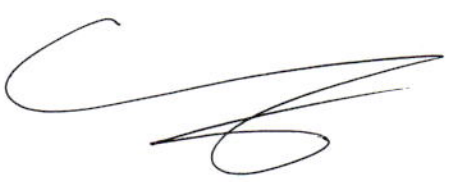

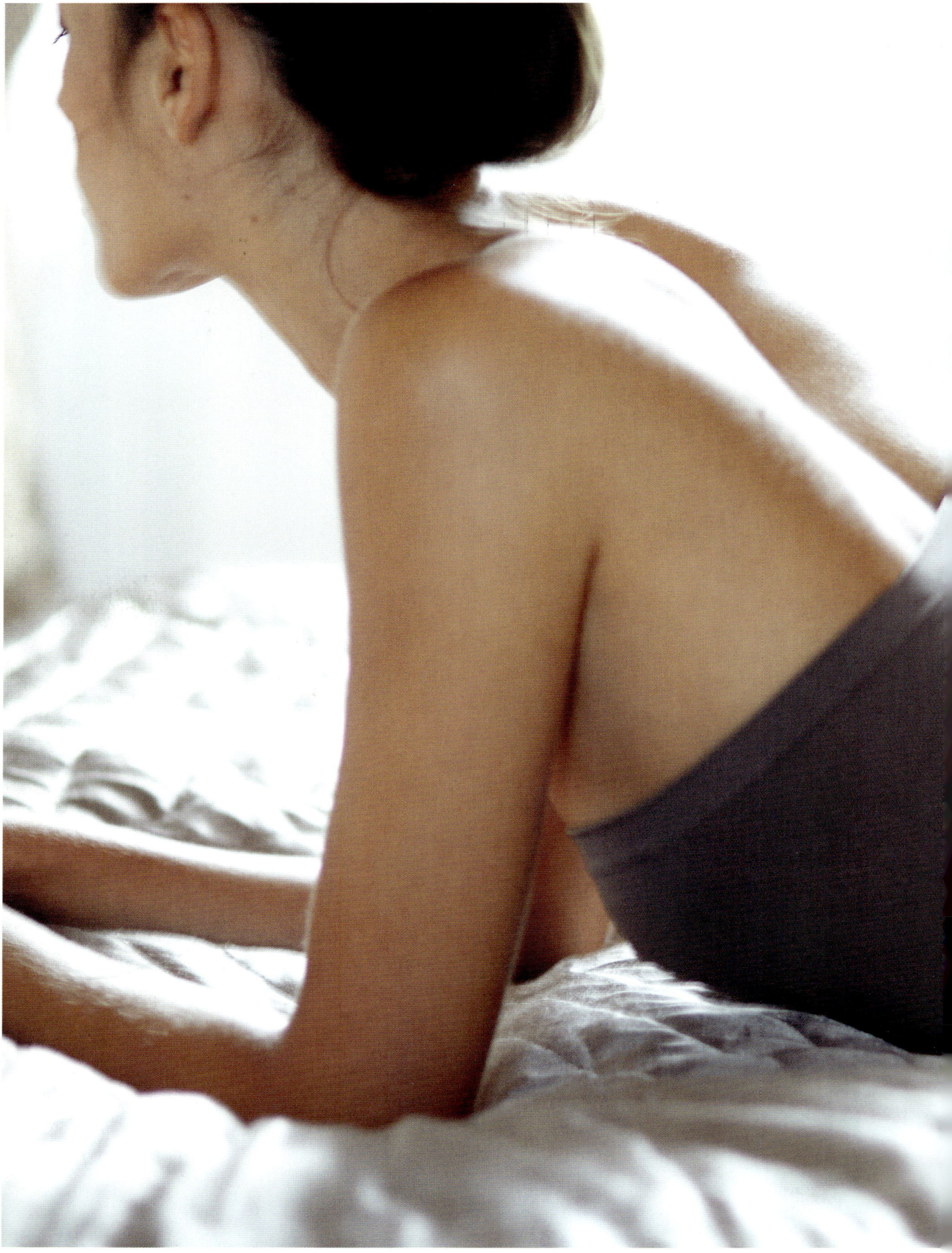

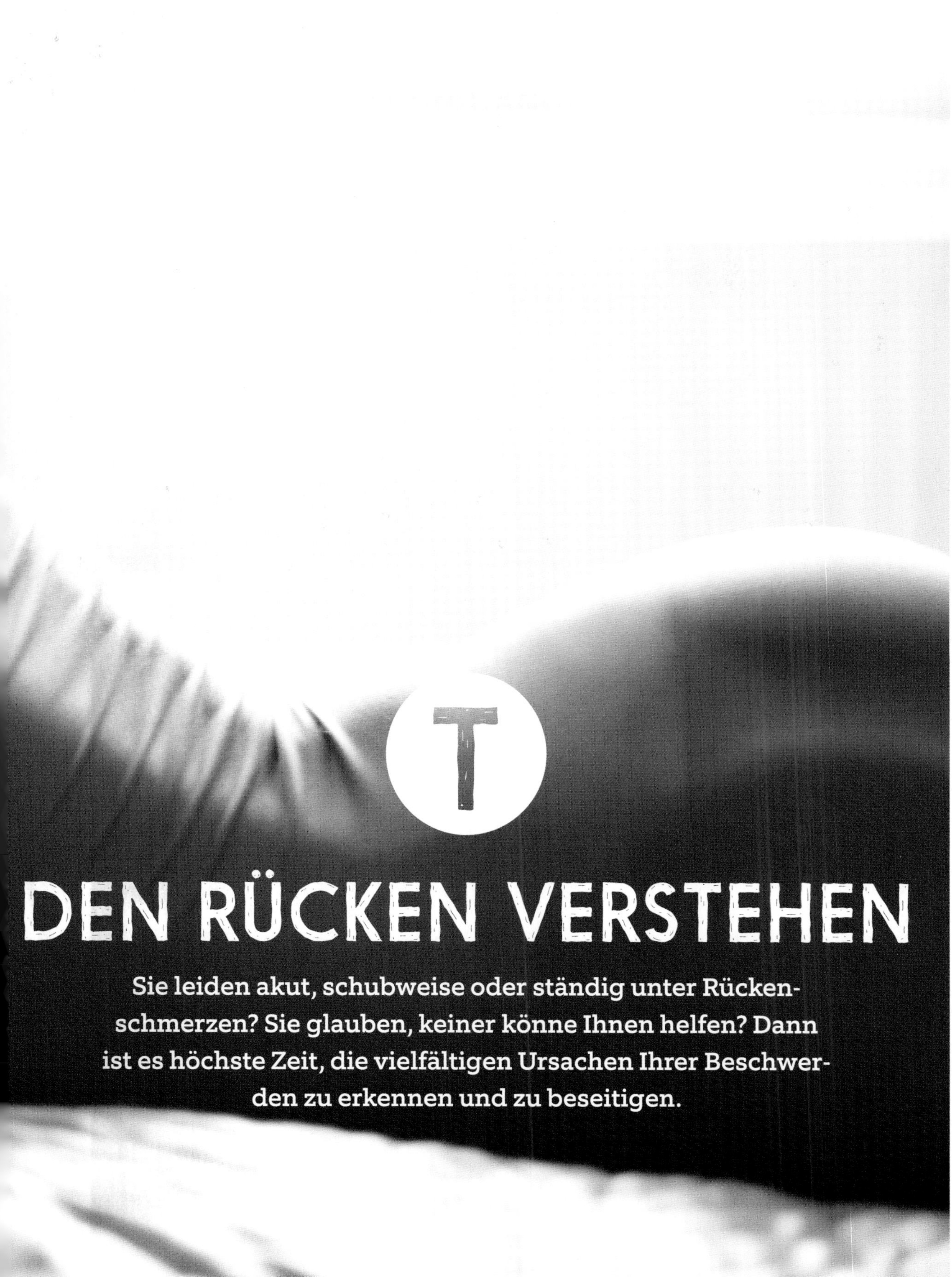

T

DEN RÜCKEN VERSTEHEN

Sie leiden akut, schubweise oder ständig unter Rückenschmerzen? Sie glauben, keiner könne Ihnen helfen? Dann ist es höchste Zeit, die vielfältigen Ursachen Ihrer Beschwerden zu erkennen und zu beseitigen.

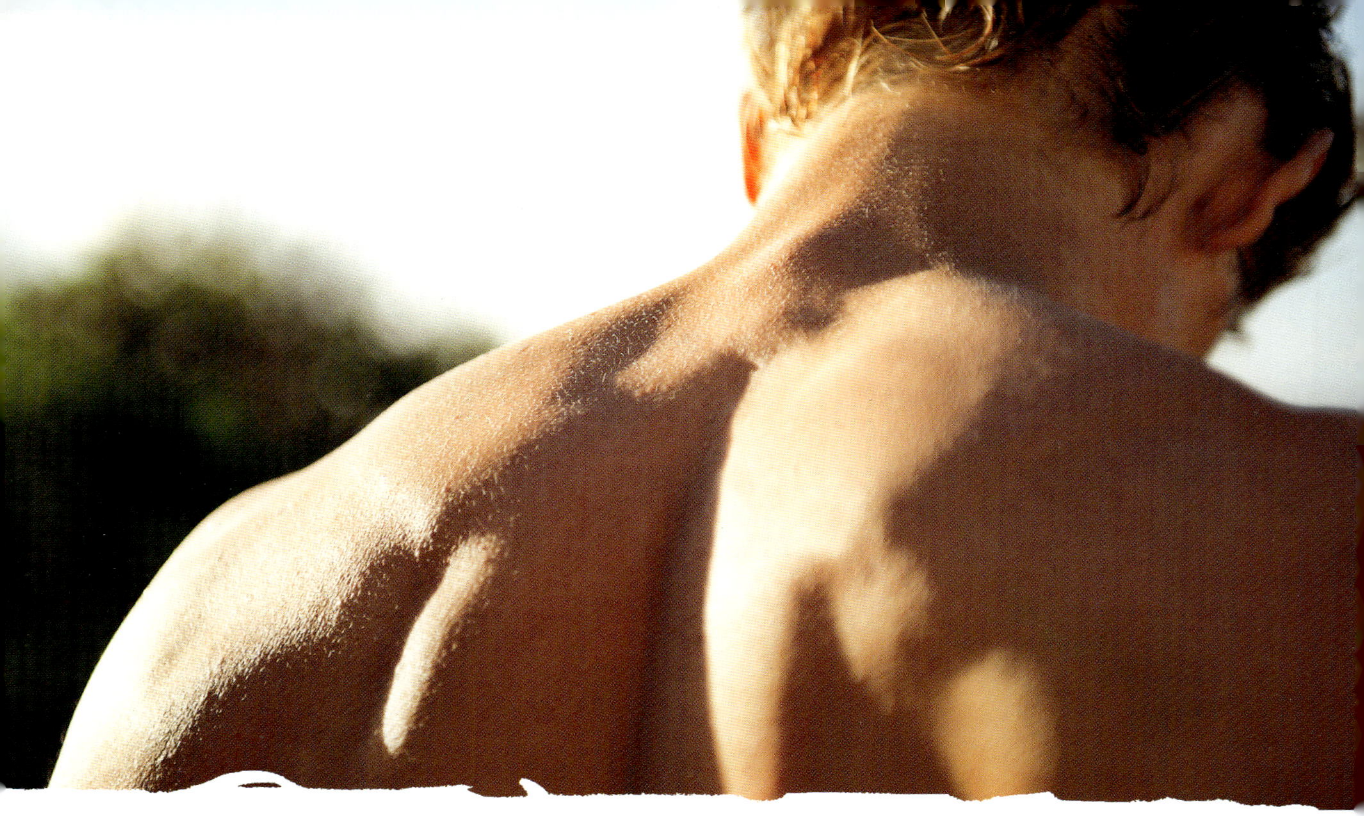

T

DER RÜCKEN UND SEINE SELBSTHEILUNGSKOMPETENZ

Ihr Rücken ist ein sich immer wieder selbst erneuerndes System, das Unterstützung braucht. Grundlegendes, modernes Wissen über die Schmerzentstehung ist der Anfang.

Die neuesten Erkenntnisse der Schmerzforschung machen deutlich, dass ein Umdenken stattfinden muss: Schmerz wird nicht nur im Kopf wahrgenommen, er kann auch dort entstehen. Rückenleiden lassen sich deshalb in den allermeisten Fällen nicht mit einer Operation oder durch ein verheißungsvolles trendiges Rückenschulprogramm abstellen, sondern vielmehr durch ein dynamisches und vielfältiges Therapiemodell, in dem Sie als Betroffener der Hauptakteur sind, der allein und zusätzlich mithilfe von Experten herausfindet, welche Einflüsse in welchem Umfang für Ihre Rückenschmerzen verantwortlich sind.
Damit Sie die Selbstheilungskräfte aktivieren können, möchten meine Kollegen und ich Sie im Verlauf dieses Buches zum Rückenprofi machen. Unser Ziel ist, dass Sie maximale

Selbstheilungsbereitschaft entwickeln, weil Sie die Angst vor den Rückenschmerzen verlieren, dass Sie Schritt für Schritt die Ursachen Ihrer Beschwerden erkennen und beheben – und dabei weder unter- noch übertherapiert werden.

EIN WUNDERWERK DER EVOLUTION

Lassen Sie mich zunächst einmal eine Lanze für Ihren Rücken brechen. Denn er ist nicht, wie man noch manchmal liest oder hört, eine evolutionäre Fehlkonstruktion, da der Mensch nicht für den aufrechten Gang geboren sei. Ganz im Gegenteil! Im Rücken verbirgt sich die Wirbelsäule, und die ist ein wahres Wunderwerk der Evolution.

Stabil und zugleich flexibel

Diese zentrale Achse Ihres Skeletts trägt den Kopf und macht Ihren Körper in alle Richtungen flexibel. Ein ausgeklügeltes System aus Wirbelkörpern und -gelenken, kleinen Muskeln, Bändern und Bandscheiben ermöglicht Stabilität und Mobilität gleichermaßen. Die Muskeln und Bänder, die an der Wirbelsäule festgemacht sind, koordinieren die Bewegung der Wirbel, stützen den gesamten Rücken und machen ihn stark. Wir können sitzen, liegen und stehen, aber auch gehen, laufen, springen und klettern. Ob kleine und feine oder ruckartige Bewegungen, schweres Tragen und Heben oder sportliche Höchstleistungen – der Rücken ist sehr flexibel, hält viel aus und ermöglicht höchste Belastbarkeit.

Ein ausgeklügeltes System

Schauen wir uns die Wirbelsäule von hinten an, sehen wir eine gerade Linie, betrachten wir sie von der Seite, zeigt sich eine zweifach gekrümmte S-Form. Ohne diese abfedernde Krümmung wäre unser Gehirn bei jedem Schritt einer Erschütterung ausgesetzt. Je nach Zählart umfasst die Wirbelsäule 33 Wirbel unterschiedlicher Größe, die aus einem halbrunden Wirbelkörper, zwei Querfortsätzen und einem mittigen Dornfortsatz bestehen. Die Wirbel sind über Facettengelenke flexibel miteinander verbunden. Die Wirbelsäule ist in fünf Bereiche eingeteilt, drei, Hals-, Brust- und Lendenwirbelsäule, sind sehr beweglich, und zwei, Steiß- und Kreuzbein, stark verknöchert und ziemlich starr (siehe Seite 10).
In der Mitte jedes Wirbels befindet sich ein Loch, das Rückenmarks- oder auch Spinalkanal genannt wird und in dem das etwa 45 Zentimeter lange Rückenmark mit seinen Nervenbahnen eingebettet ist. Zusammen mit dem Gehirn bildet es das zentrale Nervensystem, das unseren Körper steuert, indem über die Nervenbahnen Impulse beziehungsweise Nachrichten in den Körper ausgesendet, aber auch empfangen und weitergeleitet werden.

Die Bandscheiben

Zwischen den Wirbelkörpern liegen als Puffer die Bandscheiben, die sich aus einem sehr festen und zugleich elastischen Faserring und einem weichen Gallertkern zusammensetzen, der je nach Alter und Gesundheitszustand aus bis zu 90 Prozent Wasser besteht. Er hält die

Der Rücken verzeiht viel und schützt sich selbst vor Verschleiß bis ins hohe Alter, wenn man ihn lässt und gut zu ihm ist.

DIE WIRBELSÄULE

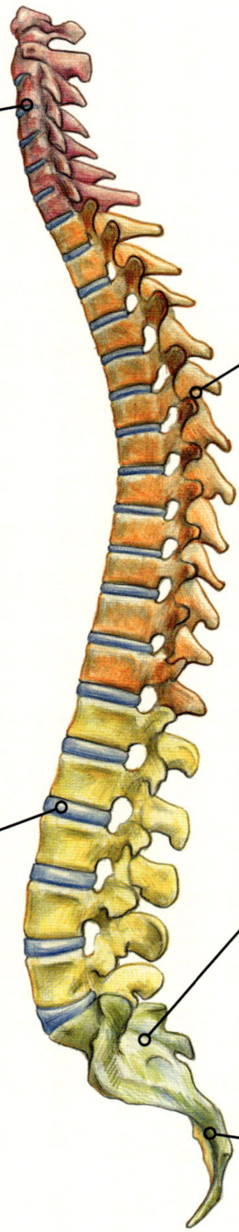

Wirbelkörper auseinander, denn seine Fasern sind in der Lage, das bis zu Tausendfache ihrer Masse an Feuchtigkeit zu speichern – wie ein prall gefüllter Schwamm. Wenn wir uns vor-, zurück- oder zur Seite beugen, bewegt sich der Gallertkern in die andere Richtung.
Da sich in den Bandscheiben keine Blutgefäße befinden, brauchen sie Bewegung. Durch Belastung leeren sie sich im Lauf des Tages teilweise und der Kern schrumpft etwas zusammen. Das ist der Grund, warum wir abends bis zu zwei Zentimeter kleiner sein können als morgens. Während wir schlafen, saugen sich die Bandscheiben wieder mit Nährflüssigkeit aus dem Wirbelkörper voll, um ihrer Stoßdämpferfunktion erneut nachkommen zu können. Diese natürliche Regenerationsfähigkeit sowie der Wassergehalt in den Bandscheiben nehmen mit fortschreitendem Alter, aber auch durch Bewegungsmangel ab.

Die Bändersysteme

Eine wichtige Funktion im System Wirbelsäule fällt den Bändern zu. Es gibt sechs Bändersysteme, die sich über die gesamte Länge der Wirbelsäule erstrecken und Stabilität sowie Beweglichkeit gewährleisten. Die Bänder wiederum werden in ihrer Arbeit von den Rücken- und Bauchmuskeln unterstützt. Besonderes Augenmerk verdient die tief sitzende, kleine autochthone Rückenmuskulatur. Sie verläuft auf beiden Seiten der Wirbelsäule vom Becken über den Brustkorb bis zum Kopf und macht den aufrechten Gang und starke Belastungen möglich. Die Bauchmuskeln sind wichtig, weil sie ein Gegengewicht zum Rücken schaffen. Im untrainierten Zustand können sie ihrer Funktion nicht nachkommen. Dann neigt das Becken dazu, nach vorn zu kippen, die tiefe Rückenmuskulatur verkürzt sich und die Lendenwirbelsäule krümmt sich zu einem Hohlkreuz.

HEILUNG HEISST ANPASSUNG

Das geniale System der Wirbelsäule ist sehr anpassungsfähig und kann degenerative Veränderungen bis ins hohe Alter erstaunlich gut kompensieren, wie eine Studie der Universitäten Freiburg und Tübingen mit 1244 Bandscheibenvorfall-Patienten belegt: Bei 75 Prozent der mit einer konservativen Therapie behandelten Patienten war der Bandscheibenvorfall nicht mehr auf dem Kernspinbild nachweisbar. In 25 Prozent zeigte sich noch ein Befund, die Patienten waren aber schmerzfrei. Was heißt das? Der Rücken hat, wenn man ihm genug Zeit gibt und das richtige, auf die persönlichen Beschwerden abgestimmte Therapiekonzept findet, eine hohe Selbstheilungskompetenz.

Abbau oder Umweg

Heilung bedeutet in der Orthopädie also Arrangement und Anpassung an eine veränderte Anatomie, der jeder Mensch im Laufe der Zeit durch Verschleiß oder Überbelastung unterworfen ist. Der Rücken kennt zwei Wege der Heilung: Abbau oder Umweg. Entweder wird das, was nicht mehr funktioniert, absorbiert oder die Nervenbahnen suchen sich einen neuen Weg an dem »Hindernis« vorbei. Das können Sie sich wie in einem Flussbett vorstellen. Stürzt ein Felsbrocken ins Wasser, gibt es kurzzeitig einen Wasserstau, vielleicht tritt der Fluss sogar übers Ufer. Doch nach ein paar Wochen hat sich der Strom einen neuen Weg gebahnt – er will nichts als weiterfließen. Manchmal zeigt sich auf einer Kernspinaufnahme ein eingeklemmter Nerv auf der rechten Seite des Rückens, der eigentlich starke Schmerzen verursachen müsste. Befragt man den Patienten, klagt er jedoch über Schmerzen auf der linken Seite. Was lässt sich daraus schließen? Der Körper hat sich mit dem eingeklemmten Nerv auf der rechten Seite arrangiert. Nun ist es die Aufgabe von Arzt und Patient, diesen Selbstheilungseffekt auch links zu erzeugen. Dazu braucht der Körper Zeit, Unterstützung und eine positive Einstellung. Ein gutes Beispiel für die Selbstheilung sind Ergebnisse von Studien aus dem süddeutschen Raum: Zwei Jahre nach der konservativen Behandlung von großen Bandscheibenvorfällen kontrollierte man, was mit den herausgerutschten Bandscheiben passiert war. In 73 Prozent der Fälle waren sie verschwunden. Der Körper hatte sich mit den veränderten anatomischen Verhältnissen arrangiert und das Überflüssige abgebaut. Bei den restlichen 27 Prozent hatte sich nichts verändert, aber der Körper hatte gelernt, mit den Stellen zu leben.

Fazit: Rückenleiden sind gutmütig

Ihr Rücken verfügt über selbstreparierende Mechanismen. Und zwar bis ins hohe Alter! Das klappt wie gesagt in 90 Prozent aller Fälle. Selbst wenn organische Veränderungen vorliegen, bedeutet Heilung nicht notwendigerweise, dass sich die Befunde im Bild verändert haben, auch wenn der Patient schmerzfrei ist.

DEN RÜCKEN SPÜREN

Die meisten Menschen schenken ihrem Rücken erst dann Beachtung, wenn er wehtut. Wann haben Sie sich das letzte Mal über dieses Wunderwerk der Evolution gefreut? Noch nie? Dann wird es höchste Zeit.

01 Setzen Sie sich auf die Kante eines Stuhls, sodass Sie mit der Hand nach hinten an Ihre Wirbelsäule fassen können. Legen Sie die Finger über die Knubbel, die Sie am unteren Rücken spüren – die Dornfortsätze der einzelnen Wirbel.

02 Nun beugen Sie sich leicht nach vorn und dann den Oberkörper zur Seite, mal nach links, mal nach rechts. Wenn Sie die Finger auf den Dornfortsätzen behalten, können Sie spüren, wie sie sich jeder Bewegung anpassen und mal stärker und mal weniger stark hervortreten. Ist das allein nicht schon ein guter Grund, den Leistungen Ihres Rückens neue – positive – Beachtung zu schenken?

ZUR BEWEGUNG GEBOREN

Der Rücken hält den vielen Belastungen des Alltags stand. Auch an den altersbedingten Verschleiß passt er sich auf geniale Weise an. Nur eines tut ihm nicht gut: Bewegungsmangel. Das schwächt Knochen und Muskulatur und führt auf Dauer zu Verspannungen, Blockaden, Bandscheibenbeschwerden und so weiter. Damit einher geht der Schmerz! Manche Menschen können problemlos zwölf Stunden am Computer sitzen. Andere bekommen schon nach wenigen Stunden Kreuz- oder Nackenschmerzen. Die einen können am Tag acht Stunden schwere Lagerarbeit machen, andere quälen sich mit verspannter Muskulatur, verschlissener Wirbelsäule und starken Schmerzen durch den Arbeitstag.

Feinde der Rückengesundheit

Eines ist sicher: Einseitige Belastung, monotone Arbeiten in einer statischen oder physiologisch unnatürlichen Zwangshaltung tragen nicht zu einer rückengesunden Lebensführung bei. Eine andauernde Schon- beziehungsweise Fehlhaltung reizt die Wirbelsäule und die dazugehörigen Bänder und Muskeln, sodass es zur Aktivierung von Nervenstrukturen der Gelenke kommt, die reflexartige Reaktionen hervorrufen. Die Muskulatur verkrampft, das

schränkt die Bewegungsfähigkeit der Wirbelsäule ein und führt auf Dauer zu Haltungsschäden. Wenn ein Aktenvernichter im Patentamt acht Stunden pro Tag nichts anderes macht, als im Sitzen einen Knopf zu drücken, wenn ein Fliesenleger stundenlang kniend sein Handwerk verrichtet oder schwer tragen muss, ein Rezeptionist den ganzen Tag am Empfang steht oder die Verkäuferin von morgens bis abends an der Supermarktkasse sitzt, dann leidet der Bewegungsapparat. Denn für solche einseitigen Tätigkeiten ist er nicht angelegt.
Die negativen Folgen mangelnder Bewegung zeigen sich am drastischsten bei Astronauten. Sie leiden schon nach wenigen Wochen im All unter Rückenbeschwerden. Die Wirbelsäule ist in der Schwerelosigkeit keiner Belastung ausgesetzt, die ihr schaden kann. Es ist aber der Bewegungs- und Belastungsmangel, der dem Rücken zu schaffen macht, denn dadurch degenerieren die Wirbelsäule und die Muskulatur, sodass der Rücken seiner natürlichen Stütz- und Haltefunktion nicht mehr in dem Maße nachkommen kann, wie er sollte.

Die Beschwerden beginnen früh

Wir sind Opfer des technischen Fortschritts, der unser Leben zwar bequemer, unseren Rücken jedoch anfälliger für Schmerzen macht. 80 Prozent der Menschen haben mindestens einmal in ihrem Leben Rückenschmerzen. Das Problem beginnt bereits in der Kindheit. Unser Orthopädieteam hat in einer Studie 346 Kinder und Jugendliche untersucht. Etwa 61 Prozent litten an Haltungsschäden, die Hälfte der Kinder klagte über Rückenschmerzen. Eine ältere Studie aus dem Jahr 2008 legt den Schluss nahe, dass sich diese Situation weiter verschlechtert. Die Ursache liegt im Bewegungsmangel: Computer, Playstation, Fernseher und Co. sind die größten Feinde des Rückens.

Ein Teufelskreis

Menschen mit chronischen Rückenschmerzen leiden aufgrund der Beschwerden unter latenter Bewegungsarmut, und das wiederum führt zu einer zunehmenden Schwäche des Muskelkorsetts, das die Wirbelsäule hält und stützt. Die Folge: Verspannungen und neue Schmerzen! Denn unser Körperbau ist nun mal auf Bewegung ausgerichtet. In der Geschichte des Menschen sind wir die längste Zeit Jäger und Sammler gewesen und waren tagtäglich viele Stunden auf den Beinen, um Nahrung zu suchen. Der heutige Lebensstil ist nicht mehr artgerecht und buchstäblich rückenzerstörend. Wer sich sehr lange nicht bewegt, reduziert den Stoffwechsel in der Bandscheibe. Die Muskulatur schrumpft zudem und verkürzt sich und ist damit nicht mehr in der Lage, den Belastungen des Alltags standzuhalten. Ist die Bewegungsarmut ein Dauerzustand, ist Degeneration vorprogrammiert. Dann wächst sich der Rücken schnell zum Drama aus. Es kommt zu Verspannungen, die Entzündungen in der Muskulatur, an den Sehnen, Muskelansätzen und Bändern

»Generation Haltungsschaden«

Eine Studie der Weltgesundheitsorganisation (WHO) ergab, dass 80 Prozent aller Kinder weltweit nicht aktiv genug sind. In Deutschland sitzen Kinder zwischen 6 und 13 Jahren durchschnittlich 100 Minuten pro Tag vor dem Fernseher, so das Allensbacher Institut. Da sind die Multimedia-Aktivitäten noch gar nicht einbezogen.

hervorrufen und irgendwann Schmerzen verursachen können. Gezielte Bewegung wirkt wie ein natürliches Schmerzmittel. Sie versorgen damit Ihren Organismus mit einem Vielfachen an Sauerstoff als beim Herumsitzen. Wenn Sie es vernünftig tun, können Sie den Rücken gar nicht genug bewegen!

LEITLINIEN DER BEHANDLUNG

Wie unser gesamter Körper kommt auch die Wirbelsäule in die Jahre. Degenerative Veränderungen lassen sich nicht rückgängig machen. Aber mit der richtigen Versorgung können wir den Körper dabei unterstützen, sich mit diesen Veränderungen so zu arrangieren, dass ein bestehender Schmerz nachlässt oder sogar verschwindet. Weil die Selbstheilungskompetenz des Rückens so enorm ist, sollte der Behandlungsweg immer von sanft zu intensiv gehen. Nur so bekommt Ihr Rücken die Chance, seine Arbeit selbst zu tun.
Damit dieser Selbstheilungsprozess aus medizinischer Sicht optimal vonstattengehen kann, haben eine Vielzahl von Experten verschiedener wissenschaftlicher Fachrichtungen eine medizinische Empfehlung zur Behandlung von Rückenschmerzen erarbeitet: die »Nationale VersorgungsLeitlinie Kreuzschmerz« (NVL), herausgegeben von der Bundesärztekammer, von der Kassenärztlichen Bundesvereinigung und der Arbeitsgemeinschaft der Wissenschaftlichen Medizinischen Fachgesellschaften. Seit ihrer Entstehung wird diese Leitlinie regelmäßig überarbeitet und neuesten wissenschaftlichen Erkenntnissen angepasst. Ihr Ziel ist unter anderem, Medizinern wie Betroffenen eine umfassende Empfehlung zur Versorgung von unspezifischen Rückenbeschwerden zu geben sowie Abläufe der Behandlung und mögliche Lösungswege aufzuzeigen.

HALTUNGSANALYSE

Mit dieser Übung können Sie Ihre Haltung testen. Sie brauchen dazu nur einen Besenstiel, einen Hocker und eine Wand.

01 Stellen Sie sich an die Wand und bringen Sie den Besenstiel an Ihre Wirbelsäule. Mit einer optimalen Haltung berühren Sie ihn, ohne sich zu verbiegen, an drei Punkten: am Kreuzbein, an der Brustwirbelsäule und am Hinterkopf. Hals und unterer Rücken kommen nicht damit in Kontakt. Menschen mit einer Kyphose, einer Krümmung der Wirbelsäule, können den Stiel nur mit dem Kopf berühren, wenn sie im Halsbereich überstrecken.

02 Probieren Sie auch Folgendes aus: Stellen Sie einen Hocker hinter sich, halten Sie den Besen am Rücken mit einer Hand fest und setzen Sie sich hin, ohne die Berührungspunkte zu verlieren. Das ist rückengerechtes Sitzen: dynamisch und aktiv, mithilfe Ihrer Muskulatur.

Einfache und klare Empfehlungen

Die NVL verweist bei nichtspezifischem Rückenschmerz unter anderem auf:

- ein ausführliches Anamnesegespräch sowie eine gründliche körperliche Untersuchung;
- Mobilisation und Bewegung;
- »Edukation«, um den Patienten zu informieren und aktiv einzubeziehen;
- eine »Erfassung der psychosozialen Risikofaktoren« während der ärztlichen Erstversorgung, sollten die Beschwerden länger als vier Wochen anhalten.

Darüber hinaus wird von zahlreichen nicht medikamentösen Therapieverfahren, die in

den Organismus eingreifen, explizit abgeraten. Denn, so heißt es im Punkt Versorgungskoordination: »Die Beschwerden bei akutem, nichtspezifischem Kreuzschmerz sind üblicherweise selbst begrenzend, sodass der größte Anteil der Personen, die sich zum ersten Mal aufgrund von Rückenbeschwerden in medizinische Behandlung begibt, lediglich einer Beratung und Akutversorgung bedarf.«
Als eine vorrangige Aufgabe des Arztes sieht die Kommission aus diesem Grund die »kontinuierliche Aufklärung und Motivation zu einer gesunden Lebensführung, die regelmäßige körperliche Aktivität einschließt«. Für den Fall, dass die Beschwerden trotz leitliniengerechter Behandlung mehr als sechs bis zwölf Wochen anhalten, kommt die Expertenrunde zu dem Schluss, dass »alle vorliegenden Befunde fachübergreifend gesichtet und im Rahmen einer gemeinsamen Fallkonferenz beurteilt werden«.

Zu schön, um wahr zu sein?

Eine ausführliche Diagnose, Ermunterung zu körperlicher Aktivität und gesundheitsfördernden Maßnahmen, Verzicht auf in ihrer Wirksamkeit nicht erwiesene Therapieverfahren, eine minimale und kontrollierte Verabreichung von Medikamenten und so weiter. Leider sieht die medizinische Realität oft anders aus. Viele unspezifisch und chronisch Rückenkranke haben eine lange »Schmerzkarriere« hinter sich. Fünf bis zehn Jahre von Arzt zu Arzt zu tingeln ist keine Seltenheit. Die Bandbreite der Therapiemaßnahmen, die sie über sich haben ergehen lassen, reicht dabei von Schmerzmitteln über Injektionen, Massagen, Einlagen bis zu Zahnbehandlungen und diversen alternativen Methoden. Doch nichts hat bisher wirklich geholfen. Die Beschwerden bleiben bestehen oder reduzieren sich vorübergehend, nur um nach einer Weile mit noch stärkerer Wucht zurückzukehren. Der quälende Schmerz zehrt am Körper und die Erfahrung, dass einem keiner weiterhelfen kann, an den Nerven. An diesem Punkt der Krankengeschichte ist die Diagnose »chronisch rückenkrank« oft Ausdruck eines doppelten Scheiterns. Therapeut und Patient resignieren, weil sie keine Aussicht auf Heilung sehen. Die einzige Hoffnung: dass die eine oder andere der genannten Maßnahmen die Beschwerden zumindest zeitweise lindert.

Chronifizierung

Manchen Behandlern ist das erschreckende Schlagwort Chronifizierung auch dienlich, um den Patienten schnellstmöglich eine Operation als Vorbeugungsmaßnahme zu empfehlen. Das widerspricht aber allen aktuellen Erkenntnissen der Schmerzforschung. Die NVL empfiehlt, falls die Beschwerden länger als zwölf Wochen trotz leitliniengerechter Versorgung anhalten und die Lebensqualität einschränken, die fachübergreifende multimodale Behandlung oder Rehabilitation. Eigentlich liegt alles auf der Hand. Aber warum werden unspezifisch Rückenkranke dennoch oft nicht leitliniengerecht behandelt? Um diese Frage zu beantworten, lohnt sich ein Blick auf das herrschende Gesundheitssystem.

DIE ERSCHÜTTERNDE REALITÄT DER RÜCKENPATIENTEN

Mit der Erfindung des Röntgenbildes etablierte sich eine mechanistische Denkweise, die davon ausgeht, dass jedem Rückenschmerz eine unfallbedingte oder degenerative Veränderung zugrunde liegen muss. Daran hat sich bis heute nichts geändert, die modernen bildgebenden Verfahren machen die Darstellung von anatomischen Schäden nur noch einfacher. Dieses mechanistische Verständnis von Rückenschmerzen führte zu der Auffassung, eine Operation sei das einzige Mittel zur dauerhaften Schmerzbeseitigung. Eine fatale Fehlannahme, die zur Folge hatte, dass diejenigen, die sich im Heilungsprozess als Allerletzte an die Arbeit machen sollten, diejenigen sind, die eine Therapie vorgeben: die Operateure, beispielsweise. Was glauben Sie: Wie viele der insgesamt 200 Mitglieder der Internationalen Rückenschmerz-Gesellschaft sind Operateure? 140!

Nicht zu schnell unters Messer

Dieses altmodische Rückenkonzept wird von einem Gesundheitssystem gestützt, das konservative Therapien finanziell »bestraft«: Ein Orthopäde erhält für die Behandlung eines akuten oder chronischen Rückenleidens im Durchschnitt 30 Euro im Quartal, also für drei Monate, ganz gleich, wie oft der Patient kommt. Im Vergleich dazu kostet eine Rückenoperation im Durchschnitt 10 000 Euro.
Unser Medizinsystem hat es geschafft, den Betroffenen die wirklichen Verhältnisse über fünfzig Jahre vorzuenthalten. Denn die meisten Menschen denken, dass ein Arzt für eine konservative Behandlung sehr viel Geld bekommt und sich doch so wenig Zeit dafür nimmt. In ihrer Wahrnehmung fließt viel Geld im ambulanten Bereich, ohne dass sie eine entsprechende Leistung bekommen. »Solange die Operation so bezahlt wird wie 30 konservative Behandlungsjahre, wird in Deutschland die OP-Lastigkeit bevorzugt«, so Prof. Niedhart, früherer Präsident der Deutschen Gesellschaft für Orthopädie und Unfallchirurgie.

OPs gegen den Schmerz?

Nach meinem Medizinstudium begann ich meine Facharztausbildung in der Orthopädie eines Wirbelsäulenzentrums in der Nähe von Stuttgart, in dem jährlich 3000 Menschen am Rücken operiert wurden. Ich wurde in meiner Ausbildung darauf trainiert, Rückenschmerzen »wegzuoperieren«. Im Laufe der Jahre, wenn meine Kollegen und ich die Ergebnisse der Operationen und den Heilungsverlauf überprüften, mussten wir uns eingestehen, dass wir vielen Patienten nicht hatten helfen können und es einigen nach dem Eingriff sogar schlechter ging als vorher.
Je mehr ein Rückenchirurg am Rücken arbeitet, je mehr Schrauben, Dübel und Prothesen er setzt, desto höher ist die Entlohnung. Jede zusätzlich versteifte Etage in der Wirbelsäule spült mehr Geld in die Kassen aller Beteiligten. Am lukrativsten sind in diesem Zusammenhang ältere Menschen, bei denen sich in den Bildern viele Befunde zeigen, auch wenn gar nicht alle Beschwerden auslösen. Würde ein Arzt rein nach den Bildbefunden vorgehen, müsste fast jeder über 70-Jährige operiert werden. Doch ohne Leiden ist jeder Befund nur eine Erkenntnis, aber noch lange keine Krankheit.

Durch Studien belegt: OPs wirken langfristig nicht besser

Eine Zehn-Jahres-Studie der Harvard Medical School in Boston, USA, liefert dazu aufschlussreiche Ergebnisse: Insgesamt 507 Rückenpatienten mit Bandscheibenvorfällen und Spinalkanalstenosen (siehe Seite 24),

Die Deutschen sind »OP-Weltmeister« am Rücken, sie operieren (sehr) viel häufiger als Ärzte in England, Frankreich oder Italien.

die einen konservativ behandelt, die anderen operiert, wurden ein, fünf, acht und zehn Jahre nach der jeweiligen Therapie untersucht. Die Operierten fühlten sich im ersten bis vierten Jahr besser als die Nichtoperierten. Doch auf lange Sicht, also acht bis zehn Jahre nach dem operativen Eingriff, war das nicht mehr so. Beide Gruppen fühlten sich gleich, was ihre Rückenbeschwerden anging. Knapp 19 Prozent der Bandscheiben-Gruppe und jeder Dritte der Spinalkanalstenosen-Patienten musste mindestens einmal nachoperiert werden.

Zum gleichen Ergebnis kommt eine Zwei-Jahres-Studie des Leiden University Center in den Niederlanden. Man untersuchte insgesamt 283 Patienten, die seit sechs bis zwölf Wochen aufgrund eines Bandscheibenvorfalls an Rückenschmerzen litten. Sie hatten starke Schmerzen, konnten kaum laufen, geschweige denn ihrer geregelten Arbeit nachgehen. Die Hälfte der Probanden erhielt eine konservative Behandlung, die eine Optimierung des persönlichen Schmerzmanagements und Physiotherapie einschloss, die andere Hälfte wurde etwa 14 Tage nach der Diagnose operiert. »Das wichtigste Ergebnis, das wir nicht erwartet hatten, war«, fasst Neurochirurg Dr. Wilco Peul die Ergebnisse zusammen, »dass sich die meisten Patienten aus der konservativ behandelten Gruppe ebenfalls schnell wieder erholten.«

Ihr Heilungsprozess sei zwar etwas langsamer verlaufen, »aber bereits nach einem Jahr waren die Resultate beider Gruppen gleich. Sie unterschieden sich bereits nach drei beziehungsweise sechs Monaten nicht mehr so sehr.«

Was lässt sich daraus schließen? Ein operativer Eingriff kann anfänglich die Lebensqualität tatsächlich steigern, der Erfolg nimmt aber im Lauf der Zeit wieder ab. Operationen bringen also in den meisten Fällen nicht mehr als konservative Therapien.

Dennoch steigt die Zahl der OPs!

Im Dezember 2012 legte die AOK ihren Krankenhausreport vor, in dem es unter anderem heißt, dass 2011 die Zahl der stationären Behandlungen gegenüber 2007 um circa 1,5 Millionen Fälle zugenommen hat. Zwischen 2005 und 2010 hat sich allein die Zahl der Wirbelsäulen-OPs mehr als verdoppelt. In absoluten Zahlen ausgedrückt werden in Deutschland pro Jahr rund 400 000 Eingriffe am Rücken durchgeführt – von denen 80 Prozent überflüssig sind. Die Techniker Krankenkasse geht sogar von 85 Prozent aus. Oft bringen sie das Gegenteil des gewünschten Erfolgs: Die Betroffenen leiden nachher mehr.

Die nicht zufriedenstellend Operierten sind übrigens die schnellststeigende Gruppe der chronisch Rückenleidenden. Warum? Weil oft an der tatsächlichen Ursache der Beschwerden

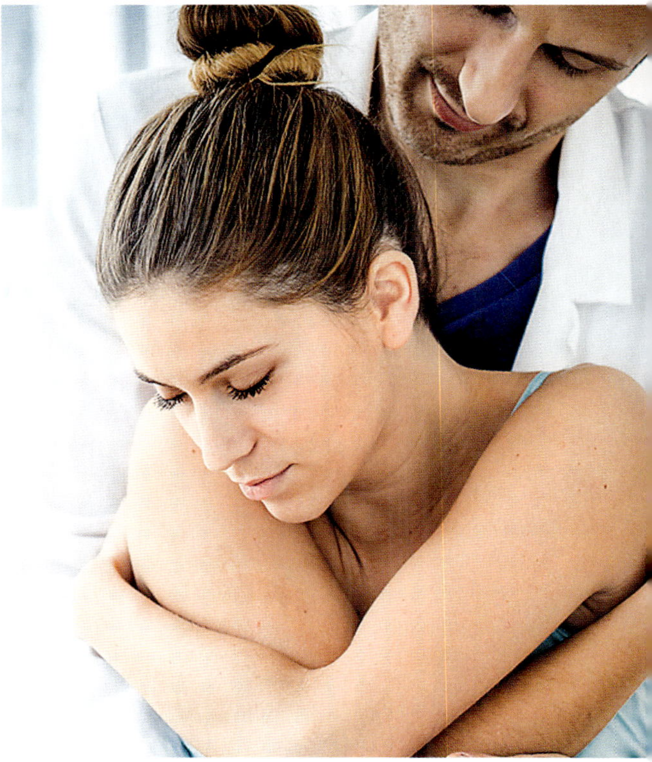

vorbeioperiert wird. Häufig sind, wie die oben erwähnte Zehn-Jahres-Studie der Harvard Medical School in Boston bestätigt, sogar weitere Eingriffe nötig. Fachleute sprechen vom »Failed Back Surgery Syndrome« und meinen damit die Beschwerden, die sich nach einer erfolglos verlaufenen Operation erneut einstellen oder sogar neu hinzukommen.

Es ist mittlerweile erwiesen: 40 Prozent der Patienten haben bereits kurz nach einer Rückenoperation trotz Verbesserung der OP-Bilder wieder Beschwerden und kehren innerhalb eines Jahres in die Therapie zurück. Natürlich gibt es Fälle, in denen man nicht um eine Operation herumkommt, zum Beispiel, wenn Nerven geschädigt wurden oder wenn sie abzusterben drohen. Das betrifft aber höchstens 1 bis 2 Prozent aller Wirbelsäulenleiden.

Abhängig vom Wohnort

Rückentherapien verschlingen in Deutschland mit allen Folgekosten jährlich fast 50 Milliarden Euro. Davon entfallen 80 Prozent auf »chronisch Rückenkranke« – für die der behandelnde Arzt in Deutschland Zuschläge erhält. Die Zahl der Rückenoperierten ist übrigens direkt proportional zur Zahl der Operateure in ihrem Wohnort und zur Entfernung zur nächsten Klinik. Sie haben als Wirbelsäulenkranker Glück, wenn Sie weit entfernt vom nächsten Rückenchirurgen wohnen. Allein in München haben sich über 170 niedergelassen, das ist viermal so viel wie in den 1970er-Jahren. Auf dem flachen Land leiden die Menschen also nicht weniger an Rückenschmerzen, da wird nur weniger oft operiert.

Die Indikation zu einer Operation ist letztlich von folgenden Faktoren mit abhängig:

- der Dichte der Chirurgen im Wohngebiet;
- der Anzahl der Krankenhäuser beziehungsweise der zu belegenden Betten;
- der Entfernung des Krankenhauses vom jeweiligen Wohnort;
- den Möglichkeiten der bildgebenden Verfahren, zu denen wir noch kommen.

Auch hier regiert das Geld

Ein Arzt, der nach der NVL behandelt und sich im Zweifel mit Kollegen zur Beratung kurzschließt, würde letztlich wesentlich weniger verdienen als andere. Damit bestraft das Gesundheits- und Abrechnungssystem sowohl die Behandler, die sich an die Richtlinien halten, als auch die Patienten. Denn unter diesem finanziellen Druck werden die Rückenkranken, darunter immer mehr ganz junge, mit Horrorszenarien in eine Operation getrieben: Vom Damoklesschwert der Querschnittslähmung im Falle einer Verletzung oder eines Unfalls, über »Sie können keine Kinder bekommen«, drohende Inkontinenz, Stuhlverlust oder Impotenz werden alle Register gezogen. Das Ganze stets

Ärzte unterm Messer?

Die Universität Heidelberg hat eine Umfrage unter 169 deutschen Orthopäden gemacht, um herauszufinden, ob sie sich, wenn man ihnen im Beschwerdefall zu einer von elf Standardoperationen riete, auch selbst unters Messer legen würden. Die Antworten werden Sie nach allem, was Sie bisher gelesen haben, nicht verblüffen: Nur 41 Prozent stimmten komplett zu. Und lediglich 17 Prozent würden aufgrund eines schweren Bandscheibenvorfalls einen Eingriff vornehmen lassen.

untermauert mit dramatischen Kernspinbildern, die vielleicht tatsächlich eine Verschleißerscheinung aufzeigen. Das ist logischerweise gerade bei Älteren häufig der Fall.
Das Fatale daran ist: Von den Patienten, die an einer anatomisch verursachten Rückenproblematik leiden, müssten tatsächlich nur 1 Prozent operiert werden, und zwar, wenn eine durch eine neurologische Untersuchung nachgewiesene Nervenschädigung vorliegt. Sagt Ihnen ein Operateur: »Das muss man operieren!«, lügt er streng genommen in 99 Prozent der Fälle.
Eine Operation sollte immer die letzte und nicht die erste Behandlungsoption sein. Für Rückengeplagte bedeutet das zuallererst, sich genau zu überlegen, welches Leistungsspektrum der behandelnde Arzt bietet und wie sich die Diagnose dazu verhält. Wer als Erstes einen Operateur aufsucht, weiß eigentlich schon von vornherein, welches Angebot erfolgt.

Bilder können krank machen

Ihr Rücken unterliegt im Laufe des Lebens einem ganz normalen Verschleißprozess, der erst durch Schmerzen einen Krankheitswert bekommt. Es ist nicht gesagt, dass die Schäden, die auf einem Bild aus dem Kernspin zu sehen sind, die Ursache eines Leidens ausmachen.
Ihr Rücken braucht keinen eindeutigen Befund und keine Degeneration, um wehzutun. Nicht jeder, der ein schlechtes Bild hat, ist rückenkrank. Und nicht jeder, der rückenkrank ist, hat ein schlechtes Bild. Ein Befund, der sich im Kernspin zeigt, jedoch keine Schmerzen verursacht, ist keine Krankheit!
Da für das ausführliche Gespräch in unserem System kaum mehr Zeit bleibt, verwundert es nicht, dass die bildgebenden Verfahren als Diagnosemethode erster Wahl angesehen werden: Das geht schnell und spült Geld in die Kasse. Doch ein Bild allein trägt eben nicht wirklich zu einer fundierten Diagnose bei, wie auch dieser Versuch belegt: Die amerikanische Ärztegesellschaft legte zehn Fachärzten die Kernspinbilder von 200 Menschen vor, damit sie beurteilten, ob sie Rückenbeschwerden hatten und wenn ja, welcher Art. Die Trefferquote der Spezialisten beim Rückschluss vom Bild auf die Beschwerden lag unter 15 Prozent!
Wenn Patienten zu mir kommen, um eine Zweitmeinung zu einer möglicherweise anstehenden Operation einzuholen, bringen sie oft bis zu fünf Röntgenbilder mit. Diese sagen aber weder etwas über die Ursachen eines Dauerleidens am Rücken aus, noch lässt sich darauf ein Verschleiß oder ein Bandscheibenvorfall erkennen, solange sich keine knöchernen Veränderungen ausgebildet haben. Und bei Menschen unter 35 ist das meist nicht der Fall. Röntgen hat lediglich eine Berechtigung nach Stürzen, um einen Knochenbruch auszuschließen, oder bei Fehlstellungen und Gelenksarthrosen, zudem bei Osteoporose-Patienten, die beim Heben plötzlich Schmerzen verspüren.

Der Arzt hat Ihnen zu einer Operation geraten?

Vertrauen Sie auf Ihren inneren Arzt und geben Sie Ihrem Körper erst einmal Zeit. Holen Sie zudem immer eine Zweitmeinung eines Experten ein, um sich sicher zu fühlen. Denn Rückenschmerz, zum Beispiel durch einen Bandscheibenvorfall verursacht, ist immer das, was Sie spüren, und nicht das, was ein einziger Arzt sagt oder was das technische Auge in Form von Bildern offenbart.

Woran hält sich der Orthopäde?

Der Orthopäde hat jenseits der Selbsteinschätzung des Patienten keinen Maßstab, um einen Heilungserfolg zu belegen. Wenn sich Ärzte bei der Erforschung der Schmerzursachen zu stark auf die bildgebenden Verfahren wie Computertomographie oder Kernspin und damit auf organische Leiden fokussieren, wird das Bild zum Virus der Rückenkrankheit.

Vorsicht, Röntgenfalle!

Laut einer Studie an der britischen Universität Oxford stehen die Deutschen im Röntgen-Ranking an zweiter Stelle, gleich hinter Japan. Auf 1000 Einwohner kommen etwa 1254 Röntgenuntersuchungen pro Jahr. Doch Röntgen ist vor allem bei Menschen unter 40 eine Form der Körperverletzung, denn Strahlendiagnostik kann zu Krebs führen. Nach Schätzung der britischen Wissenschaftler werden etwa 1,5 Prozent der 440 000 jährlich neuen Krebserkrankungen in Deutschland durch medizinische Geräte wie den Röntgenapparat verursacht. Im österreichischen Gesundheitssystem gibt es im Vergleich dazu die Teilgebietsradiologie nicht. Die Ärzte müssen den Patienten erst zum Radiologen schicken.

Will ein Arzt röntgen, rate ich Ihnen davon ab, es sei denn, es liegt ein Verdacht auf eine Fraktur vor. Hatten Sie keinen Unfall, der Ihre Rückenschmerzen verursacht haben könnte, benötigen Sie auch kein Röntgenbild.

Um Ihre Rückenprobleme zu lösen, reicht es nicht, die Verantwortung in die Hände eines Arztes zu legen. Nur Sie selbst können den Erfolg therapeutischer Maßnahmen beurteilen, indem Sie zu dem Schluss kommen: »Es geht mir besser. So kann ich leben.« Die Ausprägung des Leidens ist der Maßstab. Rückengesund ist, wer keine Schmerzen hat, und nicht, wer ein einwandfreies Bild vorweisen kann. Was die Schmerzen auslöst, ist individuell verschieden. Es ist die Entzündung, die den Schmerz verursacht, und die kann, wie wir im Folgenden sehen werden, viele Ursachen und Einflussfaktoren haben. Heilung bedeutet, die Entzündung verschwinden zu lassen.

SPEZIFISCHE ODER UNSPEZIFISCHE BESCHWERDEN?

Nur 15 Prozent der Rückenleiden lassen sich auf eine spezifisch organische Ursache zurückführen. Sollten Sie in der herkömmlichen Rückenmedizin mit einer rein mechanischen Ursache diagnostiziert worden sein, »haben Sie etwas«, das Ihr Leiden rechtfertigt. Dann werden Sie als glaubwürdig und behandlungswert angenommen, denn anatomisch begründbare Krankheiten sind in den Augen der Gesellschaft, der Ärzte und oft auch der Betroffenen immer noch besser angesehen und begründbar als ein unspezifisches Leiden, für das sich einfach keine Ursache finden will.

Sie sind kein Simulant!

Ihre Beschwerden lassen sich nicht auf eine nachweisbare anatomische Störung zurückführen, aber Sie haben immer wieder höllische Schmerzen? Was ist bei Ihnen anders als bei den 90 Prozent, deren Beschwerden von allein oder mithilfe eines Arztes innerhalb von sechs bis zwölf Wochen abklingen?

Ich weiß, wovon ich spreche

Nach zwei Bandscheibenoperationen im Alter von 21 Jahren habe ich Verwachsungen und Narbenbildungen bei L4 und L5 auf der rechten Seite. Über 20 Jahre lang habe ich mich mit Rückenproblemen herumgeschlagen, mein Rücken war zeitweise der Mittelpunkt meines Lebens und hinderte mich daran, es zu genießen. Ich konnte keinen Sport machen, nicht lange sitzen und jede Autofahrt war eine Qual. Beim Laufen musste ich mich manchmal nach hundert Metern hinsetzen, weil ich die Schmerzen im Rücken nicht mehr aushielt. Da es mir immer wieder schlecht ging, brachte ich mehrere Aufenthalte in verschiedenen Rehakliniken hinter mich – und war dennoch keinen Tag schmerzfrei. Deswegen kann ich jeden verstehen, der verzweifelt ist. Auch ich hatte so schmerzhafte Phasen, dass ich einfach nicht mehr wusste, wie es weitergehen soll.

Auf dieser später aufgenommenen Kernspinaufnahme sehen Sie die Schäden an meinem Rücken: schwere degenerative Veränderungen der Wirbelgelenke, eine Einengung der Nervenaustrittspunkte und bei L3/4 einen riesigen Bandscheibenvorfall, der den Wirbelsäulenkanal zur Hälfte verschließt. Das sind eigentlich alles Befunde, die starke Schmerzen verursachen müssen, würde man allein nach der Bildgebung gehen. Im Kernspin sieht mein Rücken aus wie ein Schrottplatz. Und dennoch bin ich mittlerweile seit über 15 Jahren beschwerdefrei, treibe Sport, sitze problemlos lange Zeit und hebe schwere Sachen.

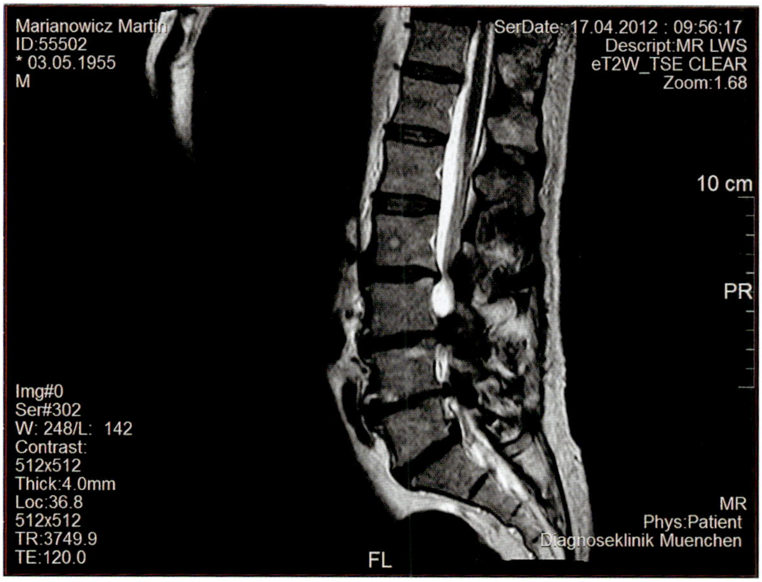

Unspezifischer Schmerz

Jemand, der unspezifische Schmerzen hat, wird von anderen oft als Hypochonder angesehen. Aber dieses Bild stimmt nicht! Sie sind nicht weniger krank, wenn Ihre Rückenschmerzen unspezifisch sind. Denn auch Sie leiden unter Schmerzen. Und das einzige Maß der Krankheit ist das Leid.

Selbst wenn der Arzt eine klare Diagnose gestellt hat, zum Beispiel einen Bandscheibenvorfall, wissen Sie nicht notwendigerweise, was die Ursache dafür war. 50 Prozent aller Bandscheibenvorfälle passieren durch eine abrupte Bewegung, weil der Betroffene beispielsweise etwas Schweres gehoben oder getragen hat. Die anderen 50 Prozent lassen sich nicht auf einen konkreten Schmerzauslöser zurückführen. Der Schmerz ist unspezifisch. Er hat sich, aufgrund welcher Ursachen auch immer, klammheimlich ins Leben des Kranken geschlichen. Vermutlich haben Sie schon die Erfahrung gemacht, dass Ihr Arzt kein klares Behandlungskonzept findet. Vielleicht sind Sie auch schon als chronisch krank oder gar als »eingebildeter Kranker« abgestempelt worden. Dann erfolgt eine Behandlung oft nach »Versuch und Irrtum«. Und nicht wenige Betroffene haben mir erzählt, dass ihnen neben Einlagen, Zahnbehandlungen, Muskeltraining oder zahlreichen chirotherapeutischen Maßnahmen bereits Antidepressiva verordnet wurden. Wen wundert es da, wenn sich die Kranken wie Simulanten oder »Psychos« behandelt fühlen? Ziellosigkeit und Unverständnis tun dem Rücken nicht gut und tragen dazu bei, dass die Schmerzen chronisch werden.

Die häufigsten Rückenerkrankungen mit anatomischer Ursache

Wenn Sie vom Arzt eine Diagnose erhalten haben, sollten Sie als Erstes verstehen, was das genau bedeutet und ob die dafür typischen Symptome Ihren Beschwerden tatsächlich ähneln. Bitte behalten Sie im Kopf: Eine der nachfolgend aufgeführten Krankheiten mit organischer Ursache zu haben bedeutet nicht zwangsläufig, dass Sie operiert werden müssen beziehungsweise dass Ihre Schmerzen wirklich dadurch verursacht sind.

Bandscheibenvorfall/Bandscheibenvorwölbung • Bei einem Bandscheibenvorfall verschiebt sich der Gallertkern, die weiche Masse im Inneren der Bandscheibe, in Richtung Fasergewebe, das ihn ringförmig umhüllt. Ein elastischer Faserring hält den Kern in der Mitte, ein brüchiger bewältigt diese Arbeit nicht mehr. Die Folge: Der Gallertkern dringt immer weiter in den Faserring und wölbt ihn nach vorn. Durchbricht er ihn, spricht man von einem gedeckten Bandscheibenvorfall. Zerreißt das schützende Längsband, kann der Gallertkern in den Wirbelkanal fallen. Das nennen die Orthopäden einen Sequester.

Der Kopf, der auf der Wirbelsäule sitzt, darf bei einer erfolgreichen Therapie nicht außer Acht gelassen werden.

Was die Lage des Vorfalls betrifft, so unterscheidet man zwischen mittig (medial), halbmittig (mediolateral), seitlich (lateral), im Nervenaustrittspunkt befindlich (intraforaminal) und hinter dem Nervenaustrittspunkt gelegen (extraforaminal). Je weiter seitlich sich der Vorfall befindet, umso weniger schmerzt der Rücken und umso stärker strahlt der Schmerz ins Bein oder in den Arm. Oft spürt der Betroffene dort ein Kribbeln, Ameisenlaufen oder eine Muskelschwäche. Je weiter mittig der Vorfall liegt, desto eher kommt es zu Rückenschmerzen und desto weniger zu einem Ausstrahlen der Schmerzen ins Bein oder in den Arm. Dann drückt der Gallertkern auf den Spinalnerv im Rückenmarkskanal. Der Schmerz entsteht aber nicht allein durch den Druck, sondern durch Botenstoffe, die sich aufgrund der einsetzenden Entzündungsreaktion an den Nerven bilden.
Bandscheibenvorfälle und -vorwölbungen treten ab dem 20. Lebensjahr auf und haben ihre größte Häufigkeit zwischen 40 und 60.

Blockierung • Ist ein Muskel über einen längeren Zeitraum angespannt, kann das zu einer Blockierung, einer Wirbelfehlstellung führen. Dabei kommen sich die kleinen Gelenkflächen der Wirbelgelenke zu nah. Auslöser dafür kann sowohl die Überlastung einer zu schwachen Muskulatur sein, etwa weil Sie abrupt etwas sehr Schweres hochgehoben haben, als auch Muskelverspannungen, die chronische Fehlbelastungen entstehen ließen. Wenn Sie eine Blockierung haben, fühlen Sie sich irgendwie steif, Sie können bestimmte Bewegungen nicht mehr ausführen und haben Muskel- und Nervenschmerzen, die manchmal bis in die Arme und Beine ziehen. Drückt man bei diesem Beschwerdebild auf bestimmte Punkte in der Muskulatur, tut das sehr weh.

Monotone Belastung

Zu einer Blockierung neigen vor allem Menschen, die einer Tätigkeit mit einseitiger Belastung nachgehen.

Facettensyndrom • Dies wird auch Spondylarthrose oder Facettengelenksarthrose genannt: Aufgrund von Abnutzung kann es im Bereich der Hals- oder Lendenwirbelsäule zu einer Arthrose in den kleinen Zwischenwirbelgelenken kommen, auch Facettengelenke genannt, weil ihre Form an einen facettierten Edelstein erinnert. Die durch Verschleiß verursachte Reibung und Abnutzung führt zu einer Gelenksentzündung, die Bewegungs-, aber auch Ruheschmerzen nach sich zieht.
Der Körper versucht die Abnutzung des Knorpels des Facettengelenks auszugleichen, indem er mehr Knochenmasse bildet. Deshalb verbreitert sich der Knochen, der unter dem Knorpel liegt. Es kann zu Einengungen des Nervenaustrittspunktes kommen, da direkt am Wirbelgelenk die Nervenwurzel aus dem Rückenmarkskanal tritt. Mit der Zeit können sich im Bereich der Gelenkkapsel unter Umständen auch Synovialzysten bilden, weil sich Gelenkschmiere in einer Ausbuchtung der Gelenkkapsel sammelt und wie bei einem Bandscheibenvorfall auf den Nerv drückt. Ein Facettensyndrom tritt mit steigender Tendenz ab dem 50. Lebensjahr auf.

Foramenstenose • Hierbei handelt es sich um eine Einengung des Nervenaustrittspunkts. Die Ursache dafür kann eine Facettenarthrose sein, da aufgrund von Verschleißerscheinungen zu viel wilde Knochenmasse im Gelenk gebildet wurde, die den Nervenaustrittspunkt

von hinten einengt. Es kann aber auch daran liegen, dass der Nervenaustrittspunkt von vorn durch Bandscheibengewebe oder knöcherne Abstützreaktionen der Wirbelkörper eingeengt wird. Dazu kommt es zum Beispiel aufgrund von degenerativen Veränderungen der Bandscheiben (Osteochondrose) oder nach alten Bandscheibenvorfällen. Ähnlich wie bei einem Bandscheibenvorfall strahlt die dadurch verursachte Reizung an der betroffenen Nervenwurzel in den Rücken und bis ins Bein aus und kann ein Kribbeln, ein pelziges Gefühl oder einen Reflexverlust bewirken.
Wie lassen sich Foramenstenose und Bandscheibenvorfall abgrenzen? Mit einer Formanestenose können Sie gut anlaufen, spüren aber bald Schmerzen im Bein und müssen stehen bleiben. Sie können aber schlecht ins Hohlkreuz gehen. Haben Sie einen Bandscheibenvorfall, tut Ihnen langsames Laufen gut. Dafür fällt es Ihnen schwer, sich nach vorn zu beugen. Auch Foramenstenosen treten zunehmend ab dem 50. Lebensjahr auf.

ISG-Syndrom • Das Iliosakralgelenk (abgekürzt ISG oder auch SIG) gehört zu den Plattengelenken und verbindet das Becken und die Wirbelsäule. Eine falsche Bewegung, weil Sie stolpern, oder starke statische Belastungen, weil Sie etwas Schweres heben, können zu einer Blockierung des ISG führen. Die Schmerzen machen sich tief im unteren Rücken, meist auf einer Seite, bemerkbar und können bis ins Bein ausstrahlen. Bei rheumatischen Erkrankungen kann sich das ISG auch entzünden.
Ein ISG-Syndrom tritt ab dem 20. Lebensjahr auf und nimmt im Alter eher wieder ab.

Spinalkanalstenose • Dabei handelt es sich um eine Verengung des Rückenmarkskanals, sodass er aufs Rückenmark drückt oder die Nervenwurzeln einquetscht. Man unterscheidet zwischen einer sehr seltenen primären, also angeborenen, und einer sekundären Spinalkanalstenose, die abnutzungsbedingt ist. Die Verengung kann verschiedene Ursachen haben: eine geschädigte Bandscheibe, die sich vorwölbt; knöcherne Auswüchse der Zwischenwirbelgelenke oder eine Verdickung des sogenannten *Ligamentum flavum*, des gelben Bandes, das die beiden Wirbelkörper zusammenhält und die Wirbelsäule zusätzlich stabilisiert. Oft kommt es im Bereich der Lendenwirbelsäule zu einer Spinalkanalstenose, weil dort die größte axiale Last einwirkt. Eine Spinalkanalstenose kann auch genetisch bedingt oder Folge einer früheren Bandscheibenoperation sein.
Spinalkanalstenosen betreffen meist Menschen ab dem 60. Lebensjahr und erreichen eine maximale Häufigkeit zwischen 70 und 80.

Wirbelgleiten • Bei einer Spondylolisthese rutscht ein Wirbelkörper langsam und über Jahrzehnte aus seinem Verbund nach vorn ab. Diese Instabilität kann angeboren oder das Resultat einer Verschleißerscheinung sein. Das Wirbelgleiten wird oft erst durch eine Röntgenaufnahme entdeckt, weil der Vorgang selbst keine Schmerzen verursacht. Langfristig können jedoch Schmerzen, Gefühlsstörungen oder

Ein Überblick über Rückenleiden kann helfen, eigene Beschwerden und Aussagen von Ärzten besser einzuschätzen.

sogar Lähmungen in den Beinen auftreten, wenn das Rückenmark oder die Nervenwurzeln an den Austrittspunkten eingeengt werden. Wirbelgleiten tritt ab 40 auf. Um die 50 kommt es am häufigsten zu Beschwerden.

Osteochondrose • Ein Verschleiß der Bandscheibe zwischen zwei Wirbelkörpern. Aufgrund andauernder Fehlbelastungen nutzen sich die Bandscheiben ab, sodass sie ihre Pufferfunktion zwischen den Wirbeln nicht mehr ausreichend erfüllen können. Die Knochen der Wirbelkörper verdicken daraufhin, die Stoffwechselaktivität erhöht sich und der Wassergehalt des angrenzenden Gewebes nimmt zu. Im Kernspin lässt sich das als Ödem erkennen. Um mithilfe einer größeren Fläche den Druck auszugleichen, bildet sich seitlich am Wirbelkörper Knochensubstanz, die sogenannten Spondylophyten, das sind zackenartige Wülste, die den Wirbelkörper deformiert aussehen lassen. In der Folge verändert sich die gesamte Statik der Wirbelsäule, sie wird steifer und kann sich nach vorn (Kyphose) oder hinten (Lordose) biegen.
Oft sind Skoliose-Patienten von einer Osteochondrose betroffen, weil die Bandscheiben durch die seitliche Verkrümmung der Wirbelsäule einer zu starken Belastung ausgesetzt sind. Zu einer Osteochondrose kann es aber auch nach einem Vorfall oder einer Operation an den Bandscheiben kommen.
Osteochondrosen treten ab dem 30. Lebensjahr auf und häufen sich dann zwischen 40 und 50.

Osteoporose • Der Begriff bedeutet so viel wie »poröser Knochen«. Starker Kalziummangel führt zu einem vermehrten Verlust von Knochenmasse. Dann kann es schon bei geringen Belastungen zu Knochenbrüchen kommen. Alle sieben Minuten bricht sich in Deutschland eine Frau einen Wirbelknochen, etwa 60 Prozent davon nach der Menopause, da die Sexualhormone am Erhalt der Knochenmasse beteiligt sind. Der Volksmund spricht von einem Witwenbuckel, wenn die Brüche zu einer Nackenwulst führen. Häufig bricht auch der Oberschenkelknochen oder die Speiche im Unterarm. Entscheidend: Früherkennung.

Eher ein Frauenleiden

Unter Osteoporose leiden überwiegend Frauen ab 50. Aber auch 10 Prozent der Männer sind bedingt durch eine ungesunde Ernährung und zu viel Medikamenten- oder Alkoholkonsum davon betroffen.

Narbenverwachsungen • Etwa 30 Prozent meiner Patienten leiden am »Failed-Back-Surgery-Syndrom«, weil sich nach einer Rückenoperation zum Beispiel Narbenverwachsungen gebildet haben. Dabei handelt es sich um Verhärtungen des Gewebes, die nach dem Eingriff am offenen Wirbelkanal entstehen. Trotz akribischer Arbeitsweise, modernster Technik und sorgfältiger Blutstillung ist es bisher nicht gelungen, die Zahl der Betroffenen komplett zu reduzieren. Schon allein wegen dieses Risikos ist eine Operation erst als letzte medizinische Maßnahme zu empfehlen. Viele Operierte sind erst einmal zwei bis drei Wochen nach der Operation schmerzfrei. Doch dann treten erneut sehr hartnäckige Beschwerden auf. Über ein Kontrastmittel lässt sich auf dem Kernspinbild erkennen, wo die Narbe und wo das nachgerutschte Bandscheibengewebe ist.

BESCHWERDEBILDER

Die folgenden Tabellen geben Ihnen Hinweise auf mögliche Erkrankungen des Rückens. Ein ausstrahlender Schmerz beziehungsweise ein Kribbeln in den Extremitäten beispielsweise liegt zu 95 Prozent an einer Nervenirritation (Spinalkanalstenose, Foramenstenose, Bandscheibenvorfall). Nackenschmerz beziehungsweise ein tiefer Rückenschmerz ist in der Regel die Folge eines Verschleißes der knöchernen Strukturen oder einer erhöhten Reizsituation durch Überlastung. Eine Kombination beider Problematiken ist aber durchaus möglich.

Beschwerdesymptome im Bereich Halswirbelsäule und Nacken

	Bandscheibenvorfall bzw. -vorwölbung	Blockierung	Facettensyndrom	Foramenstenose	Osteochondrose	Schulterprobleme
Nackenschmerz	+	++	++		++	
Armschmerz	++			++		+ + (Oberarm)
Fingerkribbeln	++		+	++		
Schmerzen beim Wegdrehen des Kopfes vom Schmerzpunkt	+	+	+	+	+	
Schmerzen beim Hindrehen des Kopfes zum Schmerzpunkt	++	++	+	++	+	
Schmerzen beim Armheben						++
Geräusche beim Bewegen			+	+	+	+

Beschwerdesymptome im Bereich Lendenwirbelsäule

	Spinalkanalstenose	Bandscheibenvorfall	Osteochondrose	Blockierung	ISG-Syndrom	Facettensyndrom	Foramenstenose	Wirbelgleiten	Narbenverwachsung
Schmerzen beim Vorneigen		++	+	+	++	+		+	+
Schmerzen beim Zurückneigen	+		+	+	++	+	++	+	+
Eingeschränkte Gehstrecke	++	+					++	+	+
Rückenschmerz	+	+	++	++	++	++	+	+	+
Beinschmerz	++	++					++	+	+
Beinkribbeln	++	++					++	+	+
Schmerzen beim Sitzen		++	++	++	+	++			+
Schmerzen beim Liegen			+	+	+	+	+		+
Schmerzen beim Husten/Niesen		++							
Schwäche	++	+					+	+	

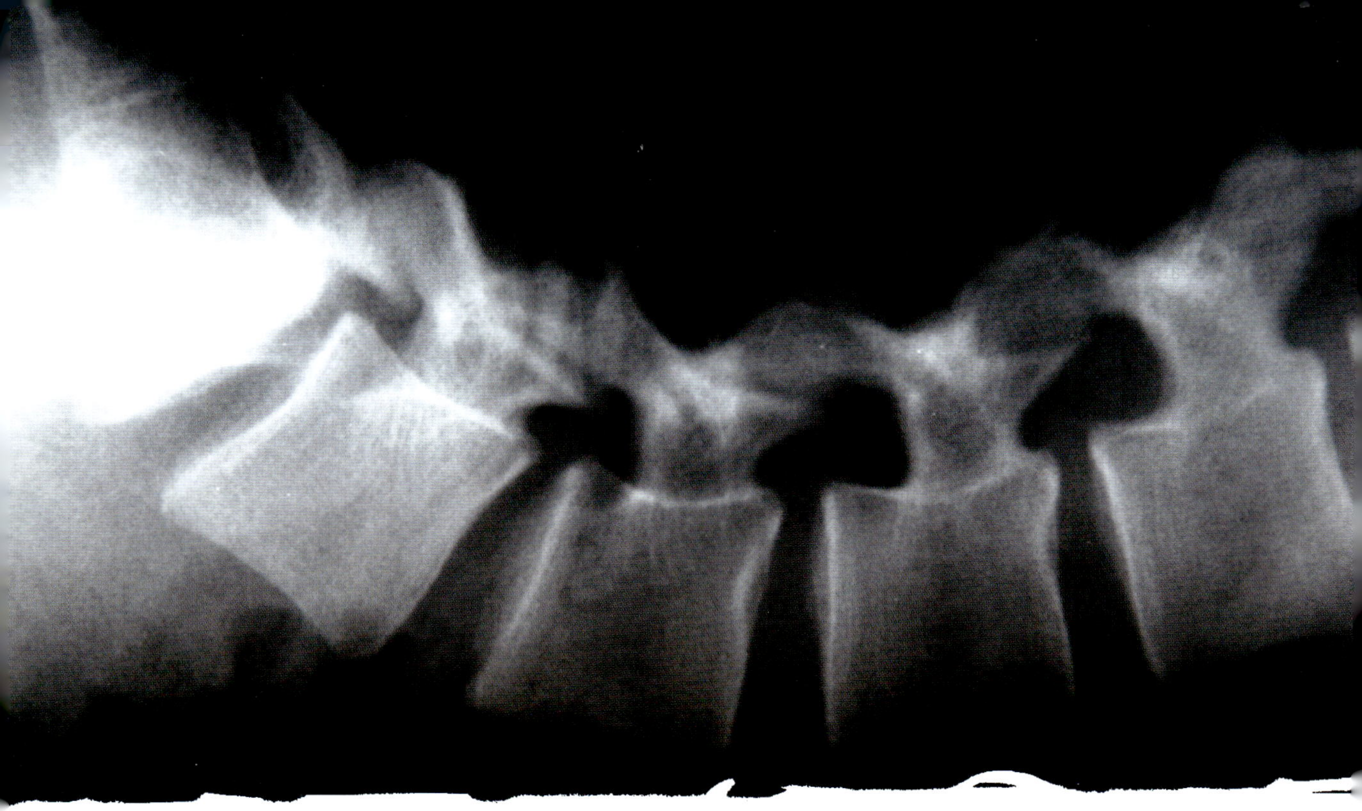

T

KRANKHEITSBILD CHRONISCHE RÜCKENSCHMERZEN

Wer länger als drei Monate Rückenschmerzen hat, gilt in unserem Gesundheitssystem als chronisch krank. Das aber ist nur ein definierter Begriff aus der Gesundheits-, Renten- und Kostenpolitik.

Nur weil jemand zwölf Wochen lang nicht hinreichend behandelt wurde, muss er nicht ein Leben lang Schmerzen haben. Eine Chronifizierung setzt schließlich nicht nach Ablauf von drei Monaten Punkt Mitternacht ein. Was genau bedeutet der Begriff »chronisch« wirklich? Das Wort stammt aus dem Griechischen und heißt so viel wie »lang anhaltend« und »langsam verlaufend«. Es sagt also nichts über die Beschaffenheit eines Krankengeschehens aus, sondern bringt den zeitlichen Verlauf zum Ausdruck. Warum schwebt das »Chronischsein« dann aber wie ein Damoklesschwert über dem Kranken? Weil dieser Begriff ein kreiertes Schreckensszenario ist, das oft als Argument benutzt wird, um eine Übertherapierung (= Operation) zu rechtfertigen. Außerdem erhöht dieses Schlagwort

die Rentabilität von Behandlungen durch Zuschläge. Nach meiner Auffassung bedeutet es am Rücken aber nichts anderes, als dass die wirkliche Ursache der Beschwerden noch nicht gefunden wurde und deshalb noch nicht die geeignete Therapie erfolgte.
Die Voraussetzung für eine echte Chronifizierung ist, dass überhaupt eine nach heutigem Standard zielgerichtete und konsequente konservative Therapie stattgefunden hat – und scheiterte: Das passiert aber nur in 10 Prozent aller Fälle! Aus diesem Grund laufen die folgenden Zielgruppen ärztlich verursacht Gefahr, dass ihr Leiden chronisch wird:

- **Die Übertherapierten**. Ihre Angst vor neuen Schmerzen sowie die Frustration aufgrund der vielen vergeblichen Behandlungen wirkt sich negativ auf das Schmerzgeschehen aus.
- **Die ungenügend Therapierten**. Die Schmerzen werden schlimmer, weil Zeit vergeht, ohne dass die wahre Ursache bekämpft wird, oder weil sich der Arzt auf ein mechanisches Problem versteift und beispielsweise eine Rückenschule verordnet, obwohl das Beschwerdeprofil in eine andere Richtung weist.
- **Die OP-Opfer**. Wie erwähnt kehren 40 Prozent der Operierten mit erneuten oder stärkeren Beschwerden in die Therapie zurück.

DIE TÜCKEN DER SCHMERZWAHRNEHMUNG

Das Dilemma lässt sich klar benennen: Ein falsches Schmerzmanagement seitens des Betroffenen und des Behandlers chronifiziert, weil die Rückenschmerzen zu einer »Kopfkrankheit« werden, je länger sie anhalten. Je mehr Zeit vergeht, desto geringer wird die Aussicht, dass sie von allein wieder verschwinden. Um zu verstehen, wie sich Ihre Beschwerden verselbstständigen, lohnt ein näherer Blick auf die Wahrnehmung und Verarbeitung von Schmerzen, denn dabei läuft ein komplexes Zusammenspiel zwischen Sinnes- und Nervenzellen, Rückenmark und Gehirn ab.

Was ist hier los?

Warum hört Ihr Bandscheibenvorfall nicht auf zu toben? Warum findet sich bei Ihnen keine spezifische Ursache, obwohl die Rückenschmerzen doch so stark sind? Warum bilden sich im unteren Rücken dauernd schmerzhafte Verspannungen, auch wenn Sie körperlich gar nicht schwer belastet sind? Warum leiden Sie regelmäßig unter einem Spannungsschmerz im Nacken, obwohl Sie zweimal pro Woche zur Massage gehen? Weshalb nehmen Sie so viele Schmerzmittel, ohne einen wohltuenden Effekt zu bemerken? Warum gehören Sie zu den 10 Prozent, deren Rückenschmerzen nicht vergehen? Worin könnte die Ursache liegen, dass kein Heilungsprozess stattfindet? Was hindert Ihren Körper daran, sich selbst zu heilen? Bleiben Sie dran – mithilfe dieses Buches finden Sie Antworten und Lösungen.

Die Schmerz-Meldekette

Stellen Sie sich vor, Sie sitzen am Frühstückstisch, vor Ihnen ein Korb mit duftenden frischen Brötchen. Sie nehmen eines heraus und schneiden es mit einem scharfen Messer auf. Dabei verletzen Sie sich am Finger. Erst spüren Sie nichts und kurz darauf einen stechenden Schmerz. Was genau ist in Ihrem Körper pas-

GEHIRNAREALE

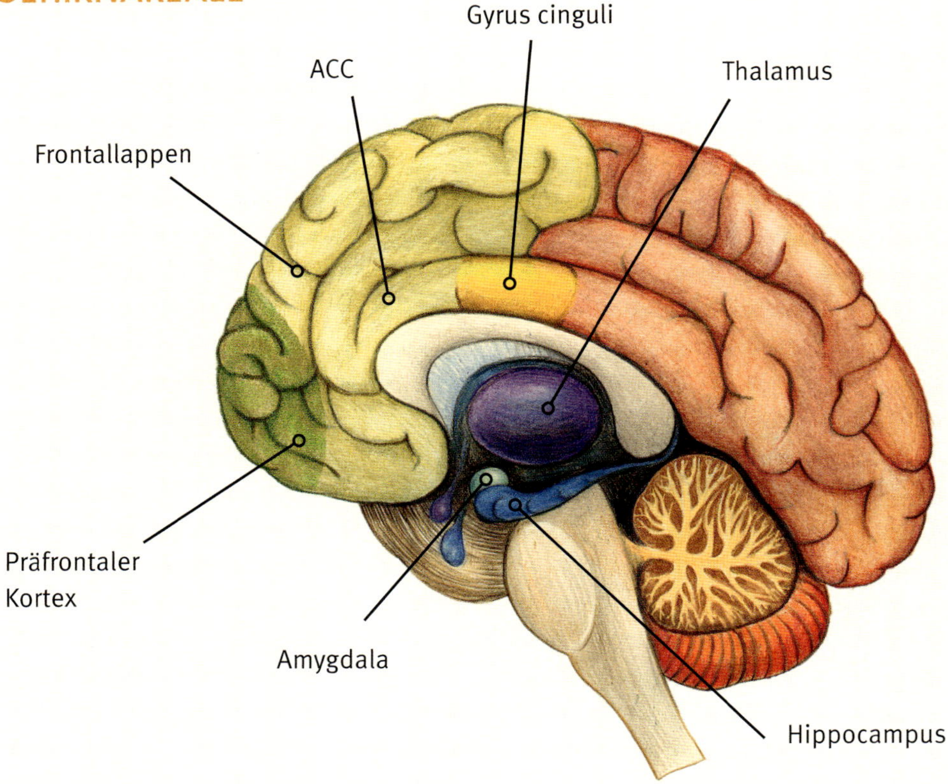

siert? Warum tut es auf einmal weh? Und weshalb hört der Schmerz irgendwann wieder auf? Durch eine Reizung wie diesen Schnitt werden an dieser Stelle im Gewebe Schmerzfühler, die sogenannten Nozizeptoren, erregt und gereizt. Damit nimmt eine längere Meldekette ihren Anfang, die ich Ihnen hier kurz skizzieren möchte: Die Nozizeptoren übermitteln die Schmerzsignale zunächst ins Rückenmark. Von dort aus senden wieder andere Nervenzellen die Impulse ins Gehirn, wo sie im Thalamus, einem Bereich im Zwischenhirn, ausgewertet und gegebenenfalls in höhere Gehirnregionen weitergeleitet werden. Der Thalamus ist quasi der Sekretär im Gehirn. Er entscheidet: »Okay, diesen Reiz gebe ich weiter und mache ihn bewusst, jenen vernachlässige ich.«
Vom Thalamus gehen die Schmerzsignale an den Hippocampus, einen großen Gedächtniskern, der unter anderem für die Erinnerung zuständig ist. Von dort gelangen sie nach ein paar weiteren Stationen zur Amygdala, dem sogenannten Mandelkern, der für die Reaktion auf den Gefahrenreiz sorgt und eine Angst- beziehungsweise Panikreaktion auslösen kann. Die Amygdala ist evolutionär gesehen ein sehr altes Gebiet, deshalb sind diese Gefühle sehr archaisch, sodass sich der Mensch kaum dagegen erwehren kann. Von dort aus gelangen die Schmerzimpulse schließlich in den anterioren cingulären Cortex (ACC), einen Bereich der Großhirnrinde, wo viele emotionale Aspekte mit den archaischen Programmen zusammentreffen, die sehr schwer zu beeinflussen sind. Das lässt sich mit einer Programmierung vergleichen: Kommt es zu einer Reizung in diesem Areal, läuft ein tief verwurzeltes Programm ab, gegen das wir fast machtlos sind. Im anterioren

cingulären Cortex sind neben anderen Informationen auch die Schmerzerfahrungen, die wir im Laufe des Lebens machen, gespeichert. Nach aktuellem Kenntnisstand wird dort das Schmerzgedächtnis angenommen, das dafür verantwortlich ist, dass akute Schmerzen sich verselbstständigen und chronisch werden.
Die wesentlichen Hirnbereiche, die bei der Verarbeitung von Schmerzen aktiv sind, kann man sich wie ein Netzwerk im Gehirn vorstellen. Sie kommunizieren schnell und effektiv. Die Schmerzinformationen verbreiten sich in rasanter Geschwindigkeit und lassen sich nur schwer löschen.

Akuter Schmerz als Warnsignal

Bewerten diese Bereiche die Schmerzsignale als Gefahr, klingelt gewissermaßen im Gehirn eine Warnglocke und Sie ziehen – um zu unserem Frühstücksbeispiel zurückzukommen – reflexartig die Hand zurück, weil Sie den Schnitt mit dem Messer auf einmal spüren. Das Ganze spielt sich in blitzartiger Geschwindigkeit ab, die Schmerzreize werden mit etwa 15 Metern pro Sekunde bis ans Gehirn geschickt.
Mit seinen Reaktionen will Ihr Gehirn sicherstellen, dass Ihr Körper überlebt. Droht eine Gefahr, wird eine »Panikreaktion« ausgelöst, zum Beispiel akuter Schmerz. Er hat eine wichtige Funktion, denn er dient als Warnsignal, damit Sie sich schützen und eine weitere Schädigung des Gewebes vermeiden. Der Schmerz meldet sozusagen, dass etwas nicht in Ordnung ist beziehungsweise repariert werden muss. Dauer und Intensität des Schmerzes hängen in der Regel davon ab, wie schwerwiegend die Schädigung ist. Akuter Schmerz wird jedoch in der Regel schnell besser. Bei leichten Verletzungen kann es 15 oder 20 Minuten dauern, bei stärkeren Beschwerden auch ein paar Wochen – bis die körpereigene Schmerzhemmung eintritt beziehungsweise sich der Körper mit der Schädigung arrangiert hat. Während das Schmerzsystem in den in Richtung Gehirn aufsteigenden Schmerzbahnen wie ein Feuermelder operiert, funktioniert es in den sogenannten absteigenden hemmenden Schmerzbahnen wie ein Löschzug.

Doping fürs System

Das muss man sich wie Doping für Gehirn und Körper vorstellen. Auf Rückenmarks- und Gehirnebene ist bereits eine Art Schmerzbremse eingebaut. Dort werden körpereigene Opioide wie Enkephaline, Endomorphine und Endocannabinoide ausgeschüttet, die in der Lage sind, die Aktivität der schmerzleitenden Nervenzellen zu verringern, und damit den akuten Schmerz lindern, obwohl die Wunde noch nicht ausgeheilt ist. Der Schmerz, den der Schnitt in den Finger verursacht hat, lässt nach einer Weile nach, weil diese Hemmstoffe fast zeitgleich mit dem Schmerzreiz ausgesendet werden, um die Schmerzinformation in den Nervenzellen so schnell wie möglich zu löschen. Das hat die Natur wunderbar eingerichtet. Was aber läuft schief, wenn Ihre Schmerzen nicht weggehen?

Sinnvoll angelegt

Damit wir in einer Gefahrensituation tatsächlich funktionsfähig bleiben können, produziert der Körper Schmerzhemmer. Dies verhindert normalerweise auch, dass akute Schmerzen chronisch werden. Es ist eine sehr sinnvolle Einrichtung.

DIE ENTSTEHUNG VON SCHMERZEN

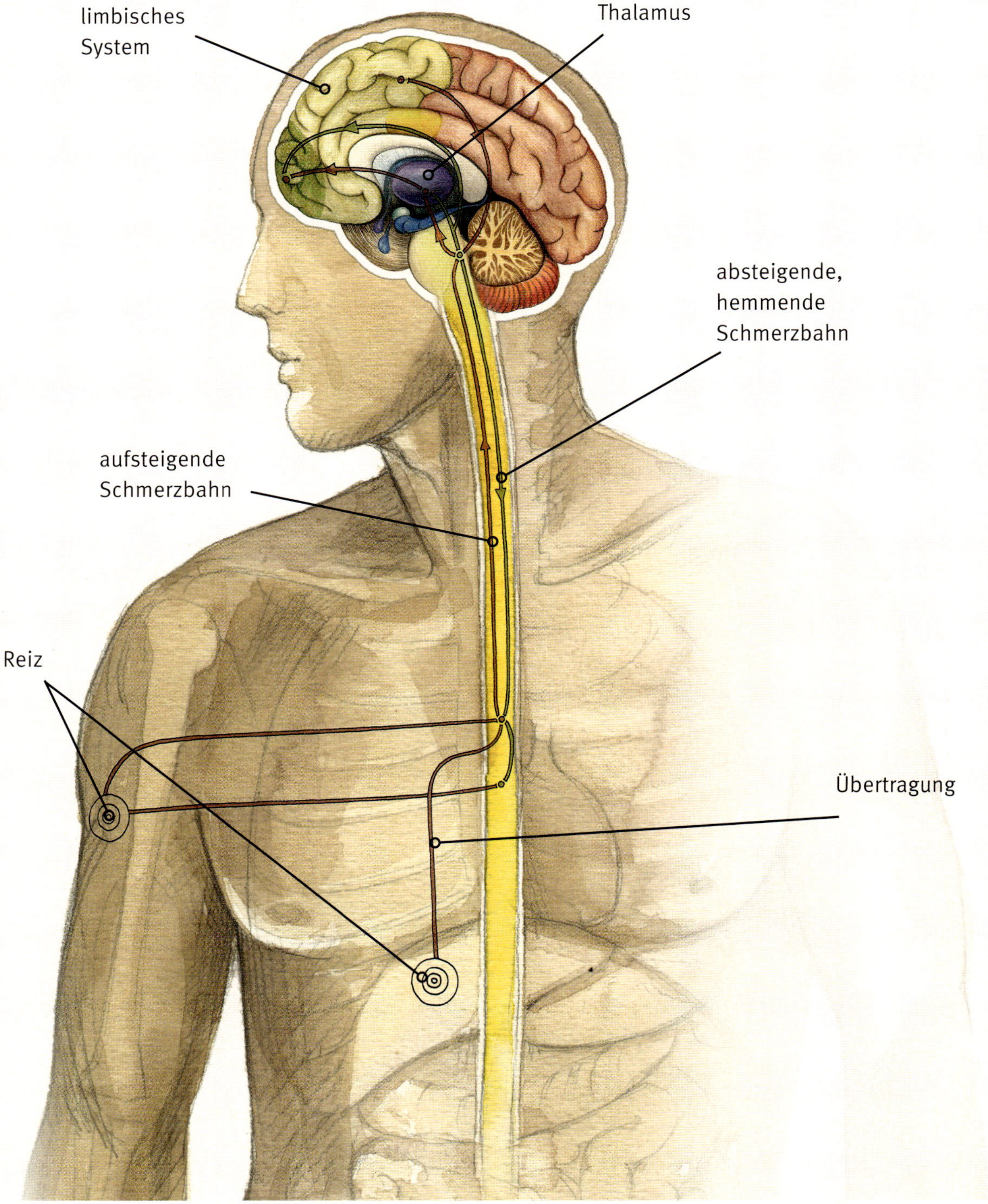

Die emotionale Seite

Schmerz ist aber nicht nur – wie im akuten Fall – ein Warnsignal unseres Körpers, um auf eine Störung hinzuweisen. Er hat auch eine emotionale Seite. Die International Association for the Study of Pain definiert Schmerz als »unangenehmes Sinnes- oder Gefühlserlebnis, das mit tatsächlicher oder drohender Gewebeschädigung einhergeht oder von betroffenen Personen so beschrieben wird, als wäre eine solche Gewebeschädigung die Ursache«. Aufgrund dieser persönlichen und individuellen Komponente lässt sich das Schmerzempfinden nur ganz schwer messen. Letztendlich kann nur der Betroffene sagen, ob und wie stark etwas wehtut. Wir haben ja keine Skala auf der Stirn, an der unser Gegenüber ablesen kann, wie sehr wir leiden. Das Schmerzgeschehen lässt sich zwar über modernste bildgebende Verfahren heute sehr gut im Gehirn sichtbar machen, aber die Intensität der Beschwerden ist nicht messbar. Jeder Mensch empfindet Schmerz anders.

Die Kontrollschranke

Im Jahr 1965 zeigten der kanadische Psychologe Ronald Melzack und der Arzt Patrick D. Wall mit ihrer Gate-Control-Theory (deutsch: Kontrollschranken-Theorie), dass die Einordnung und Bewertung des Schmerzes nicht erst im Gehirn stattfindet, sondern schon auf Rückenmarksebene. Ihre Theorie besagt, dass die Schmerzimpulse auf ihrem Weg aus der Peripherie im Rückenmark eine Umschaltstelle passieren, das sogenannte Gate. Es fungiert wie eine Kontrollschranke, an der ein Schmerzimpuls weitergeleitet oder aufgehalten wird.
Je nachdem, wie angespannt ein Mensch auf muskulärer Ebene ist, verstärken sich die Schmerzimpulse oder sie werden schwächer. Die Art und Weise, wie wir den Schmerz empfinden, bedrohlich oder irrelevant, entscheidet also darüber, ob sich die Schranke öffnet und der Impuls ins Gehirn geht oder ob sie verschlossen bleibt.
Sie können dieses Phänomen im Alltag zum Beispiel erleben, wenn ein kleines Kind hinfällt und sich das Knie anschlägt. Erst einmal reagiert es gar nicht. Sieht es aber auf einmal Blut oder das entsetzte Gesicht seiner Mutter, fängt es an zu weinen. Vielleicht saßen Sie auch schon selbst beim Arzt im Wartezimmer und auf einmal waren die Schmerzen weniger oder sogar weg. »Als ich mir einen Termin habe geben lassen, ging es mir so schlecht«, sagen meine Patienten nicht selten, »und kaum sitze ich bei Ihnen, ist der Schmerz verschwunden. Ich versteh das gar nicht.«

Abgelenkt

Ein Arztbesuch ist für viele Menschen eine Stresssituation, in der sie abgelenkt sind. Dann liegt ihr Fokus nicht auf dem Schmerzgeschehen, sondern auf der Begegnung mit dem Behandler. Und auf einmal tut nichts mehr weh.

Geschlossene Schranke – Schmerzfreiheit

Die Forschung hat in den letzten Jahrzehnten viele weitere Erkenntnisse zur detaillierten Schmerzverarbeitung im Gehirn gewonnen. Dennoch haben Melzack und Wall mit der Gate-Control-Theory auf sehr bildhafte Weise plausibel gemacht, dass Gedanken und Gefühle eines Menschen maßgeblich daran beteiligt sind, wie stark er einen Schmerz wahrnimmt. Stress, Aufregung, emotionale Anspannung können die Schranke öffnen und bewirken, dass die Schmerzimpulse in die höheren Regionen des Gehirns weitergeleitet werden. Während Ruhe, Entspannung, positive Aktivität und Ablenkung die Schranke verschlossen halten und das körpereigene Schmerzhemmungssystem zum Einsatz kommt.

Emotionale Schmerzhemmung

Der emotionale Aspekt der Schmerzen erklärt, warum manche Menschen Rückenschmerzen empfinden, obwohl überhaupt keine körperliche Schädigung vorliegt. Und warum es weniger wehtut, wenn wir in positiver Stimmung sind. Unsere Emotionen nehmen Einfluss darauf, ob mehr oder weniger Schmerzreize ans Gehirn weitergeleitet werden. Wer Schmerzen hat und der Meinung ist, nichts dagegen unternehmen zu können, wer sich in seinem Leid nicht ernst genommen fühlt, der schafft den idealen Nährboden für eine Chronifizierung. Leider konzentriert sich die Medizin noch viel zu wenig auf diesen natürlichen Effekt der Schmerzhemmung. Ein Arzt verfügt in der Regel allerdings auch gar nicht über die Ausbildung zur ganzheitlichen Behandlung unspezifischer beziehungsweise chronischer Rückenbeschwerden, die trotz herkömmlicher Therapiemaßnahmen und sogar Operation nicht behoben werden konnten.

Ich reise immer wieder zu großen Fachtagungen in die USA und nach Asien. Dort treffe ich auf Kollegen, die genau das machen, was auch wir in unserer täglichen Praxis tun: den Patienten auf multimodale Weise dabei helfen, ihre Schmerzen zu überwinden. Die amerikanischen Kollegen haben mit dem Begriff *pain doctor* eine sehr zutreffende Bezeichnung für ihre Arbeit gefunden. Denn sie behandeln tatsächlich den Schmerz. Sie sind keine für OPs ausgebildeten Orthopäden oder Neurochirurgen, sondern Schmerztherapeuten, die oft noch eine zusätzliche psychosomatische Ausbildung abgeschlossen haben.

DIE SCHMERZSCHRANKE SCHLIESSEN

Nehmen Sie sich etwas Zeit und überlegen Sie, mit welchen Verhaltensweisen, Gedanken und Gefühlen Sie die Schranke zur Weiterleitung der Schmerzen öffnen.

01 Zeichnen Sie sich eine Tabelle mit zwei Spalten. Links: Was öffnet Ihre Schranke und lässt Schmerzen herein? Rechts: Was schließt Ihre Schranke?

02 Notieren Sie dann einige Stichworte in der linken Spalte.

03 Anschließend halten Sie fest, was Sie bereits ab und an tun und vermehrt tun können, um die Schmerzschranke geschlossen zu halten.

DIE SACHE MIT DEM SCHMERZGEDÄCHTNIS

Wenn Sie über einen längeren Zeitraum ständig oder schubweise unter Rückenproblemen leiden, kann sich der Schmerz förmlich in Ihrem Gehirn einbrennen. Je heftiger oder häufiger die Nervenzellen gereizt werden, desto stärker reagieren sie. Im Gehirn hat sich eine Art Schmerzspur auf den Nervenbahnen ausgebildet, auf der die Nervenzellen ständig oder wiederholt Alarm schlagen.

Die Folge: Die Schmerzschwelle verringert sich und es kommt zu gefühltem Dauerschmerz – der allerdings keinen anatomisch nachweisbaren Auslöser (mehr) hat. Genau genommen entsteht dieser Schmerz nicht an der Stelle im

Vereinfacht könnte man sagen: Um sich vor weiteren Schäden zu schützen, reagiert das Gehirn über.

Körper, wo es wehtut, sondern im Kopf. Er ist dann kein evolutionär bedingtes Warnsignal mehr wie im akuten Fall, sondern ein eigenständiges Krankheitsbild. Im Gehirn hat sich ein Schmerzgedächtnis ausgebildet.

Wie funktioniert das Schmerzgedächtnis?

Werden die Schaltkreise im Gehirn durch häufige Schmerzimpulse angestoßen und immer wieder aktiviert, kann das zu einer dauerhaften Speicherung führen. Dann lösen die aktivierten Nervenbahnen im Gehirn Schmerzsignale aus, ohne dass es zuvor zu einem entsprechenden objektiven Reiz oder Schaden im Körper gekommen ist. Am Rücken ist vielleicht bereits alles wieder gut – aber er tut trotzdem weiterhin unangenehm weh.

Dieser Prozess lässt sich dank der modernen bildgebenden Verfahren sichtbar machen: Menschen, die unter starken chronischen Schmerzen leiden, weisen eine vermehrte Aktivität im Bereich des anterioren cingulären Cortex – sozusagen dem »Wohnsitz« des Schmerzgedächtnisses – auf.

Aus evolutionärer Sicht ist diese Reaktion des Gehirns nachvollziehbar, denn es will sich mit dieser Maßnahme seiner Umwelt und drohenden Gefahren von außen anpassen. Akuter Schmerz ist ja wie gesagt eine sehr sinnvolle angeborene Funktion. Im Grunde genommen bedeutet Schmerzgedächtnis: Ein Schmerzreiz trifft auf ein vorgefertigtes Programm, das aktiviert wird. Je nachdem, wie das Gehirn diese Gefahr auf Basis der Speicherung einschätzt, und zwar ohne dass Ihnen das bewusst wäre, kommt es zu einem chronischen Schmerz oder nicht. Die Dauer des Schmerzes sowie dessen Bewertung durch die zuständigen Bereiche im Gehirn sind dafür verantwortlich, wie Sie Ihre Beschwerden ganz persönlich erleben.

Individuell extrem unterschiedlich

Das erklärt auch, warum manchen Menschen sogar minimale Berührungen große Schmerzen bereiten. Ein nicht schmerzsensibilisiertes Gehirn ist sehr wohl in der Lage, zwischen angenehmen und schmerzhaften Reizen zu unterscheiden. Denn diese Sinneserlebnisse werden über zwei verschiedene Nervenleitbahnen durchs Rückenmark ins Gehirn weitergeleitet. Allerdings können sie im zentralen Nervensystem durch Nervenfasern und Botenstoffe, die sogenannten Neurotransmitter, miteinander kommunizieren. Eine ständige oder schubweise Reizung kann dieses an sich harmonisch funktionierende System empfindlich stören, sodass es zu einem »Kurzschluss« auf Rückenmarksebene kommt und Informationen falsch oder verstärkt weitergegeben werden. Weil die dauernden Schmerzreize zu chemischen Veränderungen an den Nervenschaltstellen führen, »beschweren« sich die Nozizeptoren beim Gehirn, selbst wenn es gar keinen Grund gibt. Und es kommt noch schlimmer: Ist die Befeuerung mit Schmerzsignalen zu stark, stellen irgendwann auch noch die natürlichen Schmerzhemmer ihre Arbeit ein.

Die Tabelle auf Seite 36 verdeutlicht noch einmal den Unterschied zwischen akutem und chronischem Rückenschmerz, bei dem das Schmerzgedächtnis eine größere Rolle übernommen hat.

	Akuter Rückenschmerz	Chronischer Rückenschmerz
Krankheitsbild	Symptom für einen Störfaktor	Komplexes Syndrom mehrerer Störfaktoren
Funktion	Störungswarnung	Systemstörung
Dauer	Eine kurze Zeit, ein paar Tage	Mindestens drei bis sechs Monate
Auslöser	Eindeutig	Unspezifisch, vielfältig
Schmerzgeschehen	Der konkrete Auslöser ist spürbar.	Mehrere oder größere Schmerzareale sind spürbar.
Befindlichkeit	Der Betroffene will mit geeigneten Maßnahmen seine Schmerzen schnell in den Griff bekommen.	Der Betroffene hat die Hoffnung auf Schmerzfreiheit aufgegeben und versucht, sich mit den Schmerzen zu arrangieren.
Therapieziel	Beseitigung der Schmerzen	Linderung der Schmerzen

Ein Fallbeispiel

Vor einigen Jahren hatte ich einen Patienten, ein viel beschäftigter und erfolgreicher Architekt um die 55, der an einer Zyste im Lendenwirbelbereich litt, die auf die Nervenwurzel drückte – sehr schmerzhaft. Im ersten Schritt punktierten wir die Zyste. Doch sie bildete sich erneut. Passiert das immer wieder, empfiehlt es sich, die Zyste operativ zu entfernen. Der Patient konnte oder wollte sich aber nicht die Zeit für diesen Eingriff nehmen.

Trotz allen Zuredens von unserer Seite lebte und arbeitete er drei Jahre mit Dauerschmerzen und versuchte, sich mit allen möglichen Behelfsmitteln zu »retten«: ein neues Bett samt Matratze, neue ergonomische Büroeinrichtung und regelmäßig starke Schmerzmittel. Er ging nicht mehr golfen, obwohl er das liebte. Kurz: Er entwickelte ein Schonverhalten auf allen Ebenen! Schließlich aber fand er die Zeit, sich die Zyste entfernen zu lassen. Der Eingriff verlief gut, es bildeten sich keine Narbenverwachsungen. Und doch ging der Schmerz nicht weg. Mit einer örtlichen Betäubung der Nervenwurzel testeten wir, ob dort noch eine Entzündung tobte. Verschwindet der Schmerz dabei, ist der Nerv entzündet. Doch der Schmerz blieb. Unser Patient hatte exakt an derselben Stelle Beschwerden wie vor dem Eingriff, obwohl die Ursache behoben war. Das heißt: Er hatte ein Schmerzgedächtnis ausgebildet.

Wir beantragten eine multimodale Schmerztherapie, damit er mithilfe der Verhaltenstherapie Strategien erlernen konnte, um das Schmerzgedächtnis zu überschreiben. Heute ist dieser Mann weitgehend beschwerdefrei.

Ein chronischer Schmerz ist zu einem eigenständigen Krankheitsbild geworden. Betroffene

PRIV.-DOZ. DR. DR. H.-H. FUCHS

Facharzt für Neurologie und Psychiatrie,
Leiter der Neurologie im Marianowicz-Zentrum
für Diagnose und Therapie in München

WAS KANN MAN GEGEN EIN SCHMERZGEDÄCHTNIS TUN?

Um einem Schmerzgedächtnis beizukommen, muss auf vielen Ebenen auf Körper und Gehirn eingewirkt werden. Zum einen lässt sich die aufsteigende Schmerzweiterleitung im Nervensystem mithilfe von Antidepressiva oder Antikonvulsiva beeinflussen. Diese Medikamente, obwohl ursprünglich zur Behandlung von Depressionen beziehungsweise Epilepsie entwickelt, wirken positiv auf das Nervensystem ein, das bei chronischen Schmerzen ja gestört ist.
Sie helfen bei chronischen Rückenschmerzen, weil bei der Schmerzverarbeitung zum großen Teil die gleichen sogenannten serotonergen und noradrenergen Transmittersysteme beziehungsweise Ionenkanäle benutzt werden, die auch bei Depressionen beziehungsweise epileptischen Erkrankungen eine zentrale Rolle spielen. Mittel, die nur an der Entzündungsstelle angreifen, sind wenig hilfreich, da sie das Schmerzgedächtnis gar nicht erreichen. Sie werden höchstens verabreicht, wenn der Arzt davon ausgeht, dass peripher noch ein akuter Schmerz besteht.

DER MULTIMODALE ANSATZ

Genauso wichtig sind auch nicht pharmakologische Maßnahmen: Entspannungsverfahren, Bewegungsprogramme, verhaltenstherapeutische Maßnahmen, um die Schmerzwahrnehmung zu normalisieren.
Da der Schmerz eine sehr persönliche Erfahrung ist, lässt sich nicht sagen, wie lange es im Einzelfall dauert. Der eine findet bereits nach drei Monaten zu einem besseren Schmerzumgang, der andere braucht länger. Das multimodale Konzept beinhaltet eine differenzierte Vorgehensweise, bei der für jeden Patienten individuelle Schwerpunkte gesetzt werden. Nach meiner klinischen Erfahrung aus der Schmerztherapie wirken die einzelnen Verfahren nur in der Kombination. Wer seit ein paar Monaten unter Rückenschmerzen leidet, kann mit wenig schon viel erreichen. Ich habe aber auch erlebt, dass sogar Menschen mit extrem schwierigen Schmerzbiografien, deren soziales Leben durch ein langjähriges Leid dramatisch eingeschränkt war, mit dem multimodalen Ansatz innerhalb von einigen Wochen eine Besserung ihrer Lebensqualität erzielten.
Besteht ein nachweislich struktureller Schaden an der Wirbelsäule kann eine Operation angezeigt sein. Und trotzdem kann das Schmerzgedächtnis, das sich über eine längere Leidenshistorie ausgebildet hat, die Schmerzwahrnehmung aufrechterhalten. Deshalb ist es so wichtig, akute Beschwerden sofort adäquat am Entzündungsort zu bekämpfen, um die Schmerzweiterleitung zu blockieren und zu verhindern, dass überhaupt ein Schmerzgedächtnis und damit ein chronischer Schmerz entstehen können. Das muss von Anfang an in die Überlegungen der Betroffenen und der Ärzte einfließen.

leiden nicht mehr an Rückenschmerzen, sondern an einer Schmerzkrankheit, die im Rücken ihren Ausdruck findet. Dann funktioniert etwas im Selbstheilungskonzept des Körpers nicht richtig oder wird verhindert. Im Durchschnitt dauert die Leidensgeschichte chronisch Rückenkranker etwa zehn Jahre.

ANATOMIE UND PSYCHE – DIE ZWEI STELLSCHRAUBEN

Lassen Sie mich die bisherigen Erkenntnisse noch einmal kurz zusammenfassen: Unsere rational-analytisch ausgerichtete Gesellschaft hat ein auf die körperliche Mechanik konzentriertes Gesundheitssystem entwickelt, in dem die Ärzte oft zuerst oder auch ausschließlich nach anatomischen Ursachen für Rückenschmerzen forschen und damit die 85 Prozent der Rückenkranken außer Acht lassen, deren Leiden unspezifisch ist. Nach dem Motto: Wo keine organische Ursache zu finden ist, kann auch kein Schmerz sein.
Betroffene, bei denen sich in der Computertomographie beispielsweise eine Degeneration an der Wirbelsäule zeigt, haben darüber hinaus vielleicht noch das Pech, dass der Arzt das vermeintlich organische Leiden operiert, obwohl es gar nicht schmerzauslösend war.
Bleiben sämtliche Therapiemaßnahmen erfolglos und ist der Arzt ratlos, erfolgt irgendwann die Überweisung zum Psychotherapeuten. Aber nicht als bewusste Maßnahme im Rahmen eines multimodalen Behandlungskonzepts, das auf den Erkenntnissen der neuesten Schmerzforschung beruht. Der Kranke wird weitergereicht, um sich des »unlösbaren« Problems zu entledigen. Dem klassischen Wirbelsäulenspezialisten stehlen unspezifisch oder chronisch Rückenkranke die Zeit. Sie klagen über Beschwerden, doch wenn der Experte die Bilder analysiert, zieht er die Schlussfolgerung: »Der hat ja gar nichts. Das muss psychosomatisch sein.« Zu solchen Fehlurteilen kommt es, weil unser Gesundheitssystem kein Verständnis für die Gleichwertigkeit der Psyche als Schmerzauslöser oder Schmerzverstärker hat.

Der E-Faktor

Der Mensch verfügt über die Fähigkeit, sein Schmerzempfinden zu beeinflussen. Und zwar mit dem E-Faktor, wie ich das nenne: Unsere **E**motionen, **E**instellungen und **E**rwartungen tragen nämlich maßgeblich dazu bei, dass sich Schmerzen verstärken, aber auch – und an diesem Punkt wird es interessant – nachlassen können.

Gefühle beeinflussen Schmerzen

Die kanadische Schmerzforscherin Catherine Bushnell von der McGill-Universität in Montreal unternahm zusammen mit Kollegen einen sehr aufschlussreichen Versuch, um zu zeigen, wie die Psyche unsere Schmerzwahrnehmung und -verarbeitung beeinflusst: Unter Hypnose forderten die Forscher Testpersonen dazu auf, ihre Hand in ein Gefäß mit Wasser zu tauchen, das, wie man ihnen sagte, eine angenehme Temperatur hätte. Tatsächlich war das Wasser sehr, sehr heiß. Das aber machte den Probanden nichts aus. Als man ihnen jedoch mitteilte, wie hoch die Temperatur in Wirklichkeit war, passierte, was Sie wahrscheinlich schon ahnen: Sie zuckten sofort zurück. Die PET-(Positronen-Emissionen-Tomographie)-Aufnahmen, die die Forscher während des Versuchs machten, erbrachten ein eindeutiges Ergebnis:

SELBSTTEST: WELCHER SCHMERZTYP SIND SIE?

Was Sie denken, wie Sie sich fühlen und was Sie tun, wenn Sie Schmerzen haben, prägt Ihren Umgang damit. Mit den folgenden Kurzbeschreibungen können Sie herausfinden, wie Sie Schmerzen auf der emotionalen Ebene verarbeiten. In welchem Typ finden Sie sich am ehesten wieder?

Schmerztyp	Expertenrat
Der **Schmerzvermeider** führt aus Furcht vor erneuten Schmerzen ein Leben in Schonhaltung und vermeidet alles, was dem Rücken Schaden zufügen könnte.	Vergessen Sie nicht, dass Schonung dem Rücken eher schadet als nützt. Für eine Heilung ist körperliche wie geistige Bewegung und sinnvolle Belastung nötig.
Der **Still-Leidende** frisst den Schmerz in sich hinein und läuft Gefahr, in der Depression zu enden, weil er nicht weiß, wie er seinen Schmerz kommunizieren und das Problem lösen soll.	Lassen Sie Ihr Leid zu. Den Schmerz anzunehmen ist der erste Schritt zur Heilung. Erst wenn Ihr Rücken zu Ihrem Freund wird, kann der Schmerz abflauen.
Der **Durchhalter** ist ein »harter Hund«. Statt sich mit den Ursachen seiner Rückenschmerzen auseinanderzusetzen und Maßnahmen zu ergreifen, beißt er lieber die Zähne zusammen oder betäubt sich mit Medikamenten, um trotz der Schmerzen ein halbwegs normales Leben zu führen.	Ihre Leidensfähigkeit in Ehren, aber Sie sollten Ihren Rücken als Partner betrachten, mit dem Sie sich zunächst arrangieren müssen. Sonst riskieren Sie, dass sich die Schmerzen so festsetzen, dass sich eine Therapie äußerst langwierig gestaltet.
Der **Übertreiber** konzentriert sich unangemessen stark auf seine Krankheit und beansprucht sich sowie sein Umfeld sehr mit seinem Zustand. Er ist sehr besorgt, dass sich hinter den Beschwerden eine ernsthafte Krankheit verbergen könnte.	Fragen Sie sich zunächst einmal, inwieweit Ihre ausgeprägte Schmerzhaltung Ihnen im täglichen Leben weiterhilft und wovor Ihre Rückenschmerzen Sie möglicherweise bewahren.
Der **Resignierte** hat die Hoffnung auf Heilung aufgegeben. Er ist oft krankgeschrieben, hat zahlreiche Therapieversuche hinter sich und ist freudlos. Sein Leben dreht sich um den Rückenschmerz, denn sämtliche Aktivitäten und sozialen Beziehungen leiden darunter.	Haben Sie den Mut, sich zu fragen, ob eine Behandlung des Rückens überhaupt mögliche tiefere Ursachen für Ihre Beschwerden lösen kann.
Der **Bewältiger** nimmt seine Schmerzen in einem natürlichen Verhältnis wahr und sieht sie als ein Warnsignal für körperliche oder seelische Probleme. Er versucht, ihre Ursachen zu analysieren und ihnen konsequent, zeitnah und vor allem aktiv entgegenzusteuern.	Sie sind auf einem sehr guten Weg, das Selbstheilungspotenzial Ihres Rückens auszuschöpfen.

Bei allen Probanden zeigten sich durch die veränderte Information zur Wassertemperatur eine erhöhte Aktivität im *Gyrus cinguli*, dem Bereich im limbischen System des Gehirns, der für die Verarbeitung des Schmerzes verantwortlich ist. Dort entscheidet sich, wie stark wir Gefühle wahrnehmen.

Verhindern, dass sich der Schmerz festsetzt

»Schmerz ist eine höchst subjektive Erfahrung«, bestätigt auch die Schmerzforscherin Prof. Irene Tracey von der Universität Oxford. Deshalb haben Emotionen einen Einfluss darauf, wie stark wir Schmerzen wahrnehmen. Die Angst vor dem Schmerz kann dazu führen, dass wir uns lieber nicht mehr bewegen. Nicht selten sind Depressionen eine Begleiterscheinung bei chronischen Schmerzen.
In den letzten Jahren hat die Schmerzforschung mithilfe funktioneller bildgebender Verfahren immer genauer untersucht, welche Faktoren eine Rolle bei der Wahrnehmung und Verarbeitung von Schmerzen im Gehirn spielen und zu verstärkten Reizungen führen:

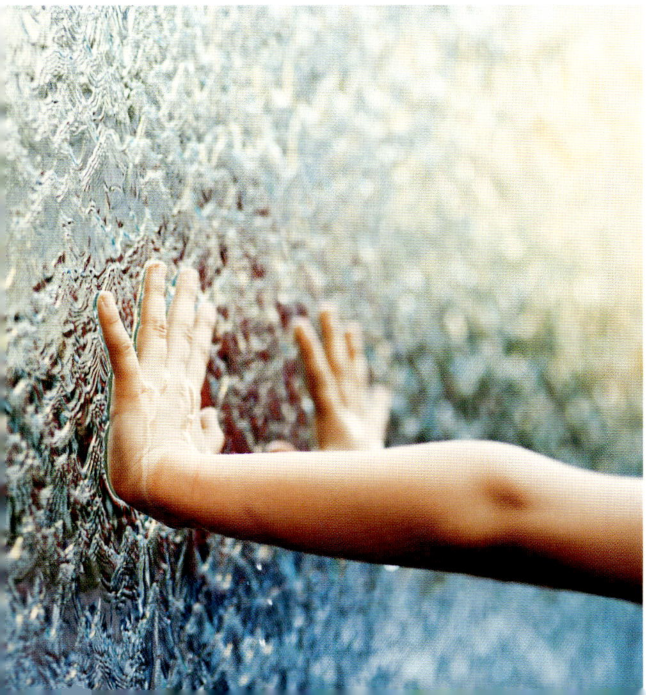

- Bei großer Gefahr springen **evolutionäre Programme** an, um uns zu schützen. Der Biss eines Säbelzahntigers würde im Thalamus mit dem Vermerk „lebensbedrohlich!" weitergeleitet werden.
- **Individuelle Erfahrungen**, die ein Mensch im Laufe seines Lebens mit Schmerzen gemacht hat. Wenn Sie beispielsweise als Kind eine traumatische Krankheit hatten, ist Ihre Schmerzwahrnehmung sensibilisiert und Sie sind schmerzanfälliger.
- Eine **negative Erwartungshaltung** beeinflusst das körpereigene Schmerzsystem. Je nachdem, wie Sie Ihren Schmerzen gegenüber eingestellt sind und sie interpretieren, aktiviert sich die Schmerzhemmung oder eben nicht.
- Ein **schlechter Gemütszustand** senkt die Schmerzschwelle. Die Stimmung und die Lebensumstände können das Schmerzgeschehen befeuern oder löschen. Deshalb ist die Schmerzschwelle an manchen Tagen höher und an anderen niedriger.
- Die **genetische Veranlagung** trägt zu Rückenschmerzen bei, wie einige Studien mit Zwillingen zeigten, bei denen meist nicht nur einer Beschwerden hatte. Hinzu kommt, dass jeder Mensch eine andere Schmerzschwelle hat. Der Zusammenhang zwischen Genen und Schmerzempfinden wird aber gerade erst tiefer erforscht.

Die Ausprägung des Leidens entscheidet

Bitte ich meine Patienten, ihr Schmerzgeschehen auf einer Skala von 0 (keine Schmerzen) bis 10 (extrem starke Schmerzen) einzuschätzen, höre ich oft: »Hm, ich weiß nicht, manchmal ist das vier, manchmal fünf und dann wieder acht. Das lässt sich ganz schwer sagen.« Frage ich hingegen, wie sehr der Schmerz ihr

Noch einmal die Fakten

Der Schmerz ist eine der größten medizinischen Herausforderungen unserer Zeit. Während es gute Fortschritte bei der Behandlung von akuten Schmerzen gibt, sind chronisch Rückenkranke oft unterversorgt oder übertherapiert. Dabei verfügen wir längst über das Wissen, neue Therapieansätze in unser Gesundheitssystem zu integrieren. Etwa 20 Prozent der Bevölkerung in den Industriestaaten leidet unter chronischen Schmerzen – rund 100 Millionen Menschen. Davon dürfte wahrscheinlich die Hälfte unter Rückenschmerzen leiden. Wir wissen, dass diese 20 Prozent ungefähr 80 Prozent der Kosten verursachen, da chronische Schmerzen bis hin zur Berufsunfähigkeit führen können. Dauerschmerzen beeinträchtigen den Einzelnen, weil sie die Lebensqualität dramatisch einschränken. Und sie schädigen unser System, weil sie über 40 Milliarden pro Jahr verschlingen.

Leben behindert oder einschränkt, erhalte ich meist sehr genaue Angaben. Das ist mehr als verständlich, denn das Leid hat eine wesentlich persönlichere Dimension. Schließlich können bereits nicht so starke Schmerzen die Lebensqualität dramatisch einschränken, weil bestimmte Aktivitäten, die dem Betroffenen sehr wichtig sind, nicht mehr möglich sind. Ein Lastwagenfahrer, der wegen seiner Beschwerden nicht mehr lange im Fahrzeug sitzen kann, aber zu alt ist, um umzuschulen. Ein Manager, dessen Konzentration im Meeting leidet, weil er solche Schmerzen hat. Der Skifahrer, der seine Leidenschaft aufgeben muss, weil der Rücken nicht mehr mitmacht. All diese Menschen leiden, weil ihre Lebensqualität zurückging. Die täglichen Einschränkungen, die der Schmerz fordert, konfrontieren die Betroffenen oft auch mit Sorgen und Existenzängsten. Der Partner und die Familie leiden ebenso darunter wie der Chef und die Kollegen. Das alles drückt sich in der Ausprägung des Leidens viel stärker aus als auf einer reinen Schmerzskala. Denn solange die Schmerzen Ihr Leben nicht wirklich beeinträchtigen, sind sie viel leichter zu bewältigen. Aus diesem Grund bin ich übrigens auch ein vehementer Verfechter des Nicht-Krankschreibens. Denn wie wir wissen, führen Bettruhe und Krankenstand zu einer äußeren und inneren Schonhaltung, die eine Chronifizierung begünstigt.

Die Beeinträchtigung des Lebens

Ich erlebe immer wieder, dass der Schmerz größer ist, als der Befund es rechtfertigen mag. Und doch hat der Kranke Schmerzen und muss in seinem Leid ernst genommen werden, damit sich die Situation nicht noch verschlimmert. Im Leid drückt sich aus, wie dieser Mensch mit dem Schmerz umgeht, wie sehr er ihm das Leben vermiest. Oder ob er nicht zulässt, dass das passiert. Nach meiner Erfahrung fokussiert sich der Schmerz auf Bereiche, in denen ein hohes Leidenspotenzial besteht. Lassen Sie mich ein Beispiel geben: Eine meiner Patientinnen hatte einen Unfall, der einen Bandscheibenvorfall und eine Beckenprellung nach sich zog. Zwei Jahre nach dem Unfall ging es ihr ganz gut, sagte sie mir bei einer Routineuntersuchung, nur beim Sex mache ihr der Rücken zu schaffen. Und weil die körperliche Nähe zum Partner litt, fürchtete sie um ihre

Beziehung. An diesem Punkt hat der Arzt zwei Möglichkeiten: Er kann überlegen, welche organischen Ursachen dafür verantwortlich sein könnten. Er kann sich aber auch fragen, warum sich im restlichen Leben keine vergleichbaren Einschränkungen zeigen. Schmerz und Leid sind nicht dasselbe. Schmerz kann der Auslöser für das Leid sein. Genauso wie umgekehrt das Leid den Schmerz auslösen kann. Das muss differenziert betrachtet werden.

WIE SEHR LEIDEN SIE?

Beurteilen Sie das Ausmaß Ihres Leidens auf der nachstehenden Skala von 0 bis 10.

0 Es geht mir sehr gut. Ich leide gar nicht.
1 Der Schmerz behindert mein Leben eigentlich nicht.
2 Ich spüre Schmerzen, leide aber nicht.
3 Die Schmerzen stören mich manchmal. Dann versuche ich, sie zu ignorieren.
4 Die Schmerzen stören mich und unterbrechen meinen Alltag unangenehm.
5 Die Schmerzen schränken meinen Alltag in bestimmten Bereichen ein.
6 Die Schmerzen beeinträchtigen meinen Alltag zunehmend.
7 Die Schmerzen schränken mein tägliches Leben überwiegend ein.
8 Meine Schmerzen schränken mein Leben von Tag zu Tag mehr ein.
9 Die Schmerzen quälen mich so sehr, dass Lebensfreude und -qualität dahin sind.
10 Die Schmerzen bestimmen meinen gesamten privaten und beruflichen Alltag, sodass mein Leben gänzlich dadurch beeinträchtigt ist.

DIE PSYCHE EINBEZIEHEN

Driften Beschwerdebild und Leidensgrad weit auseinander, hat sich der Schmerz beziehungsweise das Leid bereits verselbstständigt. Dann kann man davon ausgehen, dass die Stellschraube Psyche einen gewissen Einfluss auf die Schmerzwahrnehmung nimmt.
Was all die Erkenntnisse um die Schmerzwahrnehmung und -verarbeitung deutlich machen: Schmerz ist Schmerz, ob er eine anatomische Ursache hat oder nicht. Auch wenn sich kein Auslöser findet, ist er nicht eingebildet. Denn im Gehirn eines unspezifisch oder chronisch Rückenkranken laufen die gleichen Prozesse ab wie bei jemandem, der gerade einen akuten Schmerzreiz erfahren hat.
Aus diesem Grund lassen sich Rückenprobleme nicht als Schwarz oder Weiß beurteilen. Im Hinblick auf die Schmerzwahrnehmung sowie Leidensausprägung gibt es viele Graustufen, da die beiden Stellschrauben bei jedem Menschen anders eingestellt sind. Der Ausdruck »eine Schraube locker haben« bekommt da eine ganz neue positive Bedeutung. Bei chronischen Beschwerden ist möglicherweise die psychosoziale Schraube etwas »zu locker«.
Es spielt keine Rolle, an welchem Punkt Sie in Ihrer Leidensgeschichte stehen, wichtig ist, dass Sie an der richtigen Stellschraube drehen. Der akute Schmerz lässt sich mit Medikamenten abstellen, zumindest für den Zeitraum der Betäubung. Als chronisch Rückenleidender haben Sie auf das Ausmaß Ihres Leids nur Einfluss, wenn Sie aktiv werden und sich Zeit für Ihren Rücken nehmen, damit der Genesungsprozess den richtigen Verlauf nehmen kann.

Das Gehirn in Bewegung bringen

Die Wirbelsäule ist das Hauptachsenorgan, sozusagen das Hauptüberlandkabel, über das Schmerzsignale, die durch Entzündungen an

den Muskeln oder Sehnen ausgelöst werden, ins Gehirn gelangen. Bei lang anhaltenden oder immer wiederkehrenden Rückenschmerzen brauchen nicht nur Sie Bewegung, sondern auch das Gehirn. Eine Therapie muss die Psyche als Auslöser oder Verstärker der Schmerzen ebenso berücksichtigen wie beispielsweise Verschleißerscheinungen. Wie Sie im Folgenden sehen werden, darf man die psychischen Einflüsse bei unspezifischen und chronischen Schmerzen nicht außer Acht lassen.
Für die Muskulatur Ihres Rückens spielt es keine Rolle, ob sich Spannung aufbaut, weil Sie Ihren Körper über einen längeren Zeitraum einseitig be- oder überlastet haben oder weil Sie beispielsweise am Arbeitsplatz unter großem Druck stehen. Spannung entsteht auch über das zentrale Nervensystem: Belastende emotionale Zustände wie Unzufriedenheit, Trauer, Ängste, Sorgen, Misserfolg, Einsamkeit, Resignation, Ärger oder Schuld können ebenso körperliche Anspannung auslösen wie Konflikte, Zwänge und unerfüllte Sehnsüchte.

Unnötige Leidenswege

Ich erlebe immer wieder Beispiele für missglückte Rückentherapien, die den Betroffenen noch mehr Probleme bereiten, als sie durch die Schmerzen bereits haben. So beispielsweise die Leidensgeschichte eines etwa 50-jährigen Businessberaters. Er war aufgrund von starken Schmerzen zum Orthopäden gegangen, der nach einer Computertomographie einen Bandscheibenvorfall im Lendenbereich diagnostizierte und zur Operation riet. Gesagt, getan. Doch leider stellte sich nach dem Eingriff keine Besserung ein. Nach erneuten Untersuchungen und Bildern folgte eine weitere Diagnose: Narbenverwachsungen. Die Empfehlung des Arztes: eine erneute OP mit Versteifung.
An diesem Punkt sagte der Berater Stopp, um sich eine Zweitmeinung einzuholen. Er wolle nicht operiert werden, sagte er, als er mir in der Praxis gegenübersaß. Dennoch hielt er den Eingriff für unabdingbar, weil er unter so starken Schmerzen litt. Als ich mir seine Bilder anschaute, kam ich zu dem Schluss, dass der Befund nicht zu den starken Beschwerden passte. Es kommt nach solchen Eingriffen recht häufig zu Narbenverwachsungen, aber nicht jede Narbe muss so wehtun.

Die tieferen Ursachen erforschen

Im Gespräch wirkte der Patient nervös, hektisch und gestresst. Er war voller Panik, weil seine Rückenschmerzen seine Arbeit behinderten. »In langen Meetings sind die Schmerzen manchmal so schlimm, dass ich mich gar nicht mehr konzentrieren kann«, erzählte er verzweifelt. »Aber wenn ich während einer Beratung alle fünf Minuten aufstehe und ein paar Dehnübungen mache oder mich auf den Boden lege, macht das wohl keinen guten Eindruck auf meine Kunden. Also beiße ich die Zähne zusammen, auch wenn der Schmerz schon nach einer Stunde die Hölle ist.« Weil sich die Beschwerden so dramatisch auf seine Leistungsfähigkeit auswirkten, fürchtete er, sein Zustand könne ihn über kurz oder lang den Job

Die Schmerzformel

Spannung erzeugt Reizung.
Reizung erzeugt Entzündung.
Entzündung erzeugt Schmerz.
Schmerz erzeugt Angst.
Angst erzeugt Stress.
Stress verstärkt den Schmerz.

kosten. Seine Existenzängste waren tatsächlich bis in den hintersten Winkel des Behandlungsraums zu spüren.
Der Blick in die Krankenakte ergab, dass der Patient noch nicht mit konservativen Maßnahmen austherapiert war. Deshalb machten meine Kollegen und ich uns als Erstes daran, den Entzündungsherd mit Injektionen zu bekämpfen. Der vernichtende Schmerz verschwand schnell, sodass der Patient den Gedanken an eine Folgeoperation aufgab. Im Rahmen der sich anschließenden multimodalen Therapie lernte er, sich zu entspannen. Er bekam Physiotherapie und erhielt edukative sowie psychotherapeutische Maßnahmen, um seine Schmerzen zu bewältigen. Im Laufe der Ursachenforschung verstand er, wie sehr seine Lebensumstände und seine Existenzängste dazu beitrugen, dass sich die Schmerzen verschlimmerten. Der tägliche Stress war am Ende mehr für die Schmerzen verantwortlich als die ursprüngliche körperliche Ursache. Nach drei Wochen wurde er mit einem Restschmerz von 10 Prozent aus der Therapie entlassen.

Erfolgreiche Therapie

Heute, zwei Jahre später, ist er schmerzfrei und hat sich auch in seiner Persönlichkeit verändert: Aus dem besorgten, negativen und gehetzten Geist ist ein positiver und gelassener Mann geworden. Er trainiere seinen Rücken täglich mit einem kleinen Übungsprogramm und resümierte: »Wenn ich bei Stress damit aufhöre, meldet sich mein Rücken ziemlich schnell und erinnert mich daran, dass wir beide eine ganz besondere Beziehung haben.«
Dieser Mann ist kein Einzelfall. Beschwerden am Rücken können eine Eigendynamik entwickeln, je nachdem, mit welcher Haltung die Betroffenen ihnen begegnen. Ob sie frustriert sind und kaum mehr Heilungsaussichten sehen oder ob sie aktiv am Heilungsprozess arbeiten, befeuert oder löscht den Entzündungsherd.

Die Psyche ist Teil der Krankheit

Da die meisten Menschen, die unter unspezifischen oder chronischen Rückenschmerzen leiden, ihren Beschwerden hilflos oder sogar verzweifelt gegenüberstehen, gehört die Psyche unabdinglich zu einer erfolgreichen Rückentherapie. Sie ist ein Teil der Krankheit und kein »letzter Ausweg«, nur weil herkömmliche Therapiekonzepte nicht greifen.
Neuere Studien zeigen, dass schon zwei Monate nach dem Einsetzen akuter Schmerzen eine Früherkennung chronisch zu werden drohender Rückenschmerzen möglich ist – so Prof. Dr. Monika Hasenbring, Leiterin der Abteilung für medizinische Psychologie und Soziologie der Ruhr-Universität Bochum, die sich unter anderem mit den Risikofaktoren für die Chronifizierung von Rückenschmerzen beschäftigt. Ihr Team hat nachweisen können, dass über 80 Prozent der gefährdeten Patienten psychologische Risikofaktoren aufweisen.
Nicht nur eine schlechte äußere Haltung, auch eine negative innere Haltung – bedingt durch negative Erfahrungen, seelische Belastungen oder Stress – kann zu einer inneren Daueranspannung und in der Folge zu Reizungen in der

Fazit des Patienten: »Ich habe immer gedacht, ich müsste funktionieren. Heute höre ich auf die Signale meines Körpers.«

SIE KÖNNEN EINFLUSS NEHMEN

Das verstärkt eine Chronifizierung	Das verhindert eine Chronifizierung
Ständig neue Therapieansätze, die keine Erfolge zeigen	Aufklärung über die vielen Einflussfaktoren von Rückenschmerzen
Schonung und Bewegungsmangel	Gezielte Aktivität
Ein Arzt, der seinen Patienten nicht ernst nimmt	Ein Patient, der sich verstanden fühlt
Sorge vor den negativen Folgen der dauernden Rückenschmerzen	Glaube an die eigenen Heilungsmöglichkeiten
Krankschreibung	Rückkehr zu einem normalen Lebensstil
Langfristige Medikamentengabe	Erst den Entzündungsherd und dann die Schmerzursachen beseitigen
»Doctor-Hopping«, also von Arzt zu Arzt pilgern	Einen Arzt des Vertrauens suchen und finden

Muskulatur, an den Sehnen und zu Schmerzen führen. Eine angespannte Psyche bildet dann den Nährboden für die Entzündung. Der Volksmund kennt dafür eine treffende Wendung: »unter Strom stehen«.

Immer wieder erlebe ich, wie resigniert chronisch Rückenkranke sind, wenn sie das erste Mal zu mir in die Praxis kommen. Oft sagen Sie als Erstes: »Herr Doktor, ich will Sie gar nicht aufhalten …« So als würden sie sich dafür entschuldigen wollen, weil sie mit einem unspezifischen Leiden meine Zeit in Anspruch nehmen. Nachfragen ergeben dann meist, dass diese Menschen bereits eine lange Schmerz- beziehungsweise Therapie-Odyssee hinter sich haben, ihnen aber bisher niemand helfen konnte. Nicht nur, dass sie sich ihren Schmerzen machtlos ausgeliefert sehen, sie leiden auch, weil sie sich nicht ernst genommen fühlen. Der Beginn eines Schmerzkreislaufs.

Dabei erbringt jeder Kranke, wenn man sich Zeit für ein ausführliches Anamnesegespräch nimmt, wertvolle Hinweise, um die Ursachen der Beschwerden aufzudecken. Meine Erfahrung im Umgang mit langjährigen Rückenschmerzgeplagten ist: Sie sind regelrecht erleichtert, wenn sie selbst nach den Ursachen forschen können. Und dabei beschränken sie sich nicht auf einen organischen Schaden ihres Rückens. Viele wissen oder vermuten, wo ihre Schmerzen herrühren könnten. Sie wissen nur nicht, was sie dagegen unternehmen können.

Hin zu den wahren Ursachen

Mit Bewegung stärken Sie Ihr Muskelkorsett. Mit Medikamenten bekämpfen Sie den Entzündungsherd in der Peripherie. Beides trägt aber nicht dazu bei, die emotionalen Auslöser oder Verstärker der ständigen Anspannung zu beseitigen. Je länger die Schmerzen anhalten und je stärker die Beschwerden chronifizieren, desto wichtiger ist es, neben den biologischen auch die psychologischen und sozialen Einflussfaktoren abzuklären, die dazu beitragen könnten, dass das Schmerzgeschehen bestehen bleibt. Tatsache ist: Kopf und Körper sind über die Wirbelsäule und das Rückenmark miteinander verbunden. Warum aber suchen viele Behandler ausschließlich eine mechanisch-anatomische Betrachtung und Erklärung von Beschwerden und berücksichtigen gar nicht, dass jeder Mensch ein Gehirn hat? Warum fällt es Rückenkranken anfangs oft schwer, die ganzheitlichen Zusammenhänge des Leidens in Erwägung zu ziehen? Solche Vorurteile erschweren die Behandlung. Wenn Sie unter

Entscheidende Fragen

Wer über einen längeren Zeitraum Rückenschmerzen hat, sollte sich fragen: Stimmt alles in meinem Leben? Bewege ich mich richtig und ausreichend? Nehme ich am Arbeitsplatz stundenlang eine Fehlhaltung ein? Setzen mir seelische Belastungen zu? Was kann ich in meinem Leben ändern, um mir und meinem Rücken etwas Gutes zu tun?

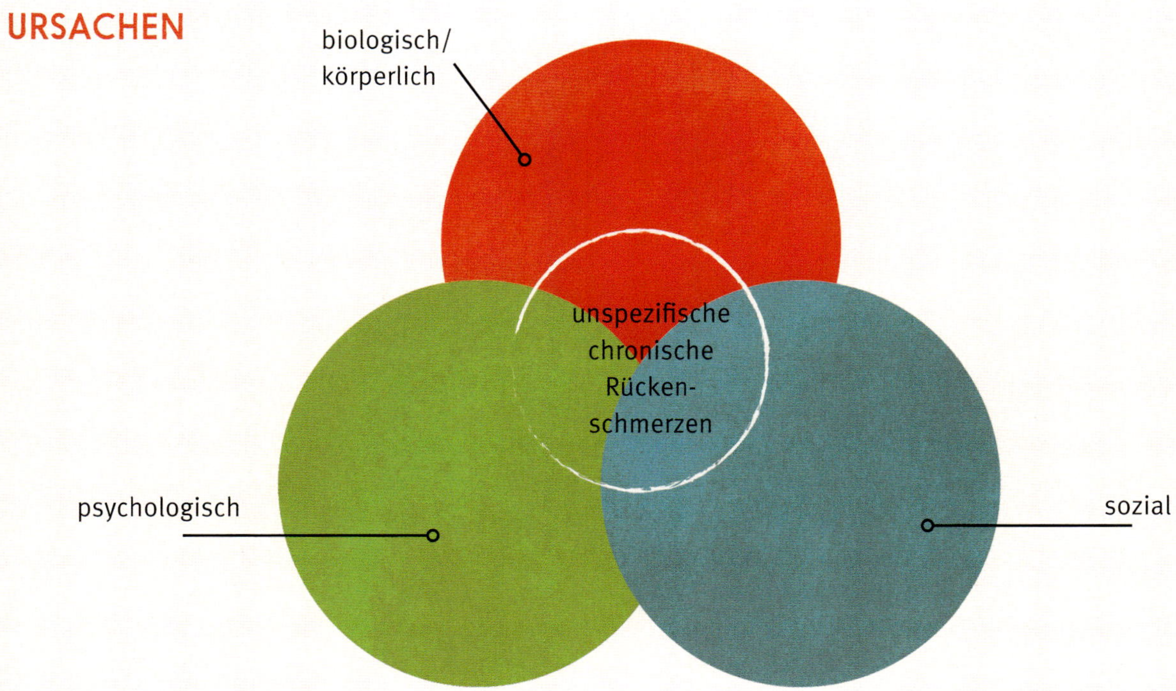

Dauerschmerzen ohne eindeutigen organischen Auslöser leiden, sollten Sie auf allen Ebenen die Risikofaktoren berücksichtigen, die Ihre Beschwerden verursachen oder verstärken könnten. Je schneller und gründlicher das passiert, desto geringer ist die Wahrscheinlichkeit, dass Ihr Leiden chronisch wird.

Werden Sie aktiv!

Viele Rückenkranke haben berechtigte Sorge, auf die Psychoschiene abgeschoben zu werden, weil sich einfach keine konkrete Ursache auf den Bildern zeigen will. Aber Schmerz ist Schmerz, ob sich eine anatomische Ursache dafür findet oder ob er unspezifisch ist. Chronische Rückenbeschwerden unterscheiden sich von akuten darin, wie die Schmerzen im Gehirn verarbeitet werden. Sie können sich das vorstellen wie ein Drama, das ewig gleich in Ihrem Kopf abläuft. Der Titel: »Spiel mir das Lied vom Rücken«. In der Hauptrolle: Sie. Aber: Sie spielen nicht nur die Hauptrolle, Sie sind auch maßgeblich für Drehbuch und Regie verantwortlich. Sie können auf das Geschehen Einfluss nehmen mit der Art und Weise, wie Sie mit dem Schmerz umgehen und ihn verarbeiten. Mit anderen Worten: Das Schmerzgedächtnis lässt sich zwar nicht löschen, aber es lässt sich aktiv überschreiben.

SCHMERZEN HABEN IMMER EINEN SINN

In der Fachliteratur kann man immer wieder lesen, chronischer Schmerz sei dysfunktional und etwas Nutzloses. Da habe sich etwas eingefressen im Gehirn, was den Betroffenen behindere, obwohl die eigentliche Schädigung längst vorbei ist. Nach der Erfahrung unseres Expertenteams hat der chronische Schmerz aber sehr wohl eine Funktion. Er weist den Betroffenen darauf hin, dass etwas verändert werden sollte – dies muss aber nicht unbedingt am Schmerzort geschehen.

Denken Sie um!

Akute Schmerzen sind ein Warnsignal für einen Störungszustand in unserem Körper. Chronische Schmerzen hingegen entwickeln aufgrund der veränderten Schmerzwahrnehmung eine Eigendynamik. Eine muskuläre Verspannung mag die Beschwerden ausgelöst haben. Doch etwas anderes führte dazu, dass sie nicht vergehen. Da ein rein anatomisch ausgerichtetes Behandlungskonzept hier nicht greift, weil sich kein organischer Befund (mehr) zeigt, müssen Betroffene und Ärzte umdenken. Dann gilt es, auch die biologischen, psychologischen und sozialen, kurz: die biopsychosozialen Faktoren (nach George L. Engel) zu berücksichtigen, die Schmerzen beeinflussen können. Hier greift das multimodale Rückenprogramm, weil es einen ganzheitlichen Ansatz verfolgt und einen Zusammenhang zwischen Körper, Seele und Lebenswelt herstellt.

Die drei Einflussfaktoren

Die **biologischen Faktoren** betreffen die anatomischen Aspekte, zum Beispiel eine einseitige körperliche Belastung oder Schonhaltung, Muskelverspannungen, Entzündungen oder eine genetische Veranlagung.
Die **psychologischen Faktoren** umfassen die Einstellung, Sorgen und Ängste ebenso wie Vermeidungsstrategien, Hilflosigkeit, Dramatisierung der Schmerzsituation durch den Arzt oder frühere Schmerzerfahrungen.
Die **sozialen Faktoren** stellen den Menschen und seine Krankheit in Beziehung zu seiner Umwelt, etwa wenn eine ständige Unzufriedenheit mit den Lebensumständen, lange Krankschreibung oder Arbeitsunfähigkeit besteht.

ZWEI ARTEN DER SCHMERZERFAHRUNG

Belastende Gedanken	Entspannende Gedanken
»Ich habe Schmerzen, deshalb kann ich nicht ...«	»Ich versuche es einfach einmal ...«
»Ich muss zu Hause bleiben ...«	»Ich mache jetzt ein paar Rückenübungen und dann gehe ich doch ...«
»Warum muss ich so leiden?«	»Ich werde Wege finden, dass es mir wieder besser geht.«
»Wenn die Schmerzen nicht weggehen, verliere ich meinen Job.«	»Die Schmerzen hören auch wieder auf.«
Schmerzerzeugende Gefühle	**Schmerzlindernde Gefühle**
Hilflosigkeit, Niedergeschlagenheit, Hoffnungslosigkeit, Einsamkeit	Geduld, Ruhe, Zuversicht
Gereiztheit, Missmut, Ungeduld	Zufriedenheit, Gelassenheit
Passivität	**Aktivität**
Schon- und Vermeidungsverhalten, negative Bestätigung, sozialer Rückzug	Willenskraft, neue positive Erfahrung sammeln
↓	↓
Schmerzbelastung	**Schmerzbewältigung**

Ihr Rücken will Ihnen etwas sagen

Wenn Sie die Signale Ihres Rückens verstehen, haben Sie eine sehr hohe Chance, aus der teuflischen Schmerzspirale herauszukommen. Nehmen Sie Ihre Beschwerden als Aufforderung, um genau hinzuschauen und die spezifischen Ursachen aufzudecken, die Ihren Rücken so stark belasten. Leider werden bei der herkömmlichen Behandlung oft Therapiebausteine wie Umlernen und Stressabbau außer Acht gelassen, sodass der Schmerz immer wieder neu entstehen kann. Dementsprechend reagiert der Betroffene mit einer äußeren und inneren Vermeidungshaltung. An dem Punkt aber beißt sich die Katze in den Schwanz: Denn die Schonhaltung bedingt häufig eine zusätzliche Verspannung, die wiederum dazu beiträgt, dass der Schmerz sich verschlimmert. Wer dem Schmerz aus dem Weg geht oder sich in das Leid hineinsteigert, befeuert ihn erst recht.

SCHMERZBEWÄLTIGUNG

Im Rahmen der Studie »RAN – Rückenschmerzen ANpacken« arbeitet eine Forschungsgruppe um die Psychotherapeutin Dr. Julia Glombiewski an der Universität Marburg mit Rückenleidenden auf verhaltenstherapeutischer Ebene. Das Ziel: Die Betroffenen sollen lernen, ihre Angst vor den Schmerzen zu überwinden, die einschränkenden Vermeidungsstrategien zu erkennen und in einen aktiven Alltag zurückzufinden. In einem Interview mit der Oberhessischen Zeitung für Marburg erklärte Dr. Glombiewski: »Die meisten Patienten, die zum Psychotherapeuten kommen, haben eine durchschnittliche Schmerzdauer von 10 Jahren. (...) In den ersten Gesprächen reden wir viel über die Angst der Patienten. Oft haben sie viele falsche Informationen bekommen und glauben, dass sie vieles mit ihrem Rücken nicht mehr dürfen. Das ist aber oft schlichtweg Quatsch.« Die Therapeuten der Studie unterstützen die Teilnehmer dabei, ihr Schonverhalten auf allen Ebenen zu erkennen und nach und nach abzustellen. Das Ergebnis bisher: In einer 10- bis 15-stündigen Therapie gelang es 18 von 20 Teilnehmern, ihre Schmerzen zu verringern und eine positivere Einstellung zu entwickeln.

Raus aus der Passivität

Wie überwindet man ein Angst- und Schonverhalten? Wie überschreibt man ein Schmerzgedächtnis? Wie weist man den Schmerz in die Schranken und gewinnt die Kontrolle über das eigene Leben zurück? Wie entwickelt man eine rückenfreundliche Einstellung? Die Kernbotschaft lautet: Raus aus der Passivität, rein in die Aktivität. Positive Aktivitäten haben die Kraft, das Schmerzgedächtnis zu überschreiben, weil Sie Ihr Schonverhalten aufgeben und damit die

Auf allen Ebenen

Wollen Sie Ihre Rückenschmerzen bekämpfen, kommen Sie nicht umhin, auf den einzelnen Ebenen des Nervensystems einzugreifen, um die Schmerzreaktionskette aufzubrechen: Die Bandbreite reicht dabei vom Verständnis der Schmerzreizabläufe über die Erhöhung der Selbstwirksamkeit bis hin zu Bewegung und einer spezifischen medikamentösen Behandlung. All das werden Sie in diesem Buch kennenlernen und können es dann mit einem geeigneten Team von Profis umsetzen.

SCHMERZKREISLAUF

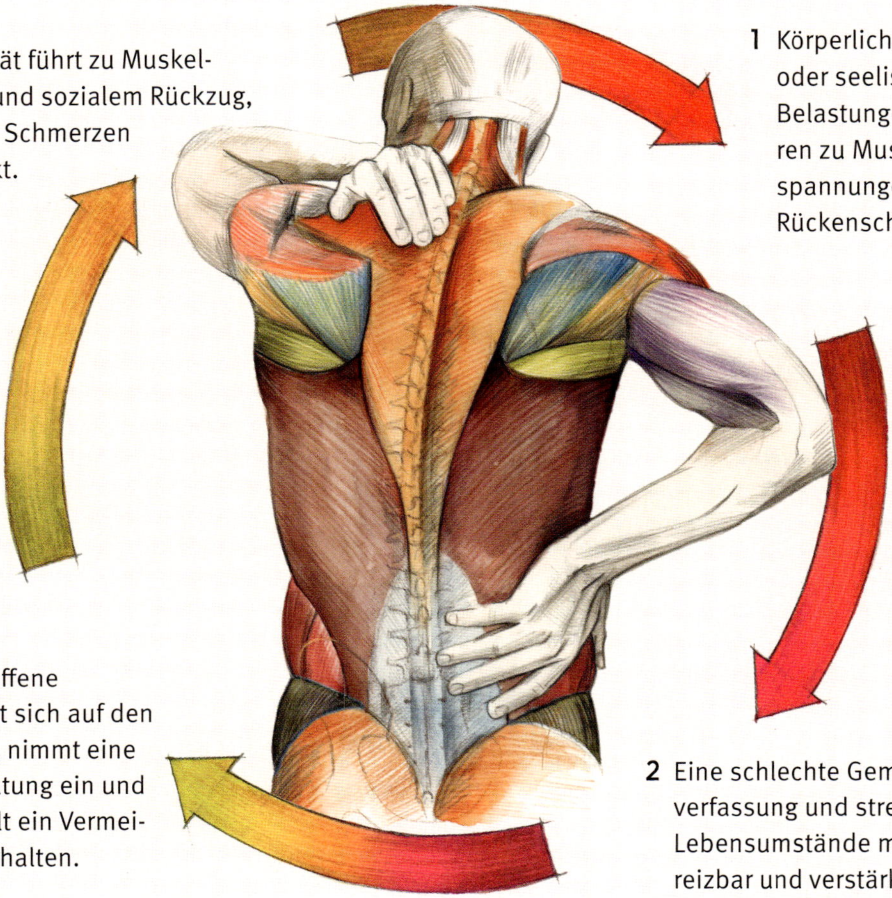

1 Körperliche und/oder seelische Belastungen führen zu Muskelverspannungen und Rückenschmerz.

2 Eine schlechte Gemütsverfassung und stressige Lebensumstände machen reizbar und verstärken den Schmerz.

3 Der Betroffene fokussiert sich auf den Schmerz, nimmt eine Schonhaltung ein und entwickelt ein Vermeidungsverhalten.

4 Passivität führt zu Muskelabbau und sozialem Rückzug, was die Schmerzen verstärkt.

ewig gleichen negativen Erfahrungen in Ihrem Gehirn nicht mehr bestätigt werden. Indem Sie neue, gute Erfahrungen mit Ihrem Rücken machen, bilden sich neue positive Gedächtnisschleifen. Und die Spuren, die der Schmerz in Ihrem Gehirn hinterlassen hat, verwischen mit der Zeit. Mithilfe der praktischen Übungen und Aktivitäten im Praxisteil des Buches ab Seite 76 macht Ihr Gehirn die Erfahrung, dass Sie es schaffen können, Ihren Rücken so zu bewegen, dass es Ihnen guttut. Ihr Körper, Ihre Seele und Ihr Nervensystem sind keine voneinander getrennten Bereiche, sondern bilden eine Einheit. Unterstützen Sie also Ihren gesamten Organismus darin, dass alle Teile wieder zusammenspielen.

Wie die biopsychosozialen Belastungen insgesamt gewichtet sind, ist individuell verschieden. Sie haben bis hierhin sicherlich verinnerlicht, dass eine ganzheitliche und interdisziplinäre Vorgehensweise wichtig ist. Rückenschmerzgeplagte machen auf vielen Ebenen zugleich neue positive Erfahrungen, die das Schmerzgedächtnis überschreiben. Schmerzbewältigung bedeutet deshalb in erster Linie, ein Gegengewicht zum Leidenszustand herzustellen.

Strategien zur Bewältigung Ihrer Rückenbeschwerden

Sie etablieren neue Denk- und Verhaltensweisen, um mit den Schmerzen besser zurechtzukommen und sie zu überwinden. Dies trägt dazu bei, dass Ihr Gehirn »umlernt« und das Schmerzgedächtnis überschrieben werden kann:

- **Den Schmerz verstehen.** Das Wissen um die vielfältigen Einflussfaktoren Ihrer Beschwerden hat eine heilsame Wirkung. Sie bekommen neue Perspektiven und Lösungsansätze zur Schmerzbewältigung. Und Sie gewinnen die Kontrolle wieder zurück, indem Sie sich klarmachen, was in Ihrem Körper und Ihrem Gehirn passiert.
- **Die Schmerzen annehmen.** Das ist entscheidend, um einen positiven und lösungsorientierten Umgang damit zu finden. Nur wer seine Schmerzen annimmt, kann an dem Zustand etwas ändern. Das bedeutet nicht, dass Sie Ihre Rückenprobleme bis ans Lebensende hinnehmen müssen. Nein! Sie nehmen die Chance an, mit geeigneten Methoden die von den Schmerzen beeinträchtigte Lebensqualität Schritt für Schritt wieder zu steigern. Sie sind zugleich bereit, rückenfeindliche Lebens- und Verhaltensweisen aufzugeben, um schmerzfrei zu werden.
- **Sich von den Schmerzen ablenken.** Die Schmerzwahrnehmung wird durch Ihre Aufmerksamkeit getriggert. Konzentrieren Sie sich auf Ihre Schmerzen, werden sie stärker. Lenken Sie Ihren Fokus daher weg von der Schmerzbelastung hin zur Schmerzbewältigung. Entspannungsmethoden wie Autogenes Training, Meditation oder Biofeedback schenken Ihnen die Erfahrung, dass Sie den Schmerz mit gezielten Maßnahmen kontrollieren und überwinden können (ab Seite 92).
- **Aktiv werden und positive Erfahrungen machen.** Aktivität ist das Wundermittel gegen Rückenschmerzen. Damit ist aber nicht nur körperliche Bewegung gemeint, sondern auch geistige. Sie können chronische Rückenschmerzen, die sich ins Gehirn eingebrannt haben, mit den verhaltenstherapeutischen Übungen ab Seite 133 wieder daraus verbannen. Positive Rückenerlebnisse verdrängen die negativen.
- **Schmerzursachen erkennen und Veränderungen vornehmen.** Damit die Rückenschmerzen endgültig verschwinden, ist Ursachenforschung angezeigt. Auf dem Weg der Schmerzbewältigung geht es auch darum, individuelle Belastungsfaktoren – einschränkende Lebensumstände, Stress, Unzufriedenheit – auszumachen, die im Zusammenhang mit Ihren Beschwerden stehen. Damit fördern Sie Ihre Eigenverantwortung und verändern Ihr Verhalten in Richtung Rückenfreundlichkeit.

Das Ziel

Sie verringern den Schmerz, auch wenn es anfangs nur minimal ist, und finden zur Lebensqualität zurück.

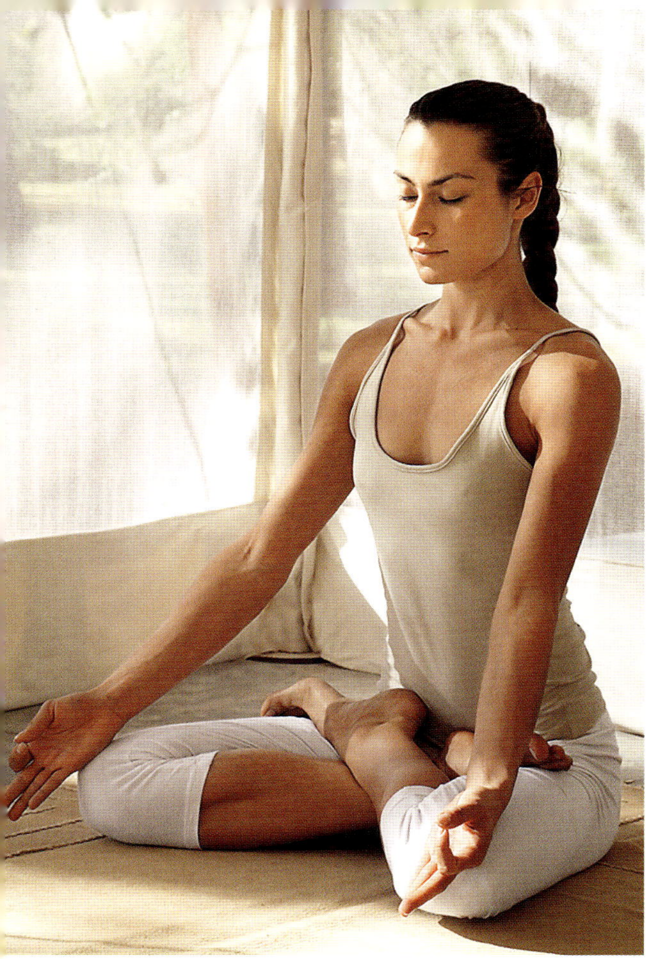

Die Schmerzen regelrecht verlernen

Um die Schmerzwahrnehmung auch auf emotionaler Ebene zu verändern, müssen Sie dem Leiden etwas entgegensetzen. Erzeugen Sie Glücksgefühle im Gehirn! Schmerz und Glücksgefühle sind zwei ganz konträre Empfindungen. Das ist eine Art umgekehrter Lernprozess: Das Gehirn muss etwas verlernen, das es vorher gelernt hat. Die aktuelle Schmerzforschung geht in diesem Zusammenhang ja auch davon aus, dass Antidepressiva bei einem starken chronischen Schmerzsyndrom helfen. Diese Medikamente verändern nicht die Persönlichkeit, sondern schaffen mit Glückshormonen ein Gegengewicht zu den negativ behafteten und sehr hartnäckigen Schmerzgedächtnisschleifen.

Machen Sie Ihren Rücken glücklich!

Solange der Rücken Ihr Feind ist, wird es Ihnen nicht gelingen, Ihren Schmerz zu bewältigen. Eine negative innere Haltung suggeriert dem Gehirn und damit dem Schmerzgedächtnis, dass mit dem Rücken (Feind) etwas nicht stimmt und von dort aus Gefahr droht. Ihr Gehirn befindet sich damit in latenter Alarmbereitschaft und zugleich in einer hilflosen, ausweglosen Situation. Schließlich gehört der Rücken ja zu Ihrem Körper. Das ist ein Riesenstress fürs Gehirn! Es arbeitet unter Hochdruck daran, eine Lösung zu finden – und kämpft dennoch permanent gegen die zentrale Trägerachse im Körper. Deshalb sind jetzt Sie dran: Beenden Sie diesen Konflikt und machen Sie Ihren Rücken zum Freund!

Professionelle Hilfe

Manche Menschen sind sich der Problemfelder bewusst, die den Rücken belasten, finden aber auch mit intensivem Suchen keine Lösung. Andere tragen schweren seelischen Ballast mit sich herum, ohne überhaupt zu wissen, warum es ihnen so schlecht geht. In hartnäckigen Fällen empfiehlt der multimodale Ansatz, die professionelle Hilfe eines Psychotherapeuten in Anspruch zu nehmen.

Ob sie erst einmal auf eigene Faust oder unter Anleitung nach den tieferen Ursachen Ihrer Beschwerden forschen, bleibt natürlich den Betroffenen selbst überlassen. Es ist in jedem Fall lohnenswert. Wer die Spurensuche mit professioneller Hilfe vornimmt, kommt oft leichter und schneller voran. Je nachdem, welche Bedürfnisse bestehen, kann eine Verhaltens- oder Gesprächstherapie das geeignete Mittel der Wahl sein, aber auch ein Coaching ist manchmal hilfreich. Scheuen Sie sich nicht, solcherart Unterstützung zu suchen. Es kann Ihr Leben schneller zum Positiven wenden.

DR. MARIAN CEBULLA

Psychologischer Psychotherapeut, Schmerzpsychotherapeut im Fachzentrum für Psychosomatik, Psychotherapie und Schmerztherapie der Klinik am Jägerwinkel in Bad Wiessee und des Marianowicz-Zentrums für Diagnose und Therapie in München

WAS BEWIRKT EIN PSYCHOTHERAPEUT BEI DER MULTIMODALEN SCHMERZTHERAPIE?

Der Psychotherapeut unterstützt seine Patienten dabei, die Umstände zu erkennen, die ihre Rückenschmerzen aufrechterhalten. Die häufigsten Ursachen sind: Probleme in der Familie oder am Arbeitsplatz, körperliche Überbelastung, Stress, Druck, Überforderung und Doppelbelastung. Die einen leiden darunter, weil die Liebe eingeschlafen und die Ehe zum Alltag geworden ist; die anderen können die vielfältigen Haushaltsaufgaben neben dem belastenden Berufsalltag kaum mehr bewältigen. Unter der Doppelbelastung Arbeit/Familie leiden übrigens Männer wie Frauen, die Frauen geben das vielleicht nur eher zu.
Natürlich haben Rückenschmerzen nicht immer psychosomatische Ursachen. Er kann ebenso auf einer Muskelverspannung beruhen. Halten die Beschwerden aber längere Zeit an, sollte die Psyche mitberücksichtigt werden, damit der Betroffene nicht zu einem chronischen Schmerzpatienten wird.

WIEDER MUT FASSEN

Vielen Menschen fällt es zunächst schwer, anzunehmen, dass der Schmerz auch psychische Komponenten haben könnte. Sie hätten am liebsten einen organischen Befund, dem man schnell Herr werden kann. Im Gespräch ermuntere ich meine Patienten dazu, dem Rückenleiden, das sich ins Schmerzgedächtnis eingebrannt hat, ein Ende zu setzen. Der dauernde oder schubweise Schmerz dominiert ihr Leben und bestimmt alles, was sie tun oder lassen. Mit chronischen Rückenschmerzen ist es ähnlich wie mit Depressionen: Der Betroffene zieht sich zurück, wagt nichts mehr und ist irgendwann in einem Strudel aus »Ich kann nicht …, ich darf nicht …« gefangen. Diese Menschen brauchen Erfolgserlebnisse, die auch dem Rücken guttun.

W-Fragen

Um sie auf die Ursachen ihrer Beschwerden zu bringen, eignen sich W-Fragen, die neugierig auf die Innenschau machen, gedanklich anregen und entlasten. Eine Schlüsselfrage in der therapeutischen Arbeit lautet beispielsweise: »**W**as brauchen Sie, um Ihre Rückenschmerzen zu beseitigen?« Bei vielen Menschen ist das zunächst einmal die Anerkennung ihrer Schmerzen. Sie dürfen Schmerzen haben.
Es ist überaus wichtig, eine gute Beziehung zwischen Therapeut und Patient aufzubauen, die auf Wertschätzung, Empathie, Echtheit und wahrem Anerkennen des Leidens beruht. Meine Erfahrung: Wenn Patienten in entspannter und einfühlsamer Atmosphäre 20 Minuten frei sprechen können, kommen die Ursachen ans Licht.

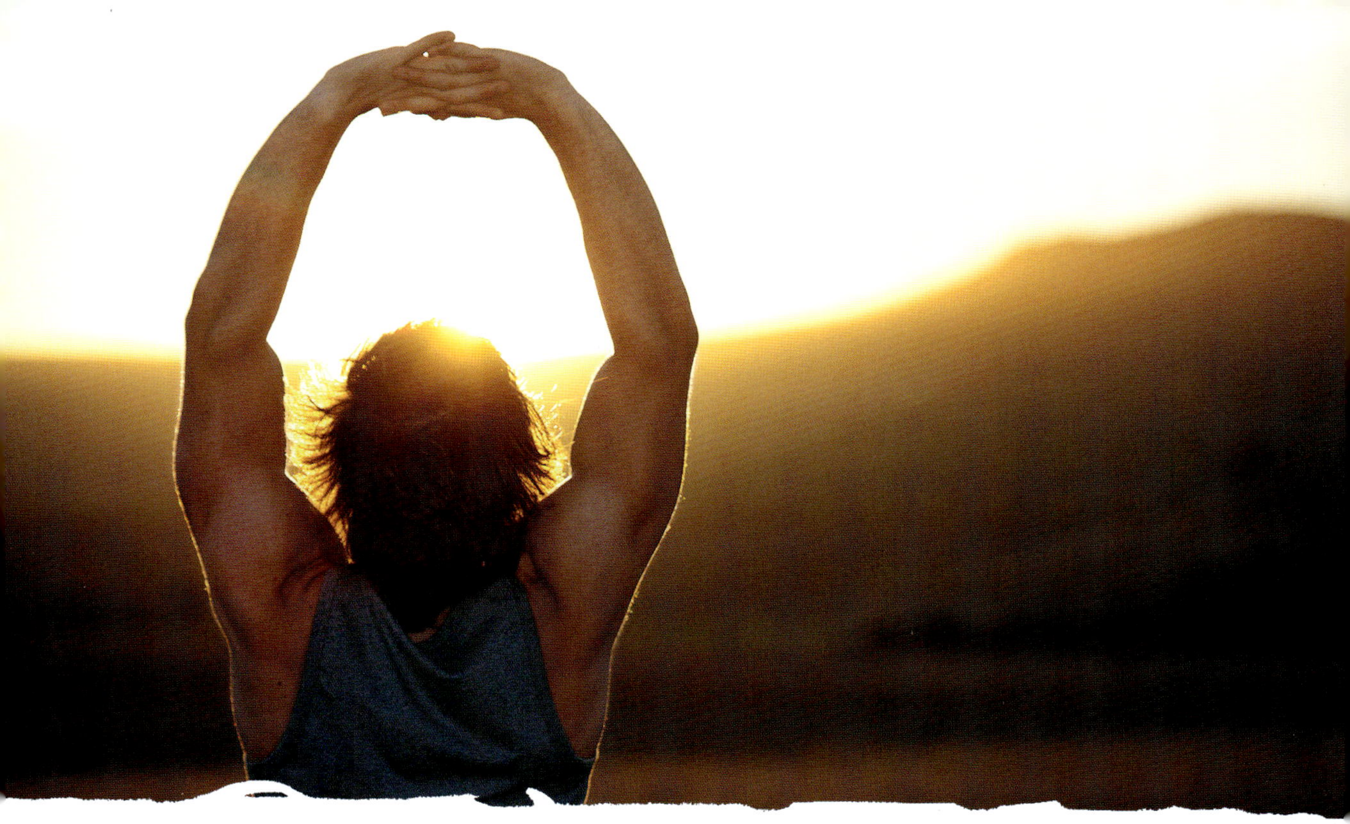

T

EIN GANZHEITLICHER HEILUNGSANSATZ

Mit diesem Kapitel verabschieden Sie sich vom rein mechanistischen Blick auf Ihren Körper und Ihre Rückenbeschwerden. Sie begrüßen ein umfassenderes Bild von Krankheit und Heilung.

Medikamente und Bewegung, die herkömmlichen Verordnungen bei der Behandlung von Rückenschmerzen, konzentrieren sich lediglich auf einen Aspekt – nämlich auf die Mechanik des Körpers. »A pill or 10 minutes training a day, keeps the backpain away« – »Eine Pille oder zehn Minuten Rückentraining am Tag, und Sie sind Ihre Probleme los.« Wünschen wir uns das nicht alle? Leider ist es ein Trugschluss, auch wenn eine solche Haltung eine mühsamere und zeitaufwendigere Auseinandersetzung mit sich selbst umgeht. Ich erlebe immer wieder, dass auch chronisch Rückenkranke diese mechanistische Denkweise teilen. Sie wünschen sich eine Behandlung, die den vermeintlichen Reizauslöser möglichst schnell und unkompliziert beseitigt. Das Gegenteil ist leider der Fall: Eine einseitige

Betrachtung des Schmerzgeschehens und die Konzentration auf eine einzige Therapiemaßnahme bleibt nicht nur wirkungslos, sie ist sogar schädlich. So chronifizieren die Beschwerden immer weiter.

MULTIMODAL VORGEHEN

Im Juli 2013 interviewte mich die Zeitschrift »Psychologie heute« zum Thema »Epidemie des Rückenleidens und die deutsche Neigung, zu schnell und zu viel zu operieren«. Dabei kam die Frage darauf, ob Bewegungsmangel die Ursache für die Zunahme von Rückenschmerzen sei. Das könne sein, antwortete ich damals, aber auch der wachsende Druck, die Überforderung in vielen Arbeits- und Lebenssituationen, der anhaltende Stress können dafür verantwortlich sein. Man muss auch die Psyche betrachten, gerade bei unspezifischen Rückenschmerzen.

Kopf und Körper – nicht zu trennen

Die Wirbelsäule ist die zentrale Verbindung vom Nervensystem in die einzelnen Teile unseres Körpers. Da ist es nur logisch, dass alles, was sich in unserem Kopf, in unserer Psyche abspielt, auch Einfluss auf den Körper nimmt. Stress und Anspannung können ebenso zu einem erhöhten Muskeltonus führen wie mangelnde Bewegung oder eine falsche Sitzhaltung. Die daraus resultierenden Verspannungen erzeugen Schmerzen, die mit der Zeit die Schmerzwahrnehmung stark verändern.
Zwei Monate nach Erscheinen des Interviews wurde ein Leserbrief zu diesem Artikel abgedruckt. Er trug den Titel »Entwürdigende Psychiatrisierung bei Rückenleiden« und merkte kritisch an, dass es bei der Arbeit von Ärzten und Psychotherapeuten zu Missbrauch kommen könne, weil sich die Wirksamkeit ihrer Methoden nicht wirklich überprüfen ließe. Das Leid auf die Psyche zu reduzieren sei »unwürdig« und würde die Betroffenen einfach ihrer »Schmerzhölle« überlassen.
Angesichts der bereits angesprochenen Rückenrealität in unserem derzeitigen Gesundheitssystem kann ich die Frustration und die Sorge der Verfasserin dieses Leserbriefs verstehen. Aber die Reaktion zeigt auch, dass ein Betroffener schnell versucht ist, zwei unterschiedliche Themen zu vermischen. Deshalb möchte ich an dieser Stelle noch einmal deutlich sagen: Die beiden Stellschrauben Anatomie und Psyche, die zur Behandlung von chronischen Rückenschmerzen zur Verfügung stehen, müssen unbedingt auch beide genutzt werden. Die Einstellung zu und der Umgang des Patienten mit seinen Schmerzen sowie problematische Lebensumstände bei der Behandlung außer Acht zu lassen trägt zu einer Chronifizierung bei. Genau darum schauen wir uns jetzt unseren multimodalen Ansatz an, der Ihnen wirklich hilfreiche Wege der Heilung in Aussicht stellen wird.

Eine Definition

»Als Interdisziplinäre Multimodale Schmerztherapie wird die gleichzeitige, inhaltlich, zeitlich und in der Vorgehensweise aufeinander

Vereinfacht ausgedrückt »überlebt« bei chronischen Rückenkrankheiten der Schmerz seinen Auslöser.

abgestimmte umfassende Behandlung von Patienten mit chronifizierten Schmerzsyndromen bezeichnet, in die verschiedene somatische, körperlich übende, psychologisch übende und psychotherapeutische Verfahren nach vorgegebenem Behandlungsplan mit identischem, unter den Therapeuten abgesprochenem Therapieziel eingebunden sind.« Diese Definition der Deutschen Schmerzgesellschaft bringt zum Ausdruck, dass bei der Therapie von anhaltenden Beschwerden auch die individuelle Befindlichkeit und die Lebensbedingungen des Betroffenen berücksichtigt werden müssen. Um die Dauerschmerzen endlich loszuwerden, ist ein Umdenken erforderlich. Nur so kann das komplexe Zusammenspiel der verschiedenen Einflüsse bei der Schmerzentstehung und Schmerzverarbeitung aufgelöst werden.

Was heißt »multimodal«?

Da die organischen und psychischen Ursachen von Rückenschmerzen fließend und miteinander verzahnt sind, muss auch das Behandlungskonzept ganzheitlich sein, damit die einzelnen therapeutischen Ansätze wirklich harmonisch ineinandergreifen. Genau das bringt der Begriff »multimodal« zum Ausdruck: Sie betrachten Ihre individuellen Beschwerden gleichzeitig aus verschiedenen Perspektiven und berücksichtigen dabei auch alle Einflussfaktoren, die dazu beitragen könnten. Im multimodalen Rückenprogramm werden Körper und Seele in gleicher Weise therapiert.

Ein fachübergreifender Ansatz

Eine interdisziplinäre, ganzheitliche Vorgehensweise, die Einzelmethoden kombiniert, unterscheidet das multimodale Rückenprogramm von herkömmlichen, monokausalen Behandlungskonzepten, die sich ausschließlich auf anatomische Ursachen konzentrieren. Die bereits erwähnte »Nationale VersorgungsLeitlinie Kreuzschmerz« empfiehlt, »spätestens nach sechs Wochen Schmerzdauer und alltagsrelevanten Aktivitätseinschränkungen trotz leitliniengerechter Versorgung bei positivem Nachweis von Risikofaktoren zur Chronifizierung« zu prüfen, ob eine multimodale Behandlung beziehungsweise Rehabilitation angezeigt sei. Dies geschieht dann bereits durch ein fachübergreifendes Expertenteam.

Mehrere Experten Hand in Hand

Was nützt es, wenn der Hausarzt ein Konzept verfolgt und der vom Patienten ausgewählte Physiotherapeut ein anderes? Was hilft es, wenn die Behandler sich nicht einig sind und den Patienten mit widersprüchlichen Aussagen verunsichern? Was bringt es, wenn der Kranke auf der verzweifelten Suche nach einer klaren Diagnose von Arzt zu Arzt läuft? Nichts! Im Zweifelsfall verschlimmert sich das Leiden, weil sich über die Zeit eine schmerzverstärkende Resignation einstellt.
Bei einem fachübergreifenden Ansatz ist der intensive Austausch mehrerer Experten von entscheidender Bedeutung. In einem multimodalen Team arbeiten alle bewusst und integrativ von Anfang an zusammen. Hier die maßgeblich Beteiligten und ihre Aufgaben:

Der Betroffene • ist das wichtigste Mitglied im Team, und zwar nicht nur, weil er betroffen ist. Ich kann es nicht oft genug wiederholen: Wer ständig oder immer wieder Rückenbeschwerden hat, muss sein Schicksal in die Hand nehmen und den Ursachen für die Beschwerden auf den Grund gehen. Denn nur so lassen sich die richtigen Maßnahmen ergreifen, um dem Leid ein Ende zu machen. Ohne die Initiative des Betroffenen ist das nicht möglich.

Der Hausarzt • nimmt die Erstversorgung vor und begleitet den Kranken als erster Ansprechpartner. Er überweist ihn zu Spezialisten, falls sich nicht innerhalb von etwa 14 Tagen erste Behandlungserfolge zeigen. Im Rahmen des multimodalen Rückenprogramms kann der Hausarzt neben seiner therapeutischen Arbeit Ihr Ansprechpartner und Koordinator sein, was die Zusammenarbeit mit den Experten aus anderen Bereichen angeht, die möglicherweise zurate gezogen werden.

Der Orthopäde • ist der Coach, der den Kranken im akuten Zustand behandelt und bei der Therapie berät. Ein Coach sollte nie jemand sein, der seinem Klienten im Hintergrund eine Leistung verkaufen will. Wer zu einem ausgebildeten Chirurgen geht, muss wissen, dass er im Zweifelsfall eine Operation verkauft bekommt. Ein guter Rückentherapeut kennt die verschiedenen Behandlungsoptionen und berät seinen Patienten dabei. Er übernimmt die Rolle des Schmerztherapeuten, der den Entzündungsherd am Rücken bekämpft. Das ist wie bei einem Brand: Sie brauchen jemanden, der erst einmal das Feuer löscht. Danach können Sie überlegen, warum es gebrannt hat und wie Sie einen solchen Brandherd in Zukunft verhindern können.

Der Neurologe • ist der wichtigste Diagnostiker bei Rückenproblemen. Er nimmt eine nervenorganische Untersuchung zur neurophysiologischen Beurteilung des Krankheitsgeschehens vor. Er stellt fest, ob ein subjektives Leiden besteht, bei dem der Arzt den Patienten nur beraten kann, oder ob ein objektives Leiden vorliegt, etwa die Beschädigung eines Nervs. Erst wenn der Neurologe nachweist, dass der Nerv abstirbt, wäre ein operativer Eingriff sinnvoll. »Achtung, da geht was kaputt«, lautet dann seine Botschaft, wenn es ohne gezielte Behandlung zu einer dauerhaften Schädigung des Nervs kommen kann. Der Neurologe ist zudem für die Verordnung von Antidepressiva und Antikonvulsiva zuständig.

Der Radiologe • liefert in bildgebenden Verfahren wie Kernspin oder CT seinen Teil zur Diagnose. Ein Bild muss die Therapiestrategie nicht zwingend ändern. Denn die Diagnose setzt sich wie ein Mosaik aus mehreren Erkenntnissen zusammen.

Der Psychotherapeut • hört erst einmal zu und erkundigt sich nach den psychosozialen Risikofaktoren und eventuellen Belastungen im Leben des Rückenleidenden. Im ersten Therapieschritt ist er ein Mitdiagnostiker, der eine psychosoziale Beurteilung des Krankheitsgeschehens vornimmt. Im Grunde geht es dabei um eine innere Haltungsanalyse, die das Lebensumfeld des Betroffenen berücksichtigt. In weiteren Schritten versucht der Psychotherapeut die Faktoren, die den Schmerz aufrechterhalten, zu ergründen und gemeinsam mit dem Patienten Bewältigungsstrategien zu erarbeiten.

Der Bewegungsanalytiker • nimmt mithilfe einer dreidimensionalen dynamischen Darstellung der Körperhaltung eine Funktionsanalyse der Bewegungsabläufe vor und erstellt eine Gang- und Haltungsanalyse. Er ist meist erst an der Reihe, wenn die starken Schmerzen die Haltung nicht mehr beeinträchtigen. Später dann wird er gegebenenfalls noch einmal angefragt, um zu überprüfen, ob sich der Bewegungs- und Haltungsapparat verbessert hat.

Der Physiotherapeut • checkt Körper und Muskulatur und zeigt Dysbalancen auf, etwa weil der linke große hintere Schultermuskel so verspannt ist, dass er nach unten zieht, und der rechte zu schwach ist, um ein wirksames Gegengewicht zu bilden. In der Akutphase kann der Physiotherapeut die Schmerztherapie mit einem Mobilisationsprogramm unterstützen, indem er an den entsprechenden Triggerpunkten die Muskulatur lockert und dem Patienten Kräftigungs- beziehungsweise Dehnungsübungen zeigt. Auf dem Weg zur Schmerzfreiheit leitet der Physiotherapeut den Rückenkranken im Rahmen einer individuell zugeschnittenen Bewegungstherapie an.

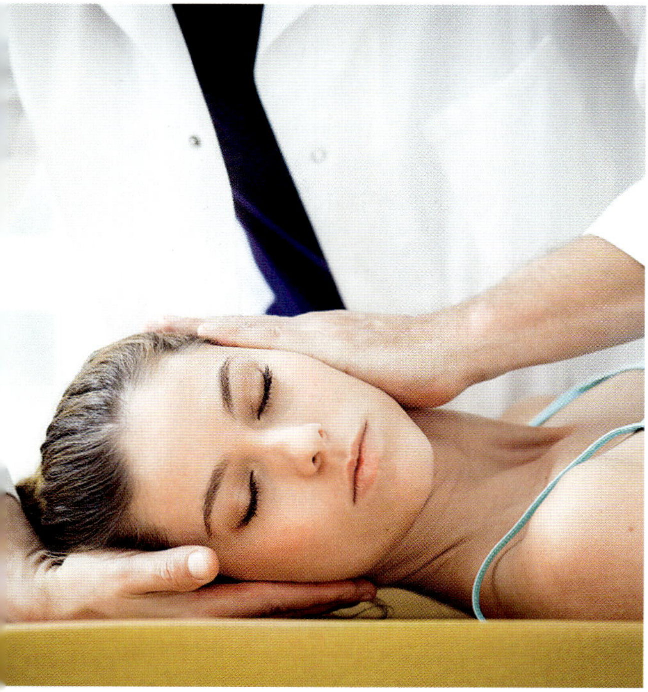

Alternative Therapeuten • können zu jeder Zeit und mit unterschiedlichen Maßnahmen zur Minderung der seelischen und körperlichen Verspannung beitragen, zum Beispiel aus den Bereichen: Osteopathie, Homöopathie, Kinesiologie, Feldenkrais, Akupunktur oder Traditionelle Chinesische Medizin.

DER GENESUNGSPROZESS IM ÜBERBLICK

Das multimodale Rückenprogramm ist eine Kombination aus Ihrem eigenen Aktivwerden und dem Teamwork mehrerer Experten. Es durchläuft drei Schritte, die sich auch im Praxisteil dieses Buches wiederfinden.

Schritt 1: Den akuten Schmerz bekämpfen

Im ersten Schritt des multimodalen Rückenprogramms (ab Seite 78) löschen Sie mit gezielten Maßnahmen den Entzündungsherd, damit es idealerweise nicht zu einer Chronifizierung kommt. Die Zeit und die Natur sind die wichtigsten Verbündeten in dieser Phase, denn die Heilung des Rückens braucht Geduld und Hartnäckigkeit. Ihr Arzt ist in diesem Schritt gewissermaßen ein »Rückenkrieger«, der Ihren Schmerz bekämpft. Außerdem bringen Sie Ihren Rücken mit einem gezielten Mobilisationsprogramm wieder in Bewegung.

Schritt 2: Den Schmerz ganzheitlich bewältigen

Hier (ab Seite 128) enttarnen Sie die vielfältigen Schmerzverursacher und gehen ihnen an den Kragen. Nachdem die stärksten Schmerzen bestenfalls bereits abgeklungen sind, ist es Zeit herauszufinden: Woran hat es gelegen? Ihr Arzt, so Sie seine Unterstützung wünschen, ist in diesem Schritt ein »Rückenpfleger«.

Vielfalt als Erfolgsfaktor

Multimodalität, also Therapievielfalt auf interdisziplinärer Basis, ist ein wesentlicher Erfolgsfaktor für die Rückengesundheit. Um dem biopsychosozialen Spektrum von Rückenschmerzen Rechnung zu tragen, enthält das Programm die folgenden Komponenten:

- Neueste Erkenntnisse der Schmerzforschung, die zu Ihrer Aufklärung beitragen.
- Gezielte Übungsprogramme für Ihren Bewegungsapparat.
- Anleitungen zur Ursachenerforschung Ihrer Rückenschmerzen (Selbsttests, Übungen, Fragenmodule), und zwar auf der anatomischen wie auf der seelischen Ebene.
- Mentaltraining, um Schmerzbewältigungsstrategien zu entwickeln und eine rückenbelastende Einstellung und Lebensführung aufzugeben.
- Informationen und Tipps zur Schmerzbewältigung.
- Anregungen für einen rückenfreundlichen Alltag.

Schritt 3: Den Schmerz dauerhaft abstellen

Jetzt (ab Seite 150) geht es darum, in unterschiedlichen Lebensbereichen Veränderungen vorzunehmen, damit die Schmerzen nicht mehr wiederkehren. Das gesamte Programm ist darauf ausgerichtet, dass Sie es, sobald Sie die akuten Schmerzen erst einmal im Griff haben, auch allein durchlaufen können. Ziel dabei ist es, dass Sie zu einem neuen Lebens- und Bewegungsstil finden, mit dem Sie das Ausmaß Ihres Leidens signifikant reduzieren und Ihre Lebensqualität deutlich erhöhen.

Ambulante und stationäre Schmerzzentren

In Fällen einer starken Chronifizierung der Rückenschmerzen kann es sinnvoll sein, in eine stationäre Schmerztherapie zu gehen. Vielleicht sind die Spannungsfaktoren in Ihrem Leben einfach zu groß, sodass Sie eine Auszeit benötigen, um die Verursacher oder Verstärker Ihrer Beschwerden zu erkennen und zu beseitigen. Wie funktioniert dann eine Überweisung zur multimodalen Schmerztherapie? Der Arzt stellt den Antrag, die Versicherung stimmt zu und übernimmt die Kosten – im Regelfall für einen 14-tägigen stationären Aufenthalt, manchmal mit Aussicht auf Verlängerung. Auch wenn eine multimodale Therapie aufgrund des interdisziplinären Ansatzes und des Zeitaufwands zunächst teuer erscheinen mag, ist sie, wie die BARMER GEK anhand von Abrechnungsdaten der Jahre 2006 bis 2010 zeigt, weit effektiver und kostengünstiger als eine monomodale Injektionstherapie oder ein operativer Eingriff. Die Kosten sinken zudem in den Folgejahren, daher passt das Konzept bestens zum Gedanken der Langfristigkeit. Während herkömmliche Behandlungsmethoden oft nur kurzfristige Linderung verschaffen, finden chronische Patienten mithilfe einer multimodalen Schmerztherapie wieder in den Alltag zurück und umgehen eine weitere Arbeitsunfähigkeit. Dennoch stellte die Krankenkasse nach der Analyse ihrer Versicherten fest, dass nur 0,15 Prozent der chronischen Rückenschmerzpatienten eine multimodale Schmerztherapie bekommen. Wenn sogar die Versicherer erkennen, dass herkömmliche Therapiemethoden im Falle einer Chronifizierung

Schmerzzentren

Die Zahl der Schmerzzentren ist in den letzten Jahren rapide angestiegen. Das ist einerseits gut, zeigt es doch, dass das Wissen um die vielfältigen Ursachen der Rückenprobleme eine moderne Behandlungsform nach sich zieht. Viele Rückenzentren, die eine Schmerztherapie anbieten, tun das aufgrund der hohen Nachfrage von Betroffenen, die mittlerweile zum Glück immer besser informiert und über unterschiedliche Behandlungsansätze aufgeklärt sind.
Andererseits muss auch die Spreu vom Weizen getrennt werden: Seien Sie kritisch gegenüber Schmerzzentren, die eine Schmerztherapie anbieten sowie operative Eingriffe vornehmen. Ein solches Kombiangebot passt nicht recht zusammen. In einem vegetarischen Restaurant bekommen Sie ja auch kein Steak. Viele dieser Schmerzzentren arbeiten nicht ganzheitlich, sondern mit einer gut getarnten Wertschöpfungskette von der Spritze bis zur OP. Das hat nichts mit Multimodalität zu tun.

nicht den gewünschten Erfolg bringen, warum ist es für viele Ärzte und Kliniken nach wie vor das Mittel der Wahl? Warum verhindern die Versicherer als Treuhänder ihrer Beitragszahler die Sinnlosigkeit und den gesundheitlichen Schaden nicht, der später teuer bezahlt werden muss? Hier ist ein Umdenken erforderlich, das Sie als Betroffener durch gezieltes Nachhaken unterstützen können.

WAS HILFT, IST RICHTIG

In Deutschland verfügen viele Ärzte leider über kein klares Konzept zur Behandlung von akuten unspezifischen oder chronischen Rückenschmerzen. Zum einen ist Schmerztherapeut keine Facharztbezeichnung, sondern eine Zusatzqualifikation, die man sich berufsbegleitend erwerben kann. Und zum anderen haben viele Ärzte keine fachübergreifenden Strukturen entwickelt, um zugunsten des Patienten in einem multimodalen Austausch mit Experten anderer Fachrichtungen zusammenzuwirken. Die erwähnten Abrechnungsverfahren in unserem Medizinsystem verfestigen diesen Zustand eher noch.
Bitte verstehen Sie mich richtig: Es geht mir in diesem Zusammenhang nicht darum, die herkömmlichen Behandlungsparameter oder Rückenschulen zu verteufeln. Ich möchte Sie als Schmerzleidenden für das breite Spektrum an Ursachen sensibilisieren. Ein Bewegungsprogramm ist an sich immer eine sinnvolle Maßnahme und mag für einen Teil der Betroffenen genau die richtige Therapie sein. Aber eben nicht für alle Betroffenen. Gerade chronisch Rückenkranke dürfen die psychischen Einflussfaktoren nicht außer Acht lassen. Was hilft, ist richtig. Und was nicht hilft, ist nicht richtig. Den Unterschied zwischen beidem können nur Sie allein feststellen, weil der Schmerz endlich aufhört – und vor allem weil er nicht mehr wiederkommt.

Wieder Lebensqualität gewinnen

Dieses Buch will Ihnen das nötige Know-how liefern, um sich eigenverantwortlich in den Selbstheilungsprozess Ihres Rückens einzubringen. Denn ohne Sie, ohne Ihre Bereitschaft, dem Schmerz ein Ende zu setzen und wieder gesund zu werden, geht es nicht. Das multimodale Rückenprogramm liefert Ihnen

Ihr Einsatz lohnt sich, denn Sie können mehr tun, als Sie unser Gesundheitssystem vielleicht denken lässt.

auf verschiedenen Ebenen Ansatzpunkte, um Ihre Lebensqualität zurückzugewinnen. Dazu braucht es vor allem eins: Ihre aktive Mitwirkung. Nehmen Sie sich ab jetzt am besten täglich Zeit für Ihren Rücken.

Ihr Engagement zählt

Wenn Sie dafür Sorge tragen wollen, dass Ihr Rücken wieder gesund wird, sollten Sie die folgenden Punkte beherzigen:

- Suchen Sie sich einen guten und für Sie vertrauenswürdigen Arzt, der Ihren Körper in diesem Prozess unterstützt.
- Verzichten Sie auf eine lange Krankschreibung und kehren Sie frühzeitig ins normale Leben zurück.
- Bringen Sie Bewegung in Ihren Körper und in Ihre Denk- und Lebensweise.
- Klären Sie, eventuell mit Unterstützung von Experten, ab, was genau in welchem Umfang Ihre Rückenschmerzen verursacht.
- Beseitigen Sie eventuelle rückenfeindliche Einstellungen und Lebensgewohnheiten.

Gehen Sie es an!

Mittlerweile wissen Sie: Es ist leichter, in Bewegung zu kommen und an den beiden Stellschrauben Körper und Psyche zu drehen als sich einer Operation zu unterziehen, deren Erfolgschancen nur etwa 60 Prozent betragen. Welche der therapeutischen Maßnahmen Ihnen im Rahmen des im Folgenden genauer vorgestellten multimodalen Programms am besten tun, werden Sie merken, wenn sich Schmerzlinderung, Wohlbefinden und eine neue Lebensfreude einstellen.

Tipps für den Erfolg

- **Geduld zahlt sich aus!** Im Verlauf des Therapieprozesses wechseln sich Phasen von Beschwerdefreiheit mit Phasen ab, in denen Sie wieder Schmerzen haben. Das ist ganz normal. Nur wenn Sie kontinuierlich und ausdauernd am Ball bleiben, können Sie die Früchte Ihrer »Rückenarbeit« ernten.
- **Teamarbeit stärkt!** Tun Sie sich mit einem Leidensgenossen zusammen, der wie Sie seine Rückenschmerzen ein für alle Mal beseitigen will. Sie sind dann zwei im selben Boot – so helfen Sie sich gegenseitig über die Downs hinweg und freuen sich gemeinsam an den Ups.
- **Rückendeckung hilft!** Beziehen Sie Familie und enge Freunde in das multimodale Programm ein. Sie geben Ihnen nicht nur Unterstützung in schwachen Momenten, sondern können auch mit Ihnen die einzelnen erfolgreich durchlebten Etappen Ihres Heilungsverlaufs feiern.
- **Business as usual!** Schonverhalten und Krankschreibungen tragen zur Chronifizierung der Schmerzen bei. Leben Sie daher unbedingt so normal wie möglich weiter.

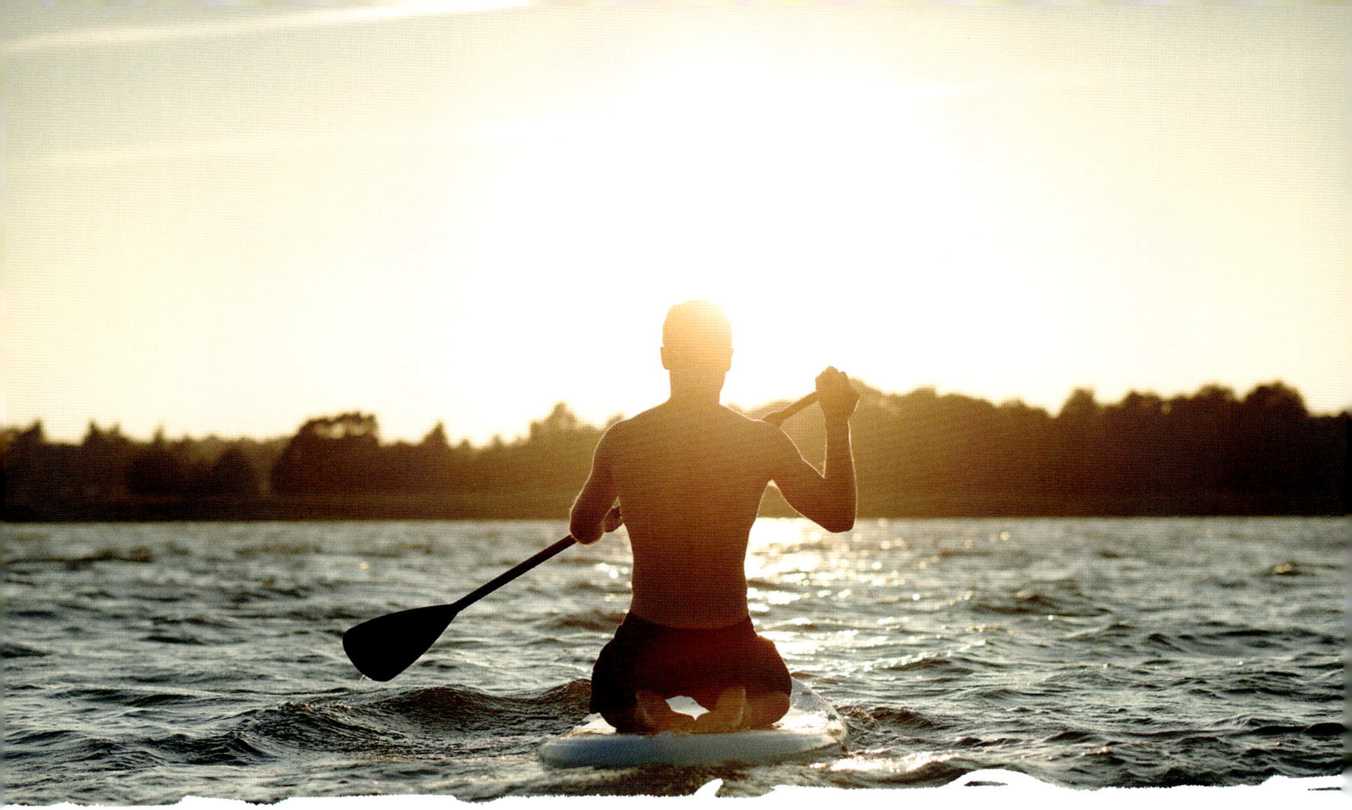

T

HEILUNG BEDEUTET AUCH SELBSTHILFE

»In einem Meer von Schmerz ertrinken die einen, die anderen lernen zu schwimmen.« Dieser Satz von Kyrilla Spiecker zeigt Ihnen den Weg: schwimmen lernen.

Die Ärztin und Benediktinerin Kyrilla Spiecker, die in der ersten Hälfte des 20. Jahrhunderts lebte, drückt mit dem Eingangssatz dieses Kapitels auf poetische Weise den Kern des multimodalen Rückenprogramms aus: lernen und schwimmen. Eigenverantwortung und Aktivität. Sie sind der wichtigste Beteiligte in diesem Programm. Nur Sie können durch Ihre Bewegungen den Kopf über Wasser halten. Nur Sie als Drehbuchautor, Regisseur und zudem Darsteller können den Schmerzfilm »Spiel mir das Lied vom Rücken« in Ihrem Kopf vollständig verändern. Die Art und Weise, wie positiv und engagiert Sie Ihre Rolle anlegen und interpretieren, entscheidet darüber, ob es zu einem Happy End kommt. Wenn Sie ab jetzt positive Erfahrungen machen, trägt dies dazu bei, dass sich erst gar kein Schmerzgedächtnis ausbildet oder bereits vorhandene Schmerzgedächtnisschleifen nach und nach überschrieben werden. Für die Wirksamkeit des Programms ist es entscheidend, dass Sie ein ebenso realistisches wie umfassendes Verständnis für das komplexe Zusammenspiel von Körper und Psyche bei der Schmerzwahrnehmung und -verarbeitung entwickeln. Nur so können Sie die Ursachen Ihrer Beschwerden aufdecken und eine Chronifizierung vermeiden oder aufheben.

MACHEN SIE SICH ZUM CHEF IHRES RÜCKENS

Sie stehen im Mittelpunkt. Ohne Ihre aktive Mitwirkung geht es nicht. Das multimodale Rückenprogramm versteht sich deshalb als Anleitung zur Selbsthilfe. Auf Basis des Expertenwissens aus unterschiedlichen Disziplinen können Sie herausfinden, welche Einflüsse für Ihre Schmerzen verantwortlich sind, und gezielt dagegen vorgehen. Entscheidend ist Ihre Einstellung: Sie sind der Chef, der den Willen, wieder gesund zu werden, nicht im Wartezimmer abgibt. Sie entscheiden, was gut für Sie ist und wie weit Sie gehen wollen. Und Sie können, ja Sie müssen ganz viel selbst tun, um schmerzfrei zu werden und zu bleiben.

Die Rückenallianz mit Ihrem Arzt

Der multimodale Ansatz bekämpft im ersten Schritt mithilfe von Experten vor allem den Entzündungsherd. Danach aber erfolgt eine fachübergreifende Betrachtung der Faktoren, die den Schmerzzustand beeinflussen. Dabei behalten Sie die Fäden in der Hand. Sie können sich bei jedem Schritt des multimodalen Rückenprogramms Hilfe von außen holen. Idealerweise steht Ihnen dazu ein medizinischer Koordinator zur Verfügung, mit dem Sie sich austauschen und absprechen. Wir machen in unserer Praxis Therapiebesprechungen, wo das Expertenteam

SELBSTREFLEXION

Nehmen Sie sich Zeit, um über die folgende Frage nachzudenken. Beantworten Sie sie offen und ehrlich mit Ja oder Nein:

Sind Sie bereit, im Rahmen des multimodalen Rückenprogramms selbst etwas gegen Ihre Rückenschmerzen zu tun?

Ja ☐ Nein ☐

Sie haben Ja angekreuzt? Wunderbar, dann lesen Sie am besten gleich weiter und beginnen Sie, Ihre Verantwortung zu übernehmen.

Sie haben Nein angekreuzt? Gehen Sie vielleicht noch einmal in sich, indem Sie sich fragen: Plagt Sie Ihr Rücken? Plagt er Sie so sehr, dass Sie bereit sind, alles Notwendige zu unternehmen, um den Beschwerden ein für alle Mal ein Ende zu setzen? Sie gelangen nicht mit Halbherzigkeit, sondern nur mit einem hundertprozentigen Ja ans Ziel.

Wissen führt zu Erkenntnis.
Erkenntnis führt zu Aktivität.
Aktivität führt zu Heilung.

gemeinsam mit dem Patienten den Behandlungspfad festlegt und bespricht. Sie können das genauso tun, mit Ihrem Hausarzt, Orthopäden oder einem psychotherapeutischen Schmerztherapeuten. Vielleicht auch mit dem Physiotherapeuten, weil Sie viel Zeit mit ihm verbringen und er Sie am besten kennt. Das bleibt Ihnen und Ihrem Gefühl überlassen. Scheuen Sie sich jedenfalls nicht, Ihren Wunschkandidaten zu konsultieren. Bilden Sie eine Rückenallianz mit Ihrem behandelnden Arzt. Sie sind der aktive Part, weil Sie die Hilflosigkeit gegenüber den Beschwerden überwinden und nach und nach die individuellen rückenfeindlichen Einflussfaktoren abstellen wollen. Der Arzt ist beteiligt durch die Kenntnis der vielfältigen Ursachen, durch seine positive Einstellung und die Bereitschaft, Ihnen zu helfen. Man könnte auch sagen, er ist eine Art Schutzmann, der den Verkehr regelt:

TOP 10 FÜR DIE ARZTWAHL

Wo finden Sie den optimalen Experten? Aus meiner Erfahrung nicht in der chirurgischen Ambulanz. Aber in Hausarztpraxen, unter Orthopäden oder auch Psychotherapeuten. Das macht ihn aus:

1. Der Schwerpunkt seiner Tätigkeit liegt auf einer ganzheitlichen Schmerztherapie. Er schaut über den Tellerrand einer Disziplin hinaus. Checken Sie die Homepage Ihres Kandidaten, seine Broschüren oder fragen Sie ihn direkt und noch vor Therapiebeginn.
2. Ihr Arzt nimmt sich Zeit für ein Gespräch und eine ausführliche Untersuchung. Denn er weiß, dass Sie ihm wertvolle Hinweise für eine Diagnose geben können.
3. Er betrachtet Ihre Beschwerden ganzheitlich und nicht nur auf Basis von bildgebenden Verfahren.
4. Er weiß, dass Rückenschmerzen vielfältige Ursachen haben können.
5. Aufgrund seines Ausbildungsspektrums kann er sämtliche Einflussfaktoren in Erwägung ziehen.
6. Er verfolgt ein klares Therapiekonzept, das er mit Ihnen bespricht. Wichtig ist, dass Sie und Ihr Arzt gleichermaßen von dem Konzept überzeugt sind.
7. Er stimmt die Behandlung auf Ihre individuellen Bedürfnisse ab, sodass Sie sich nicht in eine Methodik gedrängt fühlen, der Sie unwissend oder skeptisch gegenüberstehen.
8. Er kennt die hohe Selbstheilungskompetenz des Rückens und weiß, dass 90 Prozent aller Rückenschmerzen von allein verschwinden.
9. Er ist in der Lage, Sie individuell, persönlich und spezifisch zu betreuen.
10. Er verfügt über ein Netz von Spezialisten, die auf der Suche nach der Ursache Ihrer Rückenbeschwerden offen und konstruktiv mitdiagnostizieren und mittherapieren.

Er unterstützt Sie dabei, die Schmerzphasen durchzustehen. Und er coacht Sie durch den gesamten Selbstheilungsprozess.

Die wichtigsten Diagnosemethoden

Wer über- oder untertherapiert beziehungsweise falsch behandelt worden ist, muss im Grunde wieder bei null anfangen. Denn bevor jemand als chronisch krank diagnostiziert werden könnte, müsste er zu seiner Grunderkrankung erst einmal die richtige, sprich: eine konsequente und effektive Therapie erhalten haben. Erst dann lässt sich sagen, dass sich die Beschwerden chronifiziert haben. Damit alle dazugehörigen Faktoren überprüft werden können, sind von ärztlicher Seite die folgenden Schritte zu empfehlen.

Das Gespräch • Im Gespräch stellt der Arzt ein persönliches Vertrauensverhältnis zu seinem Patienten her, das wichtig ist, damit er auch in hartnäckigen Fällen herausfinden kann, wo eventuelle tiefere Ursachen für die Rückenbeschwerden verborgen sind. Der Dialog mit dem Patienten sollte so gestaltet sein, dass nicht nur die Hinweise auf körperliche Ursachen, sondern auch psychosoziale Einflussfaktoren berücksichtigt werden. Gute Rückentherapie kennt kein Schwarz-Weiß-Denken. Im Gespräch fügen sich zudem die Mosaiksteinchen aus Informationen, Untersuchungen und bildgebenden Verfahren zu einem Gesamtbild.

Die körperliche Untersuchung • Nach dem Erstgespräch folgt die körperliche Untersuchung des Patienten, die aus Ansehen, Abtasten und funktionellen Tests besteht. Der Arzt achtet dabei auf Körperhaltung, den Zustand der Wirbelsäule, die Beine und Füße und beurteilt den Gang. Er tastet Wirbelsäule und Muskulatur ab, überprüft die Muskelkraft, die Reflexe und die Sensibilität der Haut. Es müssen immer auch die Gelenke der oberen und unteren Extremitäten (speziell Schulter- und Hüftgelenke) untersucht werden.

Bildgebende Verfahren • Dazu zählen alle Methoden, mit denen man Aufnahmen vom Körperinneren machen kann. Relevantes Bildmaterial sollte nicht älter als ein halbes Jahr sein. Bei akut auftretenden oder veränderten Beschwerden braucht es aktuelle Aufnahmen.

Ultraschall • Das ist eine schmerzfreie und unschädliche Methode der Bildgebung. Ärzte, die einen geübten Blick haben, können via Ultraschall Rückenprobleme erkennen, die auf eine Veränderung der Weichteile zurückzuführen sind, zum Beispiel Entzündungen und Reizungen der Muskelansätze beziehungsweise der Gelenke, Verdickungen oder Ödeme.

Röntgen • Wie schon erwähnt ist Röntgen für die Diagnostik von degenerativen Rückenleiden ungeeignet, weil man auf den Bildern zwar knöcherne Verletzungen wie Brüche oder Fehlstellungen wie Skoliosen erkennen kann, nicht aber Weichteile wie Bandscheiben und entzündliche Schmerzursachen. Bei einem Wirbelgleiten oder Instabilitäten ist das Röntgen allerdings wichtig, um über Funktionsaufnahmen eine Instabilität nachzuweisen.

Computertomographie • Die CT ist wesentlich genauer als das Röntgen, da bei diesem Verfahren der betreffende Körperteil von einem rotierenden Röntgenstrahl abgetastet und in vielen einzelnen Schichtbildern dargestellt wird. Während Knochen weiß sind und Luft schwarz angezeigt wird, kann man die einzelnen Gewebearten je nach ihrer Dichte in Graustufen erkennen. Im Bereich der Wirbelsäule liegt der diagnostische Schwerpunkt auf den knöchernen Einengungen bei älteren Menschen. Neben der Diagnostik wird die CT auch zur interventionellen Schmerztherapie eingesetzt, um Injektionen oder Punktionen millimetergenau durchzuführen.

Kernspin- oder Magnetresonanztomographie • Die MRT ist ein unschädliches Verfahren, denn es arbeitet im Gegensatz zur CT ganz ohne Röntgenstrahlen. Bei der Untersuchung liegen Sie auf einer beweglichen Bahre, die in einen röhrenförmigen Magneten geschoben wird. Das Ganze dauert etwa 20 bis 40 Minuten. Eine MRT empfinden manche Menschen als unangenehm – wegen der Röhre und der lauten Geräusche des Magneten, die durch einen Kopfhörer gemildert werden.

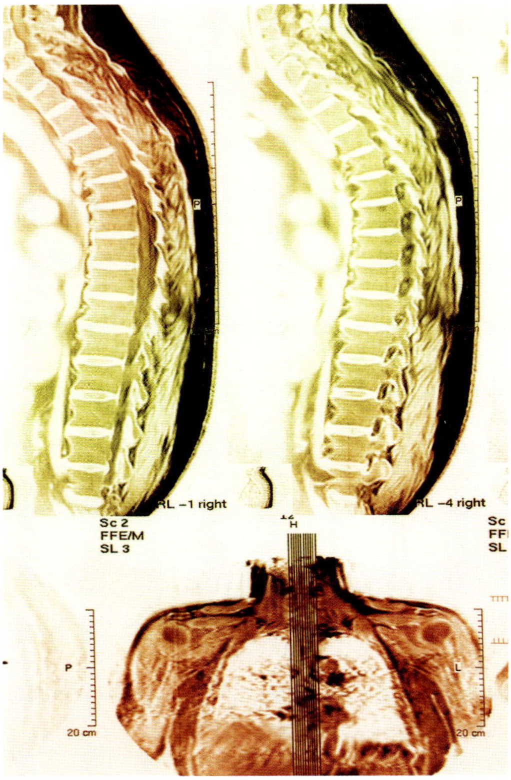

Diese Untersuchung ist aber das Mittel der Wahl bei Beschwerden an der Wirbelsäule, weil weichteilige Strukturen, insbesondere die Nerven, exakt dargestellt werden können.

Laboruntersuchung • Bei Verdacht auf eine Infektion oder rheumatische Beschwerden oder Osteoporose ist eine Blut- oder Urinuntersuchung ebenso sinnvoll wie zur Einschätzung des Zustands der Wirbelsäule. Die Laborwerte geben Aufschluss über den Knochenstoffwechsel, die Blutbildung innerhalb der Knochen und Gelenkentzündungen wie Gicht, die auch an der Wirbelsäule auftreten kann, sowie über an der Wirbelsäule sehr seltene Tumore.

Funktionsanalyse • Eine Funktionsanalyse kann die Ursachen für Dysbalancen oder die Entstehung von Verschleiß aufdecken. Häufige funktionelle Beschwerdeursachen sind zum Beispiel: Beckenschiefstand, Gelenksblockierung (ISG-Syndrom) oder auch Beinlängenunterschiede. Mit einer Gangbild- oder einer Video-Laufanalyse wird die Haltung des Patienten aus verschiedenen Perspektiven unter die Lupe genommen, um Fehlbelastungen zu erkennen, die sich auf den Bewegungsapparat auswirken. Eine 4-D-Vermessung der gesamten Wirbelsäule, auch Video-Raster-Stereografie (VRS) genannt, ermöglicht die vierdimensionale Abklärung von Formveränderungen oder Fehlhaltungen – ganz ohne Strahlenbelastung.

Neurologische Untersuchung • Sie wird durchgeführt, um zu klären, inwieweit das Nervensystem, insbesondere das Rückenmark oder eine Nervenwurzel, beteiligt ist. Sie erlaubt in der Regel auch eine Lokalisation des Schädigungsortes, vor allem wenn mehrere Wirbel betroffen sind. Im Idealfall korrespondiert der neurologische Befund mit den Ergebnissen

aus der MRT. Falls nicht, ist der neurologische Befund von vorrangiger Bedeutung.
Er wird unterstützt und präzisiert durch neurophysiologische Untersuchungsmethoden: Mit der Elektromyographie (EMG) können akute oder chronische Denervierungsstörungen nachgewiesen werden. Die Somatosensibel Evozierten Potenziale (SSEP) ermöglichen die Abklärung einer sensiblen Störung der Nervenleitungsbahnen. Die motorische und sensible Elektroneurographie (ENG) dient dem Ausschluss von peripheren Nervenschädigungen im Bereich der Gliedmaßen. Diese Untersuchungen sind wichtig, um zu entscheiden, ob eine konservative Therapie oder auch OP angezeigt ist. Letzteres wäre etwa bei höhergradigen motorischen Ausfällen oder einer durch das Nervensystem bedingten Blasenentleerungsstörung der Fall.

Psychosomatische Abklärung • Lässt sich keine eindeutige Ursache für das Schmerzgeschehen finden oder passt es nicht zu der organischen Diagnose, sollte sich unbedingt der Blick auf die zweite Stellschraube richten: die Psyche. Dabei geht es um die innere Haltung, die psychosozialen Faktoren, die Beschwerden auslösen beziehungsweise verstärken, sowie das Schmerzgedächtnis. Der behandelnde Arzt sollte überprüfen, ob die Möglichkeit von psychosozialen Einflussfaktoren gegeben ist. Ist das der Fall, kommt ein psychotherapeutischer Partner zum Einsatz.

VERTRAUEN SIE AUF DEN HEILUNGSERFOLG

Als Orthopäde verfüge ich kaum über objektive Gradmesser meines Tuns wie etwa die Kollegen aus anderen Fachrichtungen, die einen Knoten in der Brust ertasten oder auf Laborwerte zurückgreifen können. In meiner Arbeit geht es fast immer um Schmerzen – und die sind eine sehr subjektive Erfahrung.
Das ist auch der Grund, warum Ihre Einstellung entscheidend zu Ihrem Heilungserfolg beiträgt. Information, Zuversicht und eine positive Einstellung begünstigen den Heilungsprozess. Es macht einen Unterschied, ob Sie Angst haben, im Rollstuhl zu enden, oder ob Sie überzeugt davon sind, dass Ihre Beschwerden im Grunde harmlos und heilbar sind. Ob Sie zuversichtlich in das Rückenprogramm gehen oder einen Misserfolg erwarten.

Der Glaube versetzt Berge

In der Rückenbehandlung wird diese Redewendung zur Maxime für den Betroffenen. Eine Studie der Universität Göttingen bestätigt das: Die Forscher unterteilten Schmerzpatienten, die sich auf einer Schmerzskala von 1 (leichte Schmerzen) bis 10 (heftige Schmerzen) in Stufe 6 oder höher einordneten, in zwei Gruppen. Der einen Gruppe wurden Schmerzmittel verabreicht und signalisiert, dass ihre Beschwerden kaum ohne Operation in den Griff zu bekommen seien. Der anderen Gruppe sagte man, es handle sich lediglich um einen Bandscheibenvorfall, nichts Gravierendes also, weshalb eine Schmerzmittelgabe nicht notwendig sei, da die Beschwerden von allein innerhalb von zwölf Wochen abklingen würden. Beide Gruppen sollten den Krankheitsverlauf in einem Schmerztagebuch festhalten.
Das Ergebnis wird Sie vermutlich nicht mehr überraschen: Bei den Rückenkranken der zweiten Gruppe, die eine »zuversichtliche Diagnose« erhalten hatten, verringerten sich die Schmerzen wesentlich deutlicher als bei denen mit der negativen Beurteilung. Und das, obwohl jene die ganze Zeit über ein Schmerzmittel bekommen hatten.

SELBSTTEST: WIE SEHEN SIE IHRE HEILUNGSCHANCEN?

Kreuzen Sie an, welche der folgenden Aussagen auf Sie zutrifft:

- ☐ **A** Ich kann und will selbst dazu beitragen, dass sich meine Beschwerden endlich bessern.
- ☐ **B** Ich glaube fest daran, dass sich meine Beschwerden heilen lassen.
- ☐ **C** Ich bin skeptisch, dass es für mich eine Aussicht auf Heilung gibt.
- ☐ **D** Ich glaube nicht, dass ich selbst etwas zur Heilung meines Rückens beitragen kann.
- ☐ **E** Ich denke, dass ich nicht um eine Operation herumkomme.
- ☐ **F** Ich fürchte, dass mein Rücken nie wieder gut wird.

AUSWERTUNG

A oder B: Glückwunsch! Sie verfügen über eine ausgeprägte Selbstwirksamkeitsüberzeugung, das heißt, Sie sind in der Lage, Ihre Schmerzwahrnehmung positiv zu beeinflussen. Bitte behalten Sie diese Verantwortung bei und teilen Sie Ihre Erkenntnisse und Ihre positive Haltung mit anderen.

C oder D: Sie profitieren am meisten, wenn Sie Ihr bereits vorhandenes Wissen hinterfragen und zugleich einen Arzt suchen, der Ihre Zweifel ausräumt und Sie auf dem Weg der Schmerzbewältigung wohlwollend begleitet. Übernehmen Sie Verantwortung für Ihren Rücken!

E oder F: Mit dieser Einstellung werden Sie den größten Überraschungseffekt haben, wenn Sie plötzlich die Erfahrung machen, dass Sie selbst es in der Hand haben, Ihre Beschwerden positiv zu beeinflussen, und eine Operation gar nicht notwendig ist. Bitte geben Sie Ihrem Rücken doch noch einmal eine Chance!

Die Wirkung eines Placebos

Wissenschaftler bezeichnen das Beschriebene als Placeboeffekt, den zahlreiche Studien belegen. Er besagt: Ihre Einstellung und Ihre Erwartungen sind sehr machtvoll. Sie können damit die Wirkung von Therapien und Medikamenten fördern, aber auch zunichtemachen. Warum ist das so? Eine hoffnungsfrohe Einstellung bewirkt, dass das Gehirn körpereigene Glücksbotenstoffe freisetzt, sodass die Schmerzabwehr aktiviert werden kann. Der Glaube an den Heilungserfolg wirkt also bis ins Gehirn, wo die bereits angesprochenen natürlichen Schmerzhemmungssysteme auf ihren Einsatz warten. Der Zweifel jedoch wirkt gegenteilig: Er fördert eine Aktivität in den Gehirnarealen, die für eine negative Schmerzverarbeitung zuständig sind.

Worauf vertraut Ihr Arzt?

Was Ihr Arzt über Ihre Krankheit denkt, hat übrigens ebenfalls einen enormen Einfluss auf Ihren Heilungsprozess, der bereits mit einer zuversichtlichen und ausführlichen Erklärung der Krankheit einen positiven Anfang nehmen kann. Studien belegen, dass der Therapieerfolg immer auch davon abhängt, wie sehr der behandelnde Arzt daran glaubt, dass er helfen kann. Im Praxisalltag sehen sich allerdings viele Rückenpatienten mit Horrordiagnosen konfrontiert, die von »Ihre Wirbelsäule ist im Eimer« über »Mit der Wirbelsäule können Sie keine Kinder bekommen« bis hin zu »Wenn Sie jetzt nichts unternehmen, enden Sie irgendwann im Rollstuhl« reichen. Solche Aussagen sind absolut kontraproduktiv. Mit einem Therapeuten, der so etwas sagt, hat es gar keinen Sinn, eine Therapie zu beginnen, denn er glaubt ja selbst nicht daran, dass sich Ihre Beschwerden bessern werden.

Der Arzt muss den Weg kennen

Ebenso verhängnisvoll sind Sätze wie: »Jetzt machen wir mal drei Wochen eine konservative Therapie und dann schauen wir mal.« Damit entlarvt sich ein Therapeut als konzeptlos. Gleichgültigkeit drückt ebenso wie eine negative Erwartungshaltung bereits ein Scheitern aus. Verbale Katastrophenmeldungen, die Ärzte ihren Patienten aufgrund eines Bildbefunds geben, tragen wesentlich dazu bei, dass deren Rückenschmerzen eben gerade nicht abklingen. Es ist erwiesen: Schreckensszenarien machen Angst, und Angst verstärkt den Schmerz. Das Gleiche passiert, wenn Sie denken, Ihr Arzt würde Ihr Leid nicht ernst nehmen und Sie in die Psychokiste stecken. Auch das Ausbleiben einer Diagnose, weil sich kein organischer Befund zeigt, hat eine höchst beunruhigende Wirkung: Könnte das auch ein Tumor sein? Das ist doch hoffentlich nichts Bösartiges? Solche Gedanken sind kontraproduktiv. Fakt ist: Tumore an der Wirbelsäule sind eine Rarität, in meiner Praxis kommen auf 1500 Patienten noch nicht mal zwei.

Wenn Sie also auf keinen Fall eine Operation wünschen und Ihren Arzt zu einer alternativen therapeutischen Maßnahme überreden wollen, obwohl er anderer Meinung ist, sind die Aus-

Fassen Sie Mut!

Vielleicht sind Sie in einem Loch und wissen nicht, wie es weitergehen soll. Ihre Schmerzen schränken Ihre Lebensqualität ein. Sie haben vieles versucht, aber bisher keinen Ausweg aus dem Teufelskreis gefunden. Ich kann verstehen, dass es nicht so leicht ist, an den Heilungserfolg zu glauben.

Krempeln Sie trotzdem noch einmal die Ärmel hoch, um Ihren Rücken endgültig zu heilen. Schlecht geht es Ihnen doch schon lange genug. Oder? Es kann also nur bergauf gehen! Wenn ich nicht überzeugt wäre, dass sich bei 90 Prozent der Rückenkranken eine deutliche Verbesserung der Lebenssituation bewirken lässt, hätte ich mir nicht die Mühe gemacht, mit meinen Kollegen ein spezielles multimodales Programm zu entwickeln und es zudem in einem Buch zu erläutern.

Wenn Ihr Arzt auf eine Operation drängt, Sie das aber nicht wollen, wäre es wohl Zeit, den Therapeuten zu wechseln.

sichten auf Erfolg sehr gering. Warum? Weil er mit seinem Vorschlag bereits deutlich zum Ausdruck gebracht hat, dass er nicht an den Heilungsansatz glaubt.

FORMULIEREN SIE UMSETZBARE ERWARTUNGEN

Eine erfolgreiche Rückentherapie bedeutet für jeden Kranken etwas anderes. Letztlich geht es darum, Ihre Lebensqualität wiederherzustellen, sodass Sie sich wohlfühlen. Die Weltgesundheitsorganisation (WHO) erklärt den Begriff Gesundheit als »Zustand vollständigen körperlichen, geistigen und sozialen Wohlbefindens und nicht nur des Freiseins von Krankheit und Gebrechen«. Diese Definition wurde in der Vergangenheit immer wieder einmal aufgrund ihres hohen Anspruchs und einer gewissen Mehrdeutigkeit kritisiert. Im Rahmen unseres Rückenprogramms, das sämtliche Einflussfaktoren bei der Entstehung von Rückenschmerzen betrachtet, trifft sie den Nagel auf den Kopf.

Die Vorstellungen von Heilung sind so unterschiedlich wie die Menschen: Die einen wollen nach einem Bandscheibenvorfall wieder ihrer geliebten Sportart nachgehen. Die anderen möchten wieder mehr als eine Stunde am Stück konzentriert am Schreibtisch arbeiten, ohne von Schmerzen gepeinigt zu werden. Und wieder andere wünschen sich, nachts entspannt durchzuschlafen oder dank weniger Schmerzen im Haushalt nicht mehr auf die Hilfe anderer angewiesen zu sein.

Realistische Ziele

Haben Sie das erste Mal einen akuten Rückenschmerz, wird der Arzt versuchen, den Entzündungsherd zu löschen und Sie von den Schmerzen zu befreien. Die Chancen dafür stehen zu diesem Zeitpunkt gut. Kehrt der Schmerz jedoch wieder und wird die Ursache nicht behoben, verändert sich Ihre Schmerzwahrnehmung. Je länger Ihre Rückenschmerzen bestehen, desto mehr schmerzverstärkende Erfahrungen speichert Ihr Gehirn. Eine vollständige Schmerzfreiheit innerhalb kurzer Zeit ist dann Utopie. Die Werbeversprechen mancher Pharmafirmen, ihre Medikamente würden schon nach geringer Einnahmedauer die Beschwerden beseitigen, tragen leider nicht dazu bei, überzogene Erwartungshaltungen seitens der Betroffenen zu relativieren.

Therapieziele

Die folgenden Therapieziele sind im Falle beginnender oder bestehender Chronifizierung denkbar:

- Schmerzlinderung um einen bestimmten Prozentsatz,
- deutliche Ausdehnung der schmerzfreien Phasen,
- besserer Umgang mit Schmerzen,
- Reduzierung der Schmerzmittel,
- Verbesserung der Beweglichkeit,
- Steigerung der Lebensqualität,
- schrittweiser Schmerzrückgang,
- Verhinderung einer Ausweitung des Schmerzgeschehens,
- Auffinden und Beheben der wahren Schmerzursachen.

Erwarten Sie bitte keine Wunder

Vollkommene Schmerzfreiheit kann das große Ziel des multimodalen Rückenprogramms sein. Doch auf dem Weg dorthin befinden sich einige Etappenziele, die zuvor angesteuert

werden müssen. Das ist wie bei einer Rallye: Die Rennstrecke besteht aus mehreren Verbindungsetappen, die abgefahren werden müssen, bevor man das Ziel erreicht. Die vielfältigen Ursachen von unspezifischen oder chronischen Rückenschmerzen entdecken und beheben Sie nur, wenn Sie alle Etappen bewältigen.
Das ist übrigens auch der Grund, weshalb Sie bei dem Programm keine konkreten Zeitangaben finden. Weil Ihre Beschwerden individuell sind, kann Ihnen niemand exakte Angaben machen, bis wann genau es Ihnen persönlich wieder gut gehen wird. Was Ihnen aber in Aussicht gestellt werden kann: Wenn Sie engagiert in allen Bereichen des Programms mitwirken, wird sich Ihr körperliches, geistiges und soziales Wohlbefinden in absehbarer Zeit um ein Vielfaches steigern.

Was sind Ihre Ziele?

Setzen Sie sich umsetzbare Ziele, die Sie auf jeden Fall erreichen können! Eine utopische Erwartungshaltung an Ihr Therapieprogramm oder an Ihren Arzt bewirkt, dass sich der Erfolg nur zum Teil einstellt oder untergraben wird, weil Sie enttäuscht sind, wenn sich die großen Hoffnungen zerschlagen. Der negative Glaube versetzt eben keine Berge.
Fixieren Sie sich nicht auf zu weit entfernte Ziele, sondern konzentrieren Sie sich auf die gerade anstehenden Etappen des multimodalen Rückenprogramms. Bei einem jungen Bandscheibenpatienten mag es angehen, dass er schnell komplett schmerzfrei wird. Wer aber seit Jahren leidet oder schon dreimal operiert wurde, kann nicht erwarten, bald wie ein südafrikanischer Springbock durch die Steppe zu hüpfen. Auch ein jahrelang eingebranntes Schmerzgedächtnis lässt sich nicht in ein paar Wochen überschreiben. Das ist absolut unrealistisch und schafft nur Enttäuschung!

Je länger die Rückenschmerzen bestehen, desto wichtiger ist es, die eigenen Erwartungen ganz genau zu formulieren: Für jemanden, dessen Lebensqualität durch die Beschwerden über Jahre drastisch eingeschränkt wurde, sind anfangs schon 10 Prozent Schmerzreduktion, ohne Gesundheitsrisiken einzugehen, ein Gewinn. Fragen Sie einmal einen Operateur, der Ihnen einen Eingriff vorschlägt, um wie viel Prozent er Ihre Situation damit ehrlicherweise verbessern kann. Vermutlich wird er keine klare Angabe machen oder sogar einräumen, dass Sie das Risiko eingehen, dass der Eingriff gar nichts hilft oder sich das Schmerzgeschehen verschlechtert. Letztlich rate ich auch davon ab, zu hohe Erwartungen an die Heilungskompetenz Ihres Behandlers zu stellen. Er ist ein Unterstützer, aber nicht allmächtig.

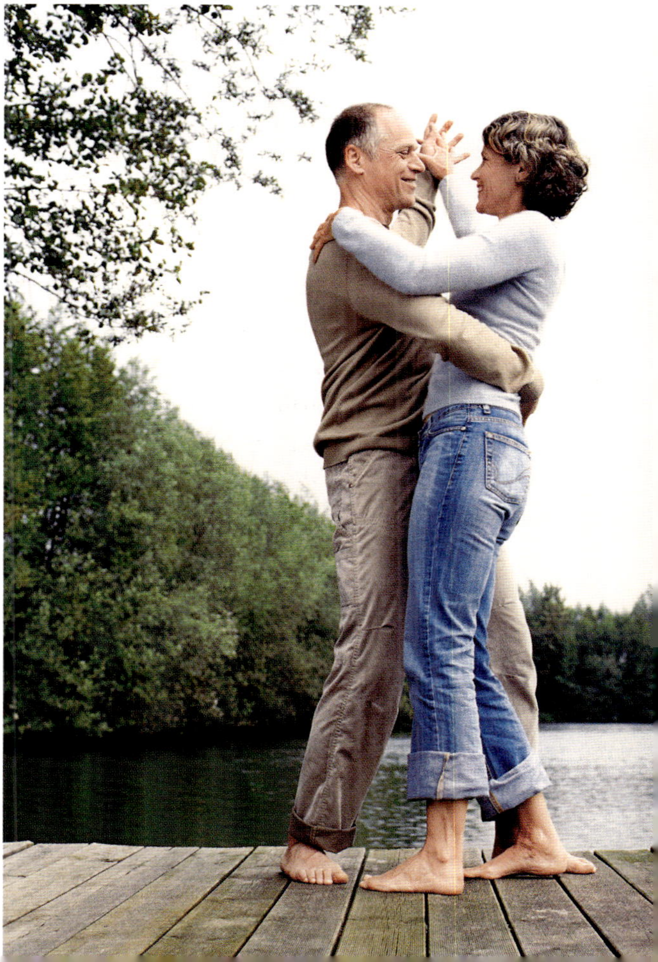

SELBSTTEST: WIE SCHRÄNKEN IHRE SCHMERZEN IHRE LEBENSQUALITÄT EIN?

Finden Sie heraus, in welchen Lebensbereichen Ihre aktive Teilnahme am Alltagsgeschehen wie stark reduziert ist. Setzen Sie in das freie Feld hinter jeder Rubrik jeweils eine Zahl von 0 (kein Problem) bis 100 Prozent (totales Problem) und notieren Sie darunter in Stichworten, welcher Art die Einschränkung ist.

Familie: ______ Prozent

Warum: ____

____

____

Partnerschaft/Sexualität: ______ Prozent

Warum: ____

____

____

Beruf/Karriere: ______ Prozent

Warum: ____

____

____

Soziales Leben/Freunde: ______ Prozent

Warum: ____

____

____

Selbstverwirklichung/persönliche Entfaltung/Hobbys: ______ Prozent

Warum: ____

____

____

IHRE SELBSTWIRKSAMKEIT

Viel wichtiger als übersteigerte Erwartungen zu formulieren, ist es, die eigene Selbstwirksamkeit zu fördern. Und das gelingt, wenn Sie sich auf die Phasen der Schmerzfreiheit konzentrieren. Das erste Ziel ist es, diese Phasen auszudehnen und es bewusst zu genießen, dass Ihr Rücken Ihnen nicht im Weg steht. Wer jahrelang von Schmerzen gepeinigt wurde, ergötzt sich doch schon an dem angenehmen Gefühl, das sich einstellt, sobald die Beschwerden weniger stark sind oder wenigstens für eine Weile verschwinden. Und genau solche positiven Erfahrungen braucht Ihr Gehirn, um sich des Schmerzgedächtnisses zu entledigen. So setzen Sie Erfahrung für Erfahrung den Selbstheilungsprozess Ihres Rückens in Gang.

Führen Sie ein spezielles Rückentagebuch

Da jeder Mensch ein individuelles Schmerzempfinden hat, müssen auch die Maßnahmen zur Heilung so persönlich wie möglich gestaltet sein. Die Selbstbeobachtung mithilfe eines Rückentagebuchs ist deshalb ein wichtiger Bestandteil des multimodalen Rückenprogramms. Schriftlichkeit verstärkt die Wirksamkeit Ihres Therapieprozesses, weil sich die Erfahrungen und Erkenntnisse beim Schreiben besser verankern können.

Indem Sie sich ganz genau beobachten und Ihr Schmerzverhalten protokollieren, gewinnen Sie hilfreiche Erkenntnisse über die Einflussfaktoren, die für Ihre Beschwerden in unterschiedlichem Maß verantwortlich sind.

Die Übungen, Tests und Fragen in diesem Buch dienen Ihnen dabei als weiterführende Anhaltspunkte. Beobachten Sie sich möglichst täglich genau und halten Sie alles, was Ihnen auffällt, in Ihrem Rückentagebuch fest. Das kann ein schönes Notizbuch oder ein Ringbuch sein, ganz wie es Ihnen gefällt. Die Hauptsache ist, dass es für die gesamte Dauer des multimodalen Rückenprogramms Ihr unverzichtbarer Heilungsbegleiter ist.

Was brauchen Sie jetzt?

Der Schlüssel für realistische Therapieziele ist die Selbstverantwortung. Sie bestimmen, was Sie erreichen wollen – und können. Bei der Suche nach den sinnvollen Therapie- und Etappenzielen helfen Ihnen Ihre individuellen Bedürfnisse: Was brauchen Sie jetzt, damit es Ihnen besser geht? Das ist immer wieder neu die wesentliche Frage, die Sie sich stellen sollten.

Spurensuche

Werden Sie ab jetzt zum Detektiv in eigener Sache und decken Sie auf, was in unserem medizinischen System nur schwer herauszufinden ist: die verborgenen Ursachen Ihrer Rückenschmerzen. Verheimlichen Sie sich nichts, seien Sie ehrlich zu sich selbst. Es lohnt sich: Denn Sie werden in absehbarer Zeit Erfolge erleben können. Nutzen Sie die vielfältigen Einsatzbereiche des Rückentagebuchs mit maximaler Offenheit und Ehrlichkeit.

Beobachten und analysieren Sie sich selbst • Halten Sie täglich fest, wie es Ihnen geht. Sie zeichnen auf diese Weise ein klares Bild davon, wann Sie Schmerzen haben und unter welchen Umständen sie sich verschlimmern. Beim Zurückblättern können Sie Stressoren ausmachen, die sich wiederholt negativ auf Ihren Rücken auswirken. Vermutlich haben Sie – bewusst oder unbewusst – Strategien entwickelt, um Ihre Schmerzen zu lindern. Einige mögen hilfreich sein, andere sind kontraproduktiv, weil ein Vermeidungsverhalten das Schmerzgedächtnis noch verstärkt. Wenn Sie herausfinden, was Sie genau im Schmerzfall tun oder lassen, können Sie rückenfeindliche Selbsthilfemaßnahmen identifizieren und nach und nach abstellen.

Üben Sie • Bearbeiten Sie die Tests, Fragenkomplexe und Übungen aus diesem Buch in Ihrem Rückentagebuch und verfolgen Sie Ihre Entwicklungsschritte.

Dokumentieren Sie Ihr Tun • Halten Sie die Übungseinheiten der Bewegungsprogramme ab Seite 114 und 156 ebenso fest wie beispielsweise den Schmerzmittelverbrauch (Seite 80). So behalten Sie als Chef beziehungsweise Chefin die Kontrolle über den gesamten Genesungsprozess.

Motivieren Sie sich • Notieren Sie positive Erfahrungen und Erkenntnisse, um in schwierigen Momenten auf dieses wertvolle Feedback zur Verbesserung Ihres Gesundheitszustandes zurückgreifen zu können. Sie werden sehen, dass Sie mehr können, als Sie angenommen hatten. Das steigert Ihr Selbstvertrauen und Ihre Selbstwirksamkeit.

Erkennen Sie sich • Schreiben fördert die Aufmerksamkeit, unterstützt Sie bei der Selbstreflexion und motiviert zum Handeln. Schwarz auf weiß zu sehen, wie oft Sie Rückenschmerzen haben und wie häufig Sie Medikamente einnehmen, wird Sie motivieren, Ihr Rückenproblem endlich ein für alle Mal in den Griff zu bekommen.

SELBSTPROGNOSE

Testen Sie, was Sie sich vom Rückenprogramm erwarten. Beantworten Sie die folgenden Fragen in Ihrem Rückentagebuch:

- Wie steht es augenblicklich – vor Beginn des Programms – um Ihr körperliches, geistiges und soziales Wohlbefinden?
- Mit welchem Heilungsergebnis können Sie gut leben? Ab wann ist Ihre Lebensqualität zufriedenstellend?
- Was brauchen Sie jetzt, damit es Ihnen besser geht?

Schreiben Sie in Ihrem Rückentagebuch alle Erwartungen auf, die Sie hinsichtlich des multimodalen Rückenprogramms hegen. Anschließend überprüfen Sie all diese Erwartungen daraufhin, ob Sie realistisch oder unrealistisch sind. Setzen Sie dafür zum Beispiel jeweils ein R oder ein U neben die formulierte Erwartung.

Bilanzieren Sie • Ziehen Sie mit den nachfolgenden Fragen einmal im Monat ein Resümee Ihrer Selbstheilungsaktivitäten:

- In welchen Bereichen hat sich Ihre Lebensqualität verbessert?
- Über welche Erfolge freuen Sie sich am allermeisten?
- Welche Genüsse haben Sie (wieder)entdeckt?
- Welche Stressfaktoren haben Sie reduziert?
- Welche Erkenntnisse haben Sie über sich und Ihren Rücken gewonnen?
- Wie zufrieden sind Sie mit dem Verlauf des multimodalen Rückenprogramms?
- Was könnten Sie noch verbessern?
- Was wollen Sie als Nächstes erreichen?

IHR RÜCKENVERTRAG

Sie sind der wichtigste Partner im Heilungsprozess Ihres Rückens, Sie sollten sich also auf sich selbst verlassen können. Bevor die Dinge in Balance kommen, geht es mit Ihren Schmerzen auf und ab, sie werden im Verlauf des Programms mal stärker und mal weniger stark sein. Bleiben Sie sich in dieser Zeit bewusst, dass am Ende alles deutlich besser sein wird als zu Beginn – trotz der Schwankungen. Das ist wie beim Börsenkurs: Hauptsache, er geht am Ende nach oben.

Sind Sie bereit? Mit dem folgenden Vertrag nehmen Sie eine Absichtserklärung vor. Das kommt Ihnen zunächst vielleicht seltsam vor. Aber Sie werden sehen: Was Sie schriftlich fixiert und unterzeichnet haben, hat umso mehr Gültigkeit. Am besten kopieren Sie sich diese Seite, füllen sie aus und legen sie mit in Ihr Rückentagebuch.

MEIN RÜCKENVERTRAG

Ich ______________________________ (Vorname, Name)

trage die Verantwortung für die Genesung meines Rückens und werde im Rahmen eines multimodalen Programms alles in meiner Macht Stehende unternehmen, um den Ursachen meiner Beschwerden auf allen Ebenen auf den Grund zu gehen und sie zu beseitigen. Ich weiß, dass meine aktive Mitwirkung für den Heilungsprozess entscheidend ist. Selbst wenn es mir an manchen Tagen schlechter gehen sollte, bleibe ich geduldig und entscheide mich, mein Rückenleiden unter Zuhilfenahme aller dafür notwendigen Maßnahmen zu überwinden.

____

(Datum, Unterschrift)

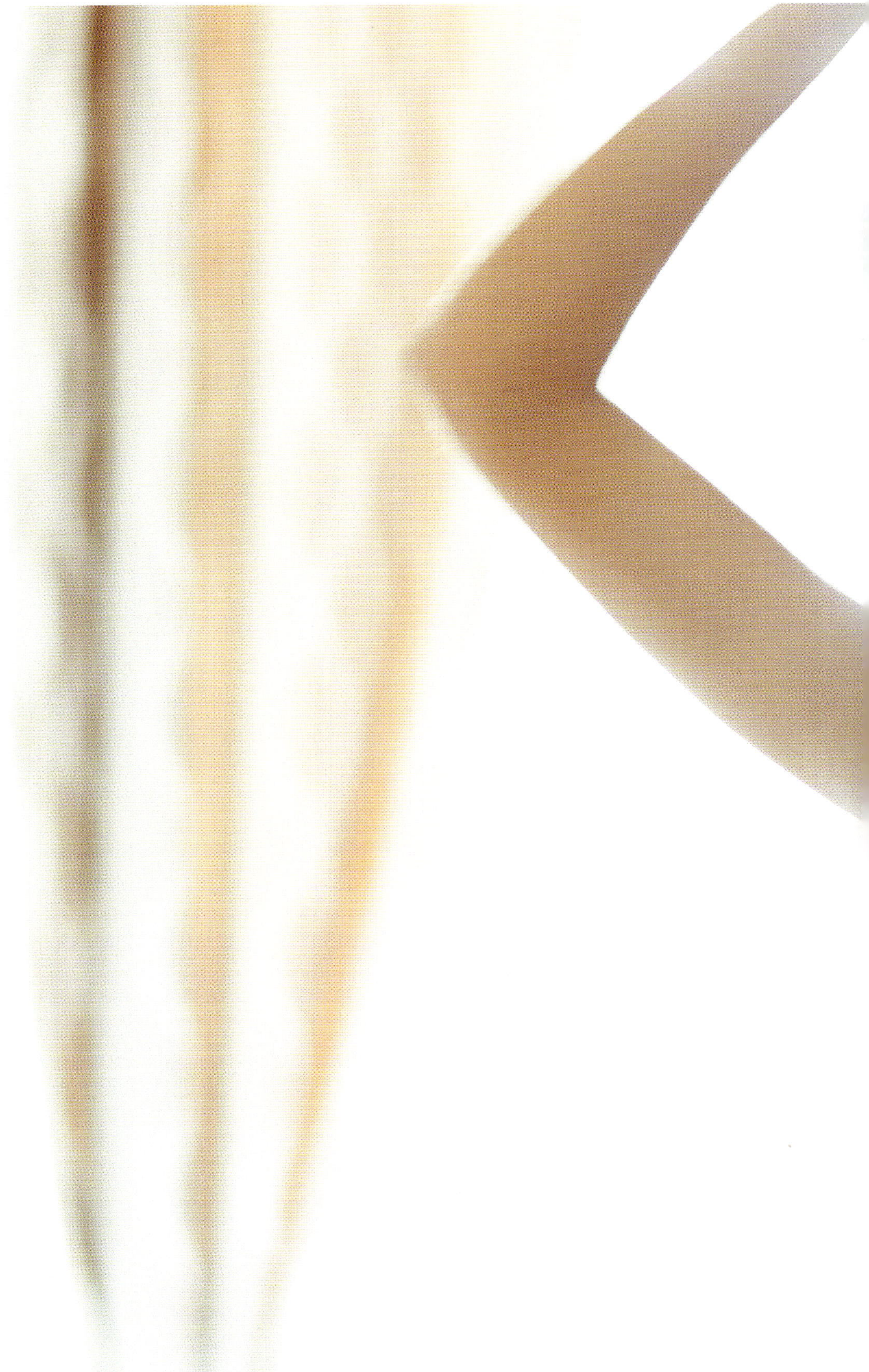

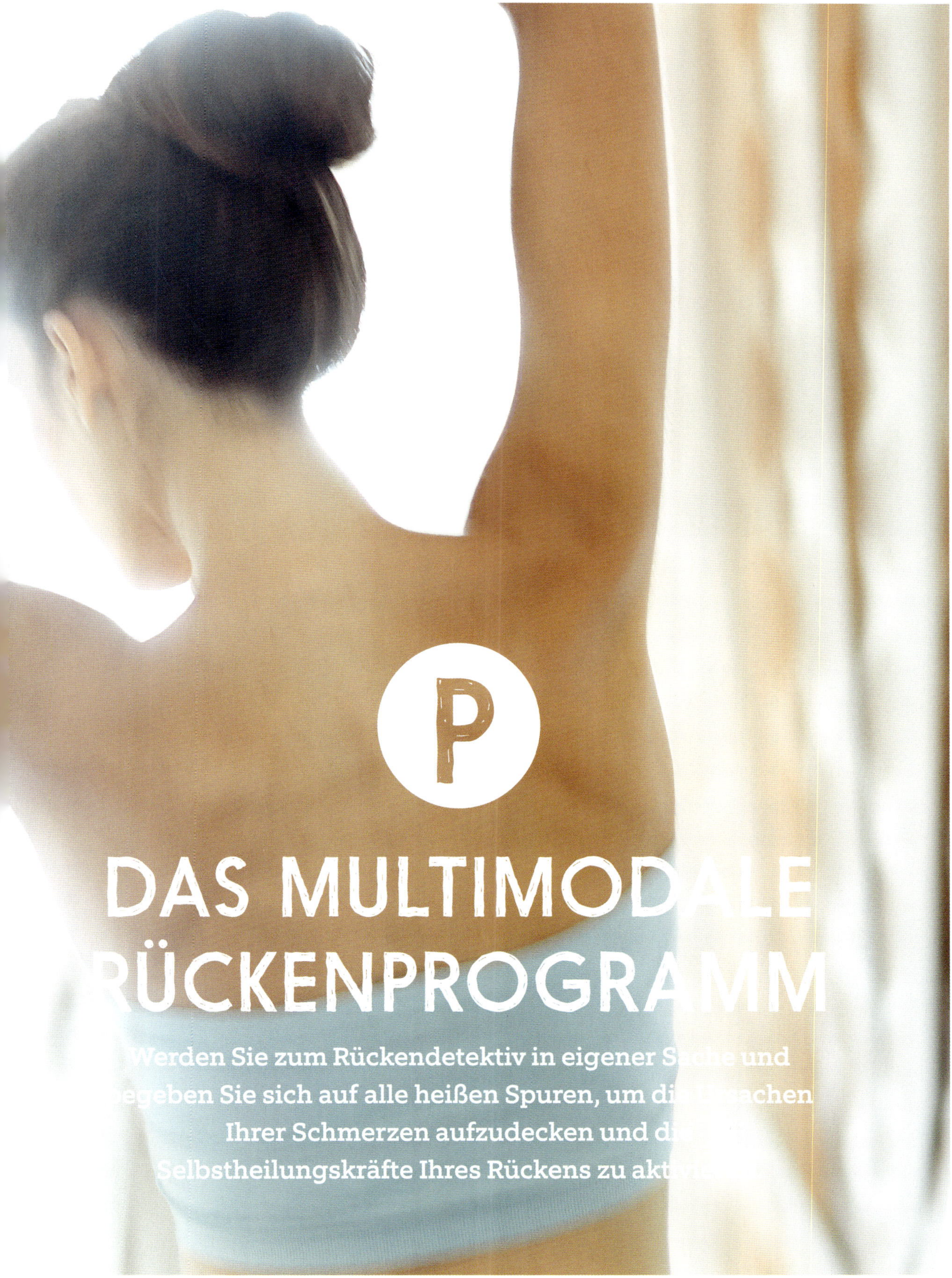

DAS MULTIMODALE RÜCKENPROGRAMM

Werden Sie zum Rückendetektiv in eigener Sache und begeben Sie sich auf alle heißen Spuren, um die Ursachen Ihrer Schmerzen aufzudecken und die Selbstheilungskräfte Ihres Rückens zu aktivieren.

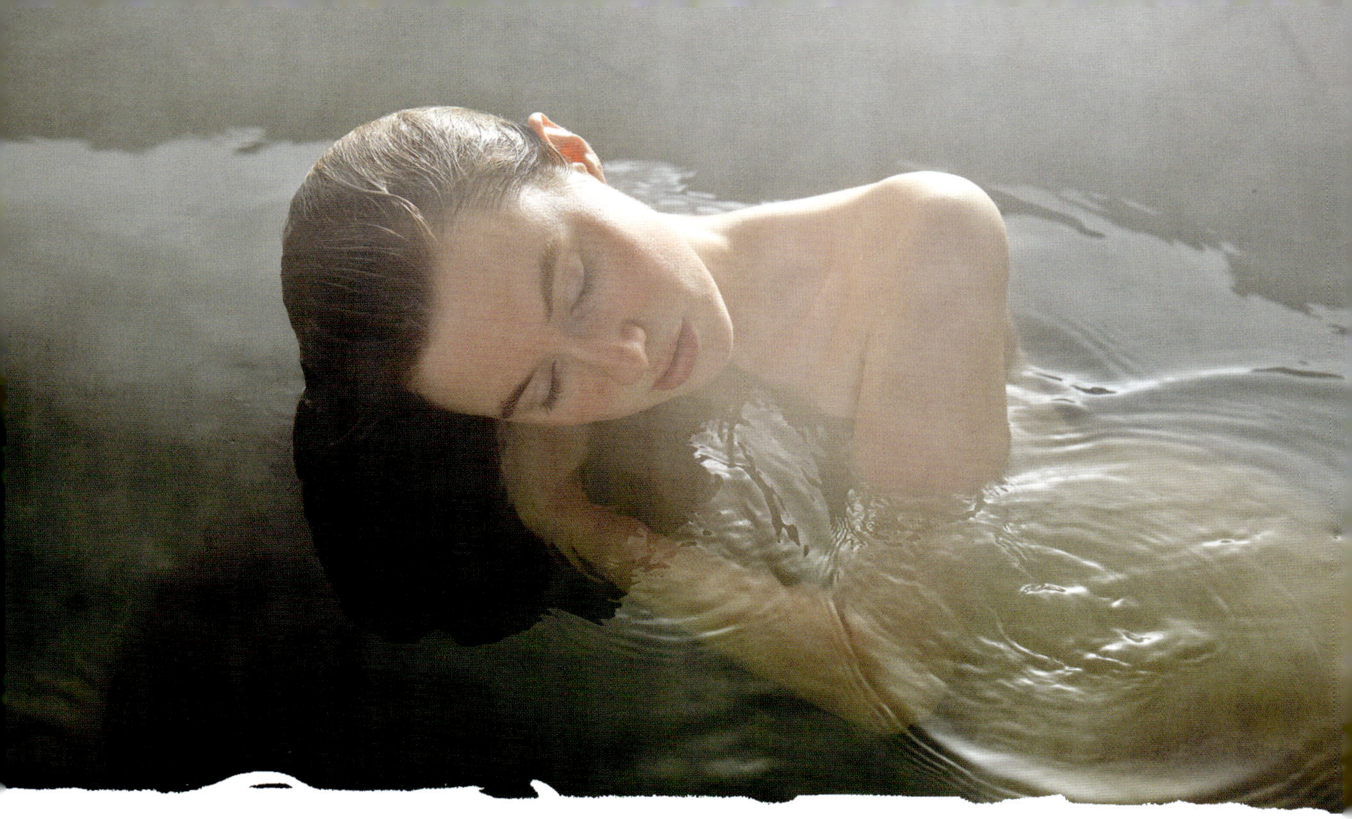

P

DEN ENTZÜNDUNGSHERD LÖSCHEN

Das multimodale Rückenprogramm setzt darauf, den akuten Schmerzzustand schnellstmöglich mit gezielten Medikamenten zu beseitigen, damit nichts im Gehirn »kleben bleibt«.

Schritt 1 der Praxis beginnt. In diesem und den beiden folgenden Kapiteln geht es um all die Themen, die bei akuten Rückenbeschwerden wesentlich sind: Entzündungen hemmen, Entspannen lernen und blockierte Muskulatur wieder beweglich werden lassen. Dies ist der Start ins multimodale Rückenprogramm, von welcher Etappe Ihrer persönlichen »Rückengeschichte« auch immer Sie gerade beginnen.

Die Beschwerden können sehr quälend sein und bedeuten hohen Stress für den Betroffenen. Deswegen muss es anfangs möglichst schnell gehen: Der Schmerz- und Entzündungsherd muss beseitigt werden. Wer unter einer unangenehmen Rückenverspannung leidet, kann zunächst versuchen, das ohne Schmerzmittel in den Griff zu bekommen. Halten die starken Beschwerden aber tagelang an, empfiehlt es

sich, etwas zu unternehmen, damit sich ein Schmerzgedächtnis gar nicht erst ausbildet.
Aus ärztlicher Sicht ist gegen eine gelegentliche Einnahme eines Schmerzmittels bei akuten Beschwerden nichts einzuwenden. Jede Art von regelmäßiger Medikation sollten Sie jedoch mit Ihrem Arzt absprechen. Wir wissen heute, dass die langfristige Einnahme von Schmerzmitteln die natürliche Schmerzbarriere im Gehirn eher schwächt, was dazu führt, dass der Schmerz nach Absetzen der Medikamente umso stärker auftritt. Das kann zum Teufelskreis werden: Der Kranke neigt dazu, immer stärkere Mittel einzunehmen, die immer mehr Nebenwirkungen haben. Er schädigt sich also mit dieser Selbstmedikation selbst.

DER SCHMERZCHECK

Da die Art und die Dosierung von Schmerzmitteln abhängig vom Grad Ihrer Beschwerden ist, müssen Sie als Erstes herausfinden, wie schlecht es Ihnen tatsächlich geht.
Die Schmerzwahrnehmung ist ja etwas sehr Subjektives und jeder Mensch empfindet anders. Daher möchte ich Ihnen dazu die folgenden Richtlinien geben: Machen Sie den Zahnschmerztest. Erinnern Sie sich daran, wie Ihnen einmal ein Zahn schwer zu schaffen machte. Weil das an einem Wochenende oder mitten in der Nacht passierte, konnten Sie nicht eben mal zu Ihrem Zahnarzt gehen. Mit fortschreitender Stunde wurde der Schmerz immer schlimmer. Er pochte wie wild und zog bis in den Kopf. Sie haben nur mithilfe von Schmerzmitteln die Nacht durchgehalten und waren froh, am nächsten Morgen endlich zum Zahnarzt gehen zu dürfen. Dieser Schmerz entspricht auf der Schmerzskala, die Sie auf der folgenden Seite sehen, etwa einer 7.
Wenn Sie nun Ihre Rückenbeschwerden danach ausrichten, wo befinden Sie sich auf der Schmerzskala? Tragen Sie die Zahl und die Tageszeit in einer Tabelle, wie Sie sie auf der folgenden Seite finden, ein.
Gleichen Sie außerdem die Ergebnisse auf der Schmerzskala mit denen der Leidensskala auf Seite 42 ab. Dann wissen Sie, ob Medikamente überhaupt das richtige Mittel sind. Falls das Leid größer ist als der Schmerz, ist eine tiefere Ursachenforschung ratsam.

Woche für Woche Klarheit

Dokumentieren Sie ab jetzt Ihre Beschwerden und Ihren Schmerzmittelkonsum täglich mithilfe der Wochenübersicht auf der Folgeseite, die Sie in Ihr Rückentagebuch übertragen oder als Kopie einkleben können:

- Wann haben Sie Schmerzen (Uhrzeit)?
- Ist der Schmerz immer gleich oder verändert er sich immer wieder?
- Welche Präparate nehmen Sie über den Tag verteilt in welcher Dosierung ein?
- Welche Informationen zu Ihrem Allgemeinbefinden sind wichtig im Zusammenhang mit Ihren Beschwerden? Halten Sie das stichpunktartig im Tagebuch fest.

Schmerzmittel absetzen

Schmerzmittel über längere Zeit sind nicht gut, das ist gar keine Frage. Wenn es jemand allerdings gewohnt ist, viele starke Schmerzmittel zu nehmen, ist es besser, diese nicht von heute auf morgen abzusetzen, sondern auszuschleichen. Fragen Sie Ihren Arzt, um Absetzerscheinungen zu vermeiden.

KLARHEIT ÜBER SCHMERZ UND SCHMERZMITTELKONSUM

Mit dieser Seite – wöchentlich kopiert und ausgefüllt – verschaffen Sie sich einen realistischen Überblick über Ihre tatsächlichen Schmerzen und die konsumierten Schmerzmittel.

DIE SCHMERZSKALA

1 2 3 4 5 6 7 8 9 10

keine Schmerzen

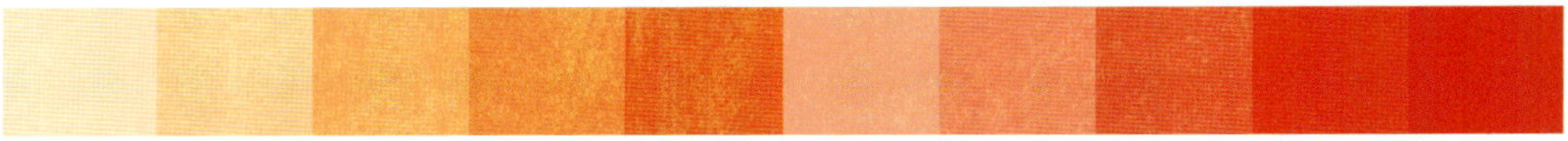

stärkste Schmerzen

geringe mittelstarke starke

WOCHENÜBERSICHT SCHMERZEN

Woche:

Tag	7 bis 13 Uhr	Schmerzmittel	13 bis 18 Uhr	Schmerzmittel	18 bis 1 Uhr	Schmerzmittel	1 bis 7 Uhr	Schmerzmittel
1								
2								
3								
4								
5								
6								
7								

Vorsicht vor zu vielen Medikamenten, die Sie auf eigene Faust nehmen! Sobald Sie nach der dritten Woche feststellen, dass Ihr Schmerzmittelkonsum einer Regelmäßigkeit folgt, sollten Sie die medikamentösen Maßnahmen mit einem Arzt besprechen.

SCHMERZMITTEL UND ENTZÜNDUNGSHEMMER

Die meisten Schmerzmittel sind gar keine, weil sie nicht im Gehirn wirken und dort die Schmerzwahrnehmung beeinflussen, sondern in der Peripherie, wo die schmerzhafte Entzündung entsteht oder weitergeleitet wird. Das sind die sogenannten NSAR-Entzündungshemmer wie Acetylsalicylsäure, Diclofenac, Ibuprofen, die sogenannten COX-2-Hemmer, Paracetamol und Metamizol. Man verabreicht sie oft in Kombination mit Muskelrelaxantien, die eine Muskelentspannung herbeiführen, aber auch im zentralen Nervensystem eine Entspannung hervorrufen. So bleibt der Schmerzgeplagte mobil und aktiv. Außerdem ist er in der Lage, die Schmerzpartien selbst oder mit Unterstützung eines Physiotherapeuten zu mobilisieren. Eine solche Medikation ist eine Art Initialzündung, die den Körper dabei unterstützt, den natürlichen Heilungsprozess einzuleiten.

Grundsätzliches zur Dosierung

Die Devise lautet: So kurz wie möglich und so lang wie nötig. Die Dosis sollte so hoch sein, dass sie dem Schmerz ein Ende macht, aber die normalen Lebensaktivitäten nicht unbedingt beeinträchtigt. Denn Schonung und Bettruhe sind Gift für den Rücken.

Wer unter chronischen Schmerzen leidet, sollte sehr umsichtig sein, da schmerzstillende Medikamente die Ursache nicht beheben. Das heißt im schlimmsten Fall, dass die Dosis im Lauf der Zeit immer weiter erhöht werden muss, um Linderung zu erfahren.

Schmerzen durch Schmerzmittel

Es gibt Menschen, die von Arzt zu Arzt gehen, sich überall starke Schmerzmittel verschreiben lassen und auf eigene Faust einen hoch dosierten Cocktail aus Medikamenten einnehmen, weil sie dem einen Behandler nicht von den anderen erzählt haben. Das passiert leider gar nicht so selten, kann aber fatale Neben- und Wechselwirkungen haben. Klinische Beobachtungen haben nämlich gezeigt, dass ein Missbrauch von Schmerzmitteln sogar Schmerzen auslösen kann. Wenn Sie ohne fachliche Beratung zu viele verschiedene Medikamente einnehmen, erreichen Sie im schlimmsten Fall genau das Gegenteil dessen, was Sie wollten: Sie gleiten in eine Art Sucht ab und verschlimmern Ihre Beschwerden!

Dem durch Medikamentenmissbrauch verursachten, sogenannten analgetischen Schmerz ist sehr schwer beizukommen, weil man pharmakologisch kaum mehr helfen kann, sondern

Auf jeden Fall zum Arzt

- Nach einem Unfall.
- Bei akut auftretendem Schmerz ohne spezifische Ursachen, der Sie einschränkt oder sogar bewegungsunfähig macht.
- Bei anhaltenden starken Schmerzen, die trotz Einnahme von Schmerzmitteln nicht besser werden.
- Bei immer häufigerem Auftreten von Kribbeln, Pelzigkeit, Taubheit oder Ameisenlaufen in den Extremitäten.
- Bei Schwächegefühlen oder Lähmungserscheinungen in Armen oder Beinen (unkontrolliertes Weg- oder Einknicken im Knie-, Hüft- oder Sprunggelenk; wiederholtes Stolpern über Stufen oder Teppichkanten).
- Bei Kontrollverlust beim Wasserlassen oder beim Stuhlgang.

die Medikation ja erst einmal langsam wieder zurückfahren muss. Der davon Betroffene muss also ganz starke Schmerzen aushalten, bis es ihm mithilfe der anderen Verfahren im multimodalen Prozess wieder besser geht. Da braucht es einen extrem starken Willen und eine klare Perspektive, um das durchzustehen. Bitte beherzigen Sie deshalb meinen dringenden Rat und besprechen Sie immer mit Ihrem Apotheker oder Arzt, ob es in Ihrem individuellen Fall Einschränkungen oder Risiken gibt. Die nachfolgenden Schmerzmittel und Entzündungshemmer, teils frei verkäuflich, teils verschreibungspflichtig, finden je nach Schmerzstärke bei akuten beziehungsweise chronischen Rückenproblemen Anwendung.

DIE EINZELNEN MEDIKAMENTE

Dieser Überblick beginnt mit den NSAR, also den entzündungshemmenden Schmerzmitteln (nicht-steroidale Antirheumatika) und geht dann über Kortison, Muskelrelaxantien und Opioiden bis zu den Antidepressiva.

ASS

Wirkungsweise • Der Klassiker der Schmerzmittel hilft bei leichten bis mittleren Rückenbeschwerden. Der Wirkstoff Acetylsalicylsäure (ASS) ist schmerzlindernd und in höherer Dosierung entzündungshemmend.

Nebenwirkungen • ASS hemmt die Bildung von Prostaglandinen. Da diese Gewebehormone auch am Schutz der Magenschleimhaut beteiligt sind, kommt es häufiger zu Magen- und Darmbeschwerden, da diese Funktion durch die Hemmung teilweise aufgehoben wird. Außerdem wirkt ASS blutverdünnend und sollte mindestens eine Woche vor operativen oder zahnärztlichen Eingriffen abgesetzt werden.

Wechselwirkungen • Alkohol, kortisonhaltige Tabletten oder Kombinationen mit anderen NSAR-Medikamenten können die magenschädigende Wirkung von ASS verstärken.

Dosierung • Nicht verschreibungspflichtig. Die Einzeldosis liegt bei maximal 500 bis 1000 mg, die Tageshöchstdosis bei 4 g.

Paracetamol

Wirkungsweise • Dieses Präparat hemmt die Weiterleitung der Schmerzimpulse im zentralen Nervensystem und eignet sich bei leichten bis mittleren Rückenschmerzen. Gegen Entzündungen hilft es weniger gut.

Nebenwirkungen • Paracetamol ist in niedrigen Dosen gut verträglich. Bei Menschen, die unter einer Störung der Leber- oder Nierenfunktion leiden, kann bereits eine geringe Dosis Vergiftungserscheinungen hervorrufen.

Wechselwirkungen • Die Kombination mit bestimmten Medikamenten gegen Epilepsie oder Tuberkulose kann schädlich für die Leber sein. In solchen Fällen empfiehlt es sich, Paracetamol möglichst gering zu dosieren.

Dosierung • Nicht verschreibungspflichtig. Die Einzeldosis liegt bei maximal 500 bis 1000 mg, die Tageshöchstdosis bei 4 mg.

Diclofenac/Ibuprofen

Wirkungsweise • Diese Substanzen eignen sich gut bei mittleren bis stärkeren Schmerzzuständen, die in Verbindung mit Entzündungen auftreten, da ihre entzündungshemmende Wirkung stärker ist als bei ASS oder Paracetamol.

Nebenwirkungen • Am häufigsten kommt es bei einer längerfristigen Einnahme zu Magen-, Leber- oder Nierenproblemen. Wer mit Magen- oder Darmgeschwüren zu kämpfen hat, nimmt lieber Abstand davon. Das gilt ebenso für Schwangere und Kinder unter zwölf Jahren. Da die Wirkstoffe ein höheres Allergiepotenzial aufweisen als etwa ASS, sollten Asthmatiker und Allergiker vorsichtig mit der Einnahme sein. Nach meiner Erfahrung hat Ibuprofen die beste Verträglichkeit.

Wechselwirkungen • Blutdrucksenkende Mittel, ACE-Hemmer und Entwässerungsmittel wie Diuretika können diesen Wirkstoff abschwächen. In Kombination mit Kortison, anderen NSAR oder selektiven Serotonin-Wiederaufnahmehemmern (SSRI), die zur Behandlung von Depressionen eingesetzt werden, steigert sich das Risiko für Magen-Darm-Geschwüre.

Dosierung • Beide Präparate sind in niedrigen Dosen nicht verschreibungspflichtig. Bei Diclofenac liegt die Einmaldosis bei maximal 50 mg; die Tageshöchstdosis bei 150 mg oder 200 mg bei Retard-Tabletten. Bei Ibuprofen liegt die Einmaldosis in der Regel bei maximal 200 bis 400 mg; Tageshöchstdosis: 1200 mg.

COX-2-Hemmer

Wirkungsweise • Dieser weniger bekannte Wirkstoff hemmt fast nur das Enzym Cyclooxygenase-2, das die Produktion von Entzündungsbotenstoffen fördert, aber nicht COX-1 mit seiner Schutzfunktion für den Magen und die Nieren. COX-2-Hemmer sind deshalb weniger schädlich für Magen, Darm und Nieren, nach Angaben mancher Patienten aber weniger schmerzlindernd als andere NSAR.

Nebenwirkungen • COX-2-Hemmer können möglicherweise das Herzinfarktrisiko erhöhen. Deshalb sollten Rückenkranke mit kardialen Problemen oder peripheren Durchblutungsstörungen sowie Menschen, die einen Schlaganfall hatten, sie nicht nehmen.

Wechselwirkungen • Es kann die Wirkung blutdrucksenkender Mittel abgeschwächt werden. In Kombination mit ACE-Hemmern kann sich die Nierenfunktion verschlechtern.

Dosierung • Verschreibungspflichtig. Einzeldosis durchschnittlich 90, maximal 120 mg.

Metamizol

Wirkungsweise • Diese Substanz hat eine starke schmerzlindernde, fiebersenkende und leicht entzündungshemmende Wirkung und lässt sich gut mit NSAR kombinieren. Sie wird oft bei Bandscheibenvorfällen und starken akuten Rückenschmerzen verordnet. Im Klinikbetrieb kommt sie auch nach Operationen zum Einsatz, bei Verletzungen, die mit Koliken

Schmerzsalben

Bei leichteren Rückenschmerzen können Sie auch frei verkäufliche Salben mit den Inhaltsstoffen Diclofenac und Ibuprofen einsetzen. Ihre Wirkung ist weniger stark als die der höher dosierten Schmerztabletten, dafür haben sie auch weniger Nebenwirkungen. Die richtige Anwendung: Arbeiten Sie nicht zu großflächig, sondern massieren Sie die Salbe drei- bis viermal pro Tag in die betroffene Stelle ein. So wirkt sie gezielt und es gelangt weniger von dem Wirkstoff in den Blutkreislauf.

Vitalstoffe, die starken Partner der Schmerzmittel

Bei chronischen Rückenschmerzen ist das Nervensystem besonders sensibel. In der Folge wird die Schmerzschwelle niedriger. Vitalstoffe haben einen positiven Einfluss darauf, wie wir Schmerzen wahrnehmen. Sie können eine medikamentöse Schmerztherapie mit bestimmten Vitalstoffen flankieren und damit die Dosierung der Mittel reduzieren.

Magnesium eignet sich dafür aufgrund seiner entzündungsreduzierenden und muskelentspannenden Wirkung. Diese »natürliche Schmerztherapie« braucht allerdings Geduld, denn es dauert etwa eineinhalb bis zwei Monate, bis sich ein lindernder Effekt zeigt. Beraten Sie sich dazu eingehend mit einem Arzt oder Apotheker. Dosierung: 350 mg pro Tag.

B-Vitamine B1, B6 und B12 sind an der Energieversorgung und dem Schutz der Nervenzellen sowie an der Produktion des körpereigenen Schmerzhemmers Serotonin beteiligt. Vitamin B12 hilft dabei, dass sich die Nerven nach einem Entzündungszustand oder gegebenenfalls nach einer Operation wieder regenerieren können. Dosierung: B1 1,4 mg pro Tag; B6 2 mg pro Tag und B12 1 µg pro Woche.

Vitamin E ist ein Antioxidans mit schmerz- und entzündungslindernder Wirkung, das den schädlichen Sauerstoffradikalen am Entzündungsherd zu Leibe rückt. Dosierung: 15 mg pro Tag.

Weitere hilfreiche Vitalstoffe finden Sie unter den »Top 10 der Vitalstoffe für den Rücken«, Seite 178.

oder hohem Fieber einhergehen, aber auch bei Tumorpatienten, die unter starken Schmerzen zu leiden haben.

Nebenwirkungen • Metamizol kann zu Agranulozytose führen, das ist eine schnelle Reduzierung einer bestimmten Art von weißen Blutkörperchen, die als »Körperpolizei« fungieren. Das Immunsystem wird dann geschwächt und es kann zu Schwäche, Fieber, Entzündungen der Schleimhäute und einem starken Blutdruckabfall kommen. Wird die Blutbildveränderung nicht behandelt, kann sie lebensbedrohlich sein.

Wechselwirkungen • Menschen, die unter Asthma, Allergien und Störungen der Blutbildungs- beziehungsweise der Nierenfunktion leiden, sollten Vorsicht walten lassen.

Dosierung • Verschreibungspflichtig. Die Einzeldosis liegt bei maximal 500 bis 1000 mg, die Tageshöchstdosis bei 4 g.

Kortison

Wirkungsweise • Kortison ist besser als sein Ruf, denn diese Substanz hat eine stark entzündungshemmende Wirkung. Entscheidend ist eine zielgenaue Behandlung, dann reicht auch eine niedrige Dosis, die verträglicher ist und weniger Nebenwirkungen erzeugt.

Nebenwirkungen • Sie treten in der Regel nur bei täglicher hoch dosierter Einnahme auf, die sich über einen längeren Zeitraum hinzieht. Da der Körper auch selbst Kortison, unter anderem in der Nebenniere, produziert, fährt er bei längerfristigem oder dauerhaftem Konsum die Eigenproduktion herab. Aus diesem Grund muss das Medikament auch langsam ausgeschlichen werden. Eine lange Einnahme kann Diabetes auslösen oder auch Osteoporose begünstigen, wenn man nicht mit einer knochengesunden Ernährung dagegen angeht (Kalzium und Vitamin D, ab Seite 176).

Wechselwirkungen • In Verbindung mit NSAR-Mitteln können Kortisonpräparate das Risiko für Magengeschwüre erhöhen. Die Wirkung kann sich durch die Einnahme der Antibabypille verstärken, während Thrombosepräparate, blutdruck- und blutzuckersenkende Mittel sie abschwächen.

Dosierung • Verschreibungspflichtig. Der Arzt bestimmt die Dosis, da sie individuell verschieden ist. Sie sollte allerdings nie höher sein als die, die der Körper normalerweise selbst produzieren kann.

Muskelrelaxantien

Wirkungsweise • Um verhärtete Muskeln zu entspannen, werden oft Beruhigungsmittel verordnet, die zur Gruppe der Benzodiazepine zählen, aber ausschließlich als muskelentspannende Mittel zugelassen sind. Sie wirken im zentralen Nervensystem, wo sie dafür sorgen, dass die Nervenimpulse, die eine Muskelkontraktion bewirken, nicht mehr umgesetzt werden. Das verhindert eine Dauerkontraktion und damit Verspannungen und Schmerzen.

Nebenwirkungen • Am häufigsten kommt es zu Müdigkeit und Benommenheit. Benzodiazepine können bei längerer regelmäßiger Einnahme zu Abhängigkeit führen. Wird der Wirkstoff dann abrupt abgesetzt, kommt es zu Entzugserscheinungen.

Wechselwirkungen • Ihr dämpfender Effekt wird durch Alkohol und Medikamente verstärkt, die im zentralen Nervensystem wirken, wie zum Beispiel Schlafmittel oder Antidepressiva. Wer unter Störungen der Leber- beziehungsweise Nierenfunktion leidet, darf diese Mittel nicht nehmen, da der Körper den Wirkstoff nicht richtig abbauen kann.

Dosierung • Bis auf Chininsulfat verschreibungspflichtig. Dessen Einzeldosis liegt je nach Schmerzzustand bei maximal 200 bis 400 mg, einmal täglich vor dem Schlafengehen. Die Einnahmedauer sollte zwei bis sechs Wochen nicht überschreiten. Muskelrelaxantien sind nicht für den Dauergebrauch. Sie machen die Schmerzen erträglicher, während man nach den Ursachen für die Beschwerden und einer geeigneten Therapie forschen kann.

Opioide

Wirkungsweise • Bei akuten Schmerzen produziert unser Körper Endorphine, das sind Botenstoffe, die die Schmerzen hemmen und die Stimmung aufhellen. Das ist der Grund, warum Menschen nach einem schweren Unfall erst einmal kaum Schmerzen empfinden. Der Körper sorgt gewissermaßen dafür, dass der Mensch in dieser Extremsituation funktionsfähig bleibt. Opioide imitieren die Wirkungsweise der Endorphine. Sie werden bei sehr starken Schmerzen verabreicht. Morphium zählt zu den starken Mitteln innerhalb der Gruppe der Opioide, Tramadol zu den schwächeren. Da es zugleich antidepressiv wirkt, kann es auch bei chronischen Rückenschmerzen hilfreich sein. Viele Ärzte sind zögerlich bei der

Verordnung von Opioiden, weil sie fürchten, dass ihre Patienten abhängig werden könnten. Bei einer richtigen Dosierung ist diese Sorge jedoch unbegründet. Im Gegenteil: Ein starkes Schmerzmittel kann verhindern, dass das Leiden chronisch wird, weil sich ein Schmerzgedächtnis ausbildet. Opioide werden auch in Form von Pflastern verschrieben.

Nebenwirkungen • Präparate wie Morphium und Tramadol können zu anfänglicher Übelkeit und zu Erbrechen führen, was aber schnell wieder vergeht. Am häufigsten kommt es zu Verstopfung. Morphium bewirkt eine verlangsamte Atmung. Das ist für Schmerzpatienten jedoch nicht relevant, weil die Schmerzen das Atemzentrum anregen und damit diese Nebenwirkung ausgleichen.

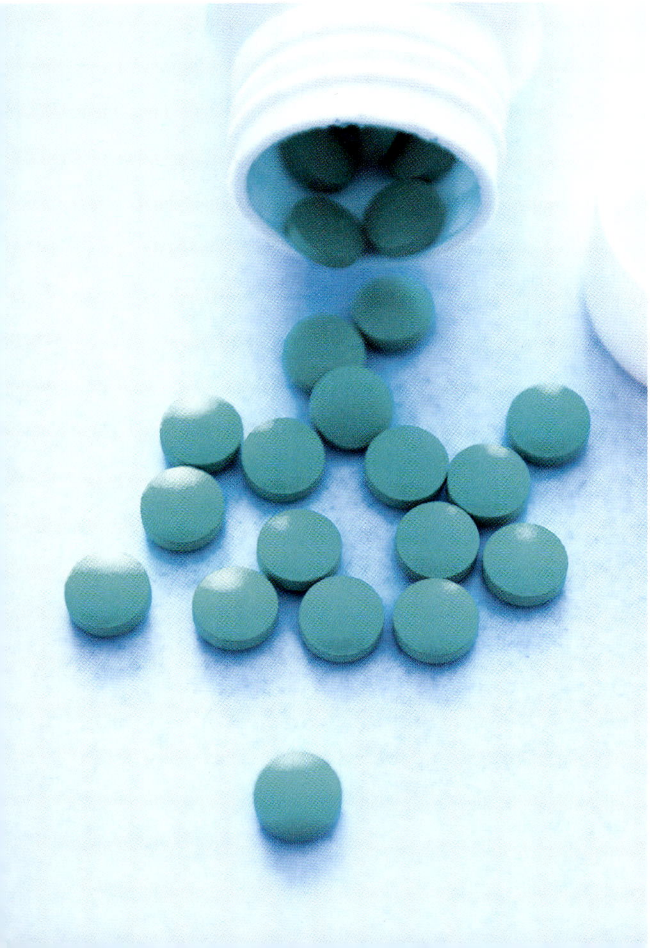

Wechselwirkungen • Alkohol kann die dämpfende Wirkung von Opioiden verstärken. Asthmatiker sollten vorsichtig sein, weil die atemlähmende Wirkung von Morphium durch die Einnahme von Benzodiazepinen verstärkt werden kann. Menschen mit Nieren- oder Lebererkrankungen sollten ebenfalls Vorsicht bei der Dosierung walten lassen.

Dosierung • Verschreibungspflichtig. Einige dieser Präparate unterliegen dem Betäubungsmittelgesetz. Der Arzt legt die Dosis individuell fest. Da die Wirkung der Opioide im Lauf der Zeit nicht geringer wird, wie etwa bei anderen Schmerzmitteln, sind nicht immer höhere Dosen nötig.

Antidepressiva

Wirkungsweise • Antidepressiva kommen bei neuropathischen Schmerzen zum Einsatz, die vom peripheren und vom zentralen Nervensystem ausgehen. Zugelassen und sehr gut in ihrer Wirkung sind vor allem die sogenannten Trizyklika wie zum Beispiel Amitriptylin und Trimipramin. Als neuere Wirkstoffe stehen Duloxetin und Venlafaxin zur Verfügung. Diese Präparate sind noch nicht so gut untersucht, haben sich aber in der Praxis im Einzelfall als hilfreich erwiesen. Bei der Verordnung baut der Arzt auf zwei Effekte: Zum einen beeinflussen und hemmen die Wirkstoffe die Systeme, die bei der Schmerzübertragung eine Rolle spielen, sodass sich die Schmerzwahrnehmung verringert. Und zum anderen sorgen sie für eine Stimmungsaufhellung, da viele Schmerzgeplagte irgendwann auch psychisch angeschlagen sind, weil die ständigen Beschwerden auf die Stimmung drücken und den inneren Antrieb hemmen. Da kommen vor allem die sogenannten Serotonin-Noradrenalin-Wiederaufnahmehemmer zum Tragen.

Nebenwirkungen • Sie sollten im Einzelfall vor der Verabreichung besprochen werden. Bei bestimmten Trizyklika, die eine schlaffördernde Wirkung haben, kann es zu einer anfänglichen Tagesmüdigkeit oder Antriebsschwäche kommen. Deshalb sollten sie am Abend eingenommen werden. In der Regel passt sich der Körper innerhalb von ein paar Tagen bis zwei Wochen an. Allgemein können Antidepressiva auch zu Mundtrockenheit, Problemen bei der Blasenentleerung oder Verstopfung führen. Die Medikamente machen keine Abhängigkeit im Sinne eines Suchtverhaltens. Es empfiehlt sich aber, nicht abrupt mit der Einnahme aufzuhören, sondern langsam auszuschleichen, um Absetzsymptome wie einen erhöhten Puls oder vermehrtes Schwitzen zu vermeiden. Die Einnahme von Antidepressiva kann zu einer Absenkung der Krampfschwelle und deshalb in Einzelfällen zu einem epileptischen Anfall führen. Deshalb ist vor der Vergabe und nach Erreichen der Enddosis auf einem Elektroenzephalogramm (EEG) zu überprüfen, ob sich eine epileptische Aktivität zeigt.

Wechselwirkungen • Gleichzeitig mit Antidepressiva dürfen keine Monoaminooxidase-(MAO-B)-Hemmer eingenommen werden. Bei Menschen mit Herzerkrankungen ist außerdem abzuklären, ob die Antidepressiva zu Herzrhythmusstörungen führen.

Dosierung • Verschreibungspflichtig. Die Art des Medikamentes sowie die Dosierung legt der Arzt fest. Antidepressiva sind keine Bedarfsmedikamente, die man beim Auftreten von Beschwerden einmalig einnimmt und dann wieder absetzt. Im Durchschnitt setzt die Wirkung verzögert nach ein bis drei Wochen ein. Deshalb sollte der Arzt ein Konzept haben, wie er einem stark Schmerzleidenden über diesen Zeitraum hilft. Bei der reinen Schmerzbehandlung benötigt man nur 20 bis 50 Prozent der Dosis, die bei der Behandlung von Depressionen nötig sind. Wird eine depressive Störung mitbehandelt, erhöht sich die Dosis entsprechend. Der Arzt beginnt mit einer geringen Tagesdosis und steigert sie in drei- bis siebentägigen Abständen, je nach Verträglichkeit. So können sich Organismus und Stoffwechsel anpassen. Ebenso sollte das jeweilige Medikament schrittweise wieder abgesetzt werden.

Antiepileptika/Antikonvulsiva

Wirkungsweise • Antikonvulsiva sind ursprünglich krampflösende beziehungsweise -verhindernde Mittel, die bei Epilepsie eingesetzt werden. Bei einer Reihe von Antikonvulsiva konnte auch ein positiver Effekt auf den neuropathischen Schmerz nachgewiesen werden, da auf zellulärer Ebene mikrophysiologisch zahlreiche Parallelen bestehen. Wirkstoffe wie Gabapentin, Pregabalin, Carbazepin, Oxcarbazepin oder Lamotrigin blockieren Ionenkanäle in der Zelle, die bei der Schmerzübertragung eine Rolle spielen. Die übererregte Nervenzelle »beruhigt und stabilisiert« sich, die Übertragung der Schmerzimpulse verringert sich und der Schmerz lässt nach.

Nebenwirkungen • Anfangs kann Müdigkeit, Benommenheit oder eine gewisse Gangunsicherheit auftreten. Die Einnahme einiger Präparate führt in manchen Fällen auch zu Wassereinlagerungen vorwiegend im Knöchelbereich.

Wechselwirkungen • Vorsicht bei Menschen mit kardialen Problemen, wenn beispielsweise Antiarrythmika zur Behandlung von Herzrhythmusstörungen verabreicht werden.

Dosierung • Verschreibungspflichtig. Die Art des Medikamentes sowie die Dosierung legt der Arzt fest. Wichtig ist, nicht gleich mit der vollen Dosis zu beginnen, damit sich der Körper an das Medikament gewöhnen kann. Man startet mit einer geringen Tagesdosis und erhöht in etwa drei- bis siebentägigen Abständen, je nach Verträglichkeit. So können sich Organismus und Stoffwechsel anpassen. Das gleiche schrittweise Vorgehen gilt beim Absetzen.

SANFTE SCHMERZSTILLER AUS DER NATUR

Auch Naturheilmittel können Schmerzen lindern und bieten gerade bei leichten bis mittleren Beschwerden eine gute Alternative zu herkömmlichen Schmerzmitteln – ohne Chemie und Nebenwirkungen. Bei stärkeren akuten beziehungsweise chronischen Schmerzen sind sie allein nicht ausreichend. Sie eignen sich aber gut als Ergänzung, sodass die Dosis der klassischen Mittel gesenkt werden kann.

Arnika

Die heilende Wirkung dieser Wiesenpflanze war schon Hildegard von Bingen, der großen Gelehrten und Mystikerin des Mittelalters, bekannt. Die Blüten enthalten ätherische Öle, Flavonoide wie auch Kumarin. Arnikaextrakt wird in Salben- oder Ölform dargereicht. An der schmerzenden Stelle aufgetragen und einmassiert, wirkt dieses Mittel schmerzlindernd und entzündungshemmend. Wichtig: Arnika gehört ebenso wie Kamille, Beifuß und Schafgarbe zur Familie der Korbblütler. Wer allergisch ist, sollte vorsichtig damit sein.

Enzyme

Die natürlichen Powerstoffe, die beispielsweise aus der Ananas und der Papaya gewonnen werden, haben eine abschwellende, reinigende und entzündungshemmende Wirkung und fördern zudem das Immunsystem. In Kombination mit einem Schmerzmittel sorgen sie dafür, dass eine niedrigere Medikation notwendig ist. Ebenso kommen sie oft nach kleineren operativen Eingriffen zum Einsatz, um die Wundheilung zu begünstigen. Am besten wirken Enzympräparate, wenn man sie stoßweise einsetzt. Nehmen Sie dazu über einen kurzen Zeitraum von einer Woche eine möglichst hohe Dosis. Diese Art der Anwendung ist effektiver als eine niedrig dosierte, aber dafür längere Therapie. Bitte die genauen Einnahmehinweise vom Beipackzettel beachten.

!

Bewährtes Hausmittel: Quarkwickel

Quark, egal welcher Fettstufe, eignet sich aufgrund seiner entzündungshemmenden, abschwellenden und schmerzlindernden Wirkung als Kompresse zum Auflegen auf die schmerzenden Stellen.
Streichen Sie dazu den Quark, der Zimmertemperatur haben sollte, etwa fingerdick auf ein dünnes Tuch oder eine Kompresse. Schlagen Sie den Stoff so weit um, dass der Quark nicht mit der Haut in Berührung kommt und dort antrocknet. Legen Sie den Wickel auf die schmerzende Stelle und fixieren Sie ihn mit einem Handtuch oder einer Mullbinde. Nach 20 bis 30 Minuten nehmen Sie den Wickel ab. Sie können die Prozedur mehrmals am Tag mit frischem Quark wiederholen.

Akupunktur gegen Rückenschmerzen

Diese jahrtausendealte Methode aus der Traditionellen Chinesischen Medizin wird immer häufiger auch in der westlichen Medizin eingesetzt. Sie eignet sich besonders gut bei unspezifischen Rückenschmerzen, wie die Erfahrungsberichte chronisch Rückenleidender und Studien bestätigen. Der Therapeut steckt dabei feinste Nadeln in bestimmte Punkte des Körper und bringt damit das blockierte Qi (chinesisch: Lebensenergie) in den Leitbahnen des Körpers, die Haut, Knochen, Gelenke und innere Organe miteinander verbinden, wieder zum Fließen. Ein aufgestauter oder unterbrochener Energiefluss, so die Theorie hinter der Therapie, sorgt für Störungen.

Wissenschaftler an der Ruhr-Universität Bochum kamen zu dem Ergebnis, dass Akupunktur den Patienten mehr Linderung brachte als die Einnahme von Schmerzmitteln. Sie schließen aus der Studie, dass der Körper positiv auf die Nadelstiche reagiert, weil diese Reize die Übermittlung der Schmerzgefühle ans Gehirn unterbrechen.

Johanniskraut

Viele kennen Johanniskraut als nebenwirkungsfreien Stimmungsaufheller. Es hat aber auch eine schmerzlindernde und entspannende Wirkung. Das Öl, das aus den Blüten gewonnen wird, ist sehr gut zur Behandlung von Gelenkbeschwerden und Muskelverspannungen geeignet. Als Entzündungshemmer und natürliches Antidepressivum wirkt es bei lang anhaltenden Schmerzen gewissermaßen doppelt. Zu empfehlen ist eine ausreichend hohe Dosis: 900 mg/Tag, am besten verteilt auf dreimal 300 mg. Wichtig: Durch die Einnahme von Johanniskraut wird die Haut empfindlicher gegen UV-Strahlung. Achten Sie deshalb darauf, einen Lichtschutzfaktor von mindestens 50 aufzutragen, bevor Sie in die Sonne gehen.

Teufelskralle

Die Teufelskralle gehört zur Gattung der Glockenblumengewächse und findet sich in den Savannen Südafrikas. Die Wurzel enthält den Wirkstoff Harpagosid sowie Zimt und Chlorogensäure, alles Wirkstoffe, die schmerzstillende, entzündungshemmende, stoffwechselanregende und entgiftende Eigenschaften besitzen. Teufelskralle eignet sich allerdings eher zur Langzeitbehandlung von Rückenschmerzen, da sich die volle Wirkung erst nach ein paar Monaten entfaltet. Sie können die Wirkkraft mit Vitamin-E-Gaben steigern, 15 mg pro Tag.

DEN HEILUNGSPROZESS DER NATUR UNTERSTÜTZEN

In Schritt 1 ist es entscheidend, sich einen guten Arzt zu suchen, dem Sie vertrauen und der Ihr multimodales Rückenprogramm unterstützt, gegebenenfalls mit Medikamenten. Wenn es aus neurologischer Sicht nicht unbedingt angezeigt ist, sollte der Arzt nicht irgendetwas an der Anatomie ändern, sondern Ihren Körper dabei unterstützen, dass er von sich aus schmerzfrei wird und heilt. Die Zeit und die Natur sind in diesem Prozess die wichtigsten Verbündeten. Denn wie Sie bereits wissen, versucht der Körper, sich mit den Rückenbeschwerden zu arrangieren. Auf der Zeitachse

ist der Arzt immer erfolgreich, wie auch die Studien aus den USA und den Niederlanden zeigten (ab Seite 16). Die konservativ behandelten Rückenpatienten brauchten zwar etwas länger als die Operierten, um ihr Wohlbefinden wiederherzustellen. Sie kamen aber um einen risikoreichen Eingriff herum.
Die Aufgabe des Arztes ist also, Sie dabei zu unterstützen, die Selbstheilungskräfte Ihres Rückens zu aktivieren, oder diese zu reproduzieren, falls der Körper das nicht allein schafft. Dabei greift er auf interventionelle schmerztherapeutische Maßnahmen zurück, um

- die Entzündung zu bekämpfen,
- den geröteten, gereizten und entzündeten Nerv zum Abschwellen zu bringen
- und Durchblutung sowie Abtransport der Entzündungsstoffe zu verbessern.

Bereiten Sie sich vor!

Überlegen Sie sich vor einem Arztgespräch genau, was Sie wollen und was nicht. Notieren Sie sich am besten vorab Fragen, Sorgen und Ängste, die Sie beschäftigen. »Ich will auf keinen Fall gespritzt werden!« oder »Eins steht fest: Ich lasse mich nicht operieren!«, sagen mir manche Patienten bereits beim ersten Gespräch. Ich finde das sehr gut. Nicht nur, weil diese Patienten bereits zu Anfang einen klaren Standpunkt vertreten, sondern auch – hier wiederhole ich mich gern –, weil 80 Prozent der Rückenoperationen überflüssig sind.
Freud hat einmal sinngemäß gesagt, ein hoher Leidensdruck sei die Voraussetzung für eine Therapie. Ich sehe das genauso. Wenn ein Patient sagt, er wolle keine Spritze, dann braucht er auch keine. Diese Aussage ist präziser als die Einordnung auf einer Schmerzskala, wo viele spontan sehr starke Schmerzen ankreuzen.
Sie ist das Indiz dafür, dass der Leidensdruck noch nicht so groß ist. Dann müssen auch die Maßnahmen nicht drastisch sein, es sei denn, der Neurologe rät zu einem schnellen Handeln, weil ein Nerv droht kaputtzugehen.
Für eine gelingende Behandlung ist es von enormer Bedeutung, dass Sie sich genau überlegen, wie es Ihnen geht und was wo wehtut. Ein guter Arzt hört darauf, was und wie Sie etwas sagen. Nur auf Basis Ihrer aktiven Mitwirkung kann er eine Diagnose stellen und Empfehlungen zur Behandlung geben. Gemeinsam entscheiden Sie, was Ihr Rücken jetzt braucht.

!

Folgen Sie Ihrem Bauchgefühl!

Solange Sie irgendetwas im Verlauf der Behandlung Ihrer Rückenschmerzen anzweifeln, ist der Heilungsprozess gefährdet. Bitte gehen Sie, wenn ...

- ... Sie sich nicht wohlfühlen in der Praxis oder während der Behandlung,
- ... Sie sich von Ihrem Arzt nicht wirklich wahrgenommen fühlen in Ihren Beschwerden,
- ... Sie das Gefühl haben, dass er nicht über die Kompetenz oder die Mittel verfügt, Ihnen zu helfen,
- ... er Ihnen eine Therapie empfiehlt, die Sie nicht möchten, und er Ihren Wünschen nur widerwillig entspricht.

Informieren Sie sich bei Beratungsstellen (siehe Anhang), welcher Arzt in seiner Behandlungsphilosophie und in seiner Einstellung Ihren Therapiewünschen entspricht.

DR. WILLIBALD WALTER

Facharzt für Orthopädie, Chirotherapie, interventionelle Schmerztherapie, Stellvertretender Leiter des Marianowicz-Zentrums für Diagnose und Therapie

WAS IST EINE INTERVENTIONELLE SCHMERZTHERAPIE?

Diese Form der konservativen Behandlung kombiniert modernste wissenschaftliche Erkenntnisse mit sanften High-Tech-Verfahren. Sie trägt der Tatsache Rechnung, dass kein Mensch wie der andere ist, was Schmerzursache und -empfinden angeht. Deshalb haben wir einen Fünf-Stufen-Plan, bestehend aus vielen verschiedenen Bausteinen, entwickelt, um den Patienten eine individuelle maßgeschneiderte Behandlungsmethode angedeihen zu lassen.

DIE FÜNF STUFEN

Stufe 1 umfasst sanfte Verfahren wie Physiotherapie, Muskeltraining, Schmerzmittel, Entspannungs- und Psychotherapie sowie alternative Methoden wie Akupunktur oder Traditionelle Chinesische Medizin (TCM).

In **Stufe 2** finden bildgesteuerte Interventionen (nervennahe und -ferne Injektionen) und Behandlungen mit Hyaluronsäure oder körpereigenen Eiweißstoffen Anwendung. Das alles passiert unter örtlicher Betäubung, der Patient kann also sofort danach wieder in seinen Alltag zurückkehren.

In **Stufe 3** erfolgen Mikrotherapien wie Schmerzkatheter, Lasertherapie zur Bandscheibenschrumpfung, Verödung kleinster Nerven sowie Ausschneiden von Bandscheibengewebe unter Wasserhochdruck. Diese Verfahren finden unter Minimalnarkose bei ständiger Ansprechbarkeit statt.

In **Stufe 4** werden Minimaleingriffe an den Bandscheiben und Aufrichtungen nach Brüchen von Wirbelkörpern über dünnste Sonden vorgenommen. Doch so weit kommt es in der Regel gar nicht. Denn unsere Devise lautet: minimaler Eingriff, maximaler Erfolg. Wir beginnen, je nach Leid und Selbsteinschätzung des Patienten, mit der niedrigsten Stufe oder kombinieren Verfahren der einzelnen Stufen miteinander. 80 Prozent unserer Rückenpatienten sind nach einer Therapie auf Stufe 1 und 2 langfristig schmerzfrei und finden zu ihrer Lebensqualität zurück.

Stufe 5 kommt nur sehr selten zum Tragen, es ist eine stationäre multimodale Komplextherapie. Beispielsweise, wenn der Patient extrem starke Schmerzen hat, die sich auf der Skala zwischen 8 und 10 bewegen und einfach nicht vergehen.

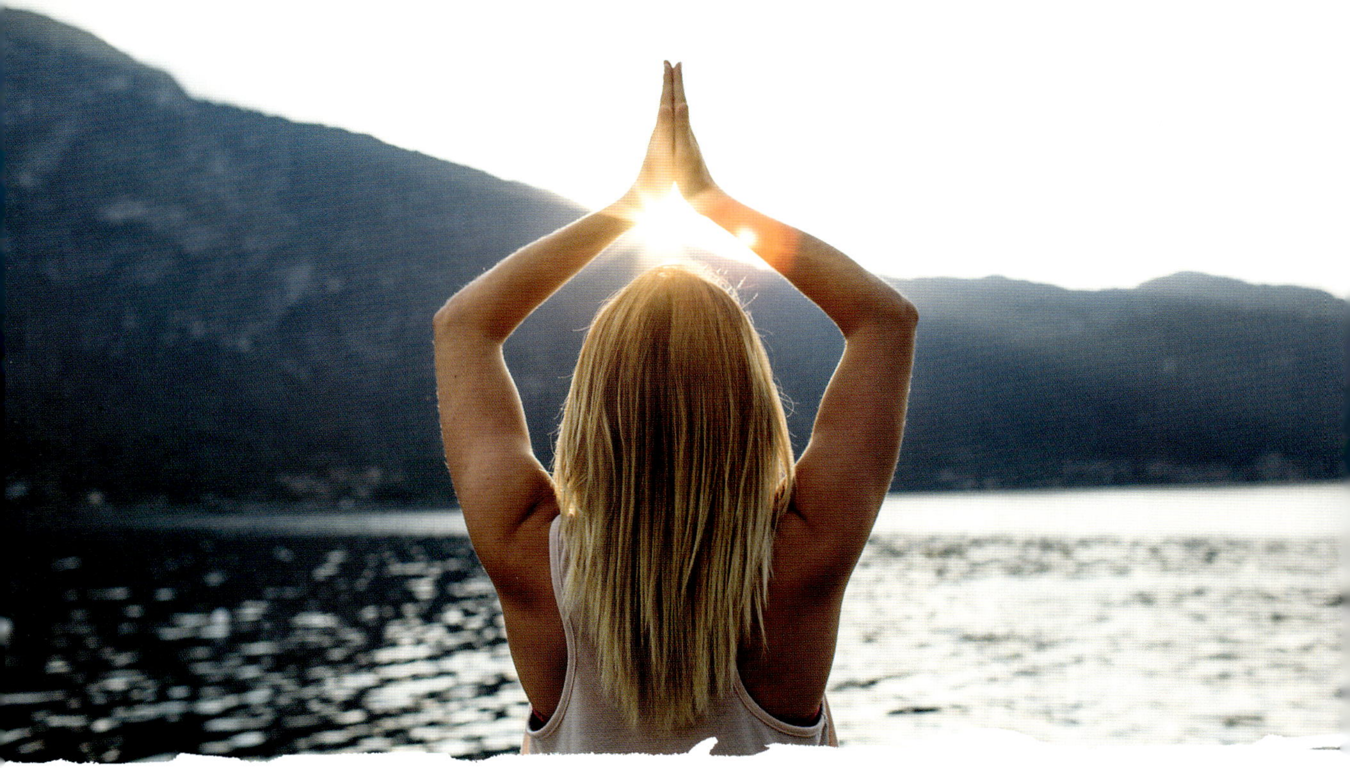

P

MIT ENTSPANNUNG SCHMERZEN LINDERN

Stress kann eine erhöhte Muskelspannung und eine Schmerzverstärkung zur Folge haben. Umgekehrt können Entspannungsmethoden den Schmerz verringern oder lösen.

Im Moment der Anspannung ist Ihr Nervensystem überreizt. Entspannung sorgt dafür, dass sich Körper und Geist beruhigen und der Muskeltonus so niedrig wie möglich bleibt. Leider setzen Ärzte dieses Wissen in ihrem Behandlungsprozess noch viel zu selten ein. In der multimodalen Schmerztherapie nehmen Entspannungsmethoden einen hohen Stellenwert ein, weil Sie damit den chronischen Schmerzkreislauf aktiv durchbrechen. Im entspannten Zustand können Sie Einfluss auf die hyperaktiven Nervenzellen nehmen, die in Ihrem Organismus verrückt spielen, und die Schmerzaktivität verringern. Entspannung lockert nicht nur die Muskeln, sondern auch die Gedanken. Sie schaffen zudem eine gewisse Distanz zum Schmerz, weil Sie den Fokus von der Angst und dem Schmerz wegnehmen.

FÜR DAS GEHIRN IST ALLES REAL

Wenn Sie nachts einen Alptraum haben, in dem eine riesige Mauer über Ihnen zusammenstürzt, wird Ihr Körper auf diese Bilder im Gehirn mit Herzklopfen, hohem Blutdruck, Ausschüttung von Stresshormonen und so weiter reagieren, und das auch, wenn Sie zuvor einen wunderschönen, relaxten Tag hatten. Sobald Sie aufwachen, verändert sich Ihr Zustand erneut. Ihr Bewusstsein kann zwischen Träumen, Hollywood-Szenarien und der Realität unterscheiden, Ihr Gehirn und Ihr Körper können das nicht. Das liegt daran, dass die bereits erwähnten Strukturen im limbischen System des Gehirns sehr anfällig für Bilder sind. Sie können aufgrund Ihrer imaginativen Kraft Reaktionen hervorrufen, die sich bis in den Zellstoffwechsel auswirken.

So macht auch der Körper wie gesagt keinen Unterschied, ob ein Bild real oder fiktiv ist. Würde man Ihnen im Moment des Traums Blut abnehmen, wären wahrscheinlich Ihre Adrenalinwerte angestiegen und Ihr Puls erhöht. Ihr gesamtes System reguliert sich allein deshalb wieder, weil Sie aufwachen und Ihre Aufmerksamkeit woanders hinrichten und erkennen, dass es nur ein Traum war.

Ist das imaginäre Bild eines Traums in der Lage, eine solche Veränderung in Ihrem Organismus zu bewirken, dann bedeutet das im Umkehrschluss, dass Sie über Bilder und Imaginationen in der Lage sind, positiv auf sich selbst einzuwirken. Deshalb arbeiten die meisten der im Folgenden vorgestellten Entspannungsverfahren mit Bildern. In der Meditation stellen Sie sich Ihren Atem, der Ihren Körper durchdringt, als Bild vor, beim Autogenen Training und bei der Selbsthypnose reisen Sie gewissermaßen durch Ihren Körper.

Schlechter Schlaf verstärkt die Schmerzwahrnehmung

Eine Studie aus den USA, die mit über 1000 Probanden durchgeführt wurde, zeigt: Wer weniger als sechs Stunden pro Nacht schläft, ist am nächsten Tag um 30 Prozent schmerzempfindlicher. Diese Sensibilität hält glücklicherweise nicht an, sondern geht bereits nach einer Nacht erholsamen Schlafs wieder zurück. Noch ist nicht klar, warum Schlafmangel zu einer verstärkten Schmerzwahrnehmung führt. Die Forscher vermuten, dass es dadurch zu einer fehlerhaften Steuerung der Aufmerksamkeit kommt.

Schlafen Sie oft schlecht, weil Ihnen der Rücken wehtut? Dann wenden Sie möglichst jeden Abend vor dem Schlafengehen ein Entspannungsverfahren Ihrer Wahl an, um Körper und Geist zu beruhigen und einen geruhsamen Schlaf zu begünstigen. Das wiederum wird dann auch Ihre Schmerzwahrnehmung verringern.

Entspannung ist die Basis, von der aus Sie Ihre Schmerzwahrnehmung nach und nach positiv beeinflussen können.

Die Macht der Bilder

Kennen Sie den Film »Aviator«? Er erzählt die Lebensgeschichte des Filmproduzenten und Flugpioniers Howard Hughes, der an einer Reihe von zwangsneurotischen Störungen litt. Während der Dreharbeiten entwickelte Leonardo DiCaprio, der den Magnaten verkörpert, tatsächlich eine Reihe dieser Zwangsstörungen. Jeffrey Schwartz, Professor für Psychiatrie an der Universität von Kalifornien, war zeitweise ernsthaft um den Schauspieler besorgt. Der Wissenschaftler war von Regisseur Martin Scorsese als Berater bestellt worden, um eine glaubhafte Darstellung der zwanghaften Persönlichkeit zu zeigen. Auch DiCaprio räumte ein, dass die Rolle sein Verhalten beeinflusst habe. Auf der Straße trat er zwanghaft auf jeden Kaugummifleck und von seiner Kabine zum Set brauchte er jedes Mal zehn Minuten, weil er mehrmals durch die gleiche Studiotür raus- und reingehen und bestimmte Stufen auslassen oder doppelt betreten musste.
Was ich damit sagen will: Die Macht der Bilder in unserem Kopf ist unglaublich stark. Sie bewirken etwas in uns, weil sie meistens mit einem Gefühl gekoppelt sind, das dann wieder eine starke körperliche Reaktion auslöst. Der Körper reagiert darauf und schüttet die entsprechenden Hormone aus. Wenn Sie sich also auf das negative Bild von sich selbst als ewig Rückengeplagter fokussieren, gehen damit Gefühle und körperliche Reaktionen einher. Eine Verschiebung des Fokus kann diese Reaktion, so wie beim Erwachen aus einem bösen Traum, aber auch wieder regulieren.

Täglich eine Dosis Entspannung

Die auf den folgenden Seiten beschriebenen Entspannungstechniken helfen Ihnen auf verschiedene Weise dabei, die negative Schmerzbilderflut in Ihrem Kopf abzustellen. Zum einen, weil Sie zu mehr Ruhe, Gleichgewicht und Achtsamkeit finden. Und zum anderen weil Sie in dieser Verfassung eine bessere Körperwahrnehmung entwickeln und den Fokus von der Schmerzwahrnehmung auf die Schmerzbewältigung lenken können.

Es ist Ihre Wahl

Da jeder Mensch andere Vorlieben hat, sollten Sie die für Sie passende Variante zur Entspannung auswählen. Natürlich können Sie sie mit anderen Methoden abwechseln oder zwei auf einmal praktizieren, die eine zu Hause, die andere bei der Arbeit oder im Bus auf dem Weg ins Büro. Sie können mit den Übungen den Tag beginnen oder beenden, sich aber auch zwischendurch damit erfrischen.
Hier im Buch finden Sie Grundübungen für erste Erfahrungen. Wollen Sie das eine oder andere Entspannungsverfahren vertiefen, können Sie das in Kursen, zum Beispiel an der Volkshochschule, oder mithilfe geeigneter Bücher oder DVDs erlernen (siehe Anhang).

Dranbleiben!

Entscheidend ist, dass Sie sich täglich mindestens 15 bis 30 Minuten Zeit für die Entspannung nehmen. Beginnen Sie mit ein paar Minuten pro Tag und steigern Sie sich allmählich. Die Erfolgsformel ist ganz einfach: Je öfter Sie üben, desto besser ist es für Ihren Rücken. Die Übungen klappen mit der Zeit immer besser und gehen in der Wirkung immer tiefer, weil das Gehirn sich darauf einstellt.

PROGRESSIVE RELAXATION

Diese Methode der progressiven Muskelentspannung geht auf Edmund Jacobson zurück. Der amerikanische Arzt stellte bereits Anfang des 20. Jahrhunderts fest, dass Stress und innere Erregung oft auch zu muskulärer Verspannung führen. Deshalb entwickelte er eine Technik, um die Körperwahrnehmung zu verbessern und durch die bewusste Entspannung bestimmter Muskelgruppen eine Schmerzlinderung herbeizuführen. Beim Üben wird immer abwechselnd eine Körperpartie fest angespannt und dann bewusst locker gelassen.

Das Grundprinzip

Sie spannen eine bestimmte Muskelpartie – zum Beispiel den Nacken, den Brustraum, den Bauch, das Gesäß oder einfach ein Bein – mit aller Kraft an und halten die Spannung ein paar Sekunden lang. Diese Spannung sollte spürbar sein, ohne jedoch die Muskeln zu verkrampfen. Dann sagen Sie in Gedanken »Jetzt« und lockern den Bereich wieder. Sie lassen los und entspannen, was umso leichter geht, weil Sie zuvor viel Kraft aufgewendet haben, um anzuspannen. Während und nach der Übung richten Sie Ihre Aufmerksamkeit auf die Körperbereiche, um die es gerade geht: Wie fühlt sich die Muskulatur an? Was geschieht unter der Anspannung? Wie geht es Ihnen danach? Indem Sie Ihre Muskeln anspannen, wird mehr Blut in die Gefäße gepumpt. Beim Lockern strömt dieses Blut dann wieder frei durch die nun besser versorgte Muskulatur. Ein wohltuendes und entspannendes Gefühl der Wärme und Schwere stellt sich ein.

Den Atem nutzen

Viele Menschen halten beim Anspannen automatisch die Luft an und atmen sie beim Loslassen wieder aus. Versuchen Sie aber, beim

MIT BEWUSSTER ANSPANNUNG DRUCK ABBAUEN

01 Legen Sie sich entspannt auf eine Matte oder den Teppich und spüren Sie die Berührungspunkte, an denen Ihr Körper aufliegt: am Kopf, an den Schulterblättern, am linken und rechten Arm, an beiden Handflächen, am unteren Rücken, am Becken, den Unterschenkeln und den Füßen.

02 Nun spannen Sie mit dem Kopf beginnend jeden Körperteil, der die Matte berührt, ein paar Sekunden an. Am besten funktioniert das, wenn Sie den Bereich ganz fest gegen die Matte drücken. Bauen Sie also zuerst Spannung im Nacken auf, halten Sie diese ein paar Sekunden und lassen Sie dann los. Lassen Sie die Muskeln vollkommen entspannen. Dann sind die Schultern dran: anspannen und lösen. Beginnen Sie mit einer Anspannungsphase von etwa vier Sekunden und verlängern Sie im Lauf der Zeit auf bis zu sieben Sekunden.

03 Arbeiten Sie nach dieser Anleitung mit allen weiteren Berührungspunkten auf der Matte. Sobald Sie etwas geübter sind, fließt die Relaxation wie in einer Wellenbewegung durch Ihren Körper.

Die Übung lässt sich unbemerkt in allen möglichen Lebenslagen durchführen, in denen Sie Rückenruhe benötigen. Denn sie ist auch im Sitzen oder Stehen anwendbar: im Auto, während Sie an der Ampel oder im Stau stehen; in der Arbeit; in der schier unendlichen Schlange im Supermarkt und so weiter. Niemand wird sehen, dass Sie gerade entspannen, um Ihren Rücken etwas Gutes zu tun.

Aufbauen der Spannung ganz langsam einzuatmen und die Spannung mit dem Ausatmen ganz bewusst wieder zu lösen.
Statt Sekunden zu zählen, können Sie die Anspannungsdauer auch über den Atem kontrollieren. Atmen Sie beim Aufbau der Spannung wie üblich ein und halten Sie diese beispielsweise drei Atemzüge lang.
Regelmäßiges Üben entspannt übrigens die Muskulatur nach und nach immer tiefer und reguliert Ihre Herz-Kreislauf-Funktion.

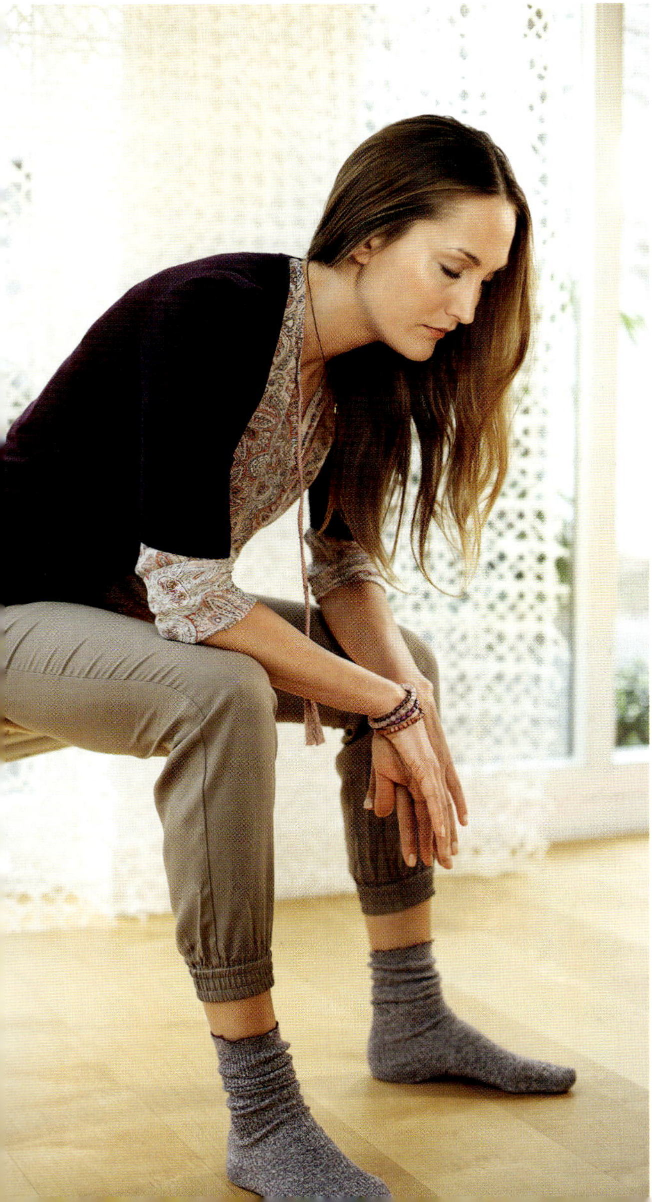

AUTOGENES TRAINING

An Tagen, an denen ich über Stunden hinweg am Computer arbeite oder viel in Meetings sitze, macht sich mein Rücken manchmal bemerkbar. Dann weiß ich, dass ich ihm etwas Gutes tun muss. In solchen Momenten hilft mir Autogenes Training. Damit kann ich sehr schnell Anspannung abbauen und mich erholen. Ein paar Minuten am Tag ist wie eine Mini-Auszeit für den Rücken.
Dieser heute sehr beliebte Klassiker der Entspannungsverfahren wurde von dem Berliner Psychiater Johannes Heinrich Schultz in den 1920er-Jahren als Methode zur »konzentrativen Selbstentspannung« entwickelt und beruht auf dem Prinzip der Selbsthypnose. Kraft Ihrer Gedanken und mithilfe von suggestiven Formulierungen nehmen Sie Einfluss auf Ihre Körperfunktionen.

Das Prinzip ist einfach anzuwenden

Sie können im Sitzen oder im Liegen trainieren. Im Liegen ist es leichter zu entspannen. Sitzen hat hingegen den Vorteil, dass Sie überall entspannen können, zum Beispiel auch in der U-Bahn. Dazu empfiehlt sich die sogenannte Kutscherhaltung, die Sie auch auf dem Bild links sehen: Sie setzen sich auf einen Stuhl, beugen den Oberkörper leicht nach vorn und legen die Unterarme auf den Oberschenkeln ab. So können Sie ganz entspannt das Gewicht nach unten abgeben. Sie machen die Augen zu und sagen sich in Gedanken einige formelhafte Sätze vor, die Bilder in Ihrem Kopf entstehen lassen. Sie finden sie auf Seite 97 aufgeführt. Nach und nach verlangsamen sich Atmung und Puls, Körper und Geist beruhigen sich. Anfangs reicht es aus, nur die ersten dieser Sätze zu sprechen und bei jedem Training einen weiteren hinzuzunehmen.

AUTOGENE ENTSPANNUNG FÜR DEN RÜCKEN

Setzen oder legen Sie sich bequem und entspannt hin. Atmen Sie einmal tief ein und dann wieder aus. Schließen Sie die Augen, sobald fast alle Luft draußen ist. Danach atmen Sie ganz entspannt weiter. Nun sagen Sie sich die folgenden Sätze ganz langsam in Gedanken vor. Vertiefen Sie sich ganz in die einzelnen Sätze und spüren Sie ihrer Wirkung im Körper nach, bevor Sie zum nächsten Satz gehen. Auch ihn sprechen Sie sich innerlich ruhig vor.
Am Ende der Übung holen Sie tief Luft, ziehen die Arme ganz fest an, um sich aus dem Entspannungszustand zu lösen, und machen die Augen auf.
Dies sind die Intensionssätze:

- Geräusche sind jetzt völlig gleichgültig. Die Gedanken kommen und gehen.
- Ich bin ganz ruhig. Ich bin ganz ruhig. Ich bin ganz ruhig – und gelassen.
- Meine Arme sind ganz schwer.
- Meine Beine sind ganz schwer.
- Mein ganzer Körper ist schwer.
- Ich bin ganz ruhig und gelassen. Ruhig und gelassen.
- Mein rechter Arm ist warm, wohlig warm. Rechter Arm warm.
- Mein linker Arm ist warm, wohlig warm. Linker Arm warm.
- Meine Beine sind warm, wohlig warm. Beine warm.
- Mein ganzer Körper ist wohlig warm. Ganzer Körper wohlig warm.
- Ich bin ganz ruhig und gelassen.
- Mein Herz schlägt ruhig und gleichmäßig.
- Ich bin ganz ruhig und gelassen.
- Meine Atmung ist ganz ruhig und gelassen. Es atmet mich.
- Ich bin ganz ruhig und gelassen.
- Mein Sonnengeflecht ist strömend warm.
- Ich bin ganz ruhig und gelassen.
- Meine Stirn ist angenehm kühl.
- Ich bin ganz ruhig und gelassen.
- Ich bleibe auch bei Rückenschmerzen ruhig und gelassen.

MEDITATION

Meditation kann Ihnen nicht auf wundersame Weise Ihre Schmerzen nehmen. Sie hilft Ihnen aber, zu einer bewussten Wahrnehmung und einer positiven Einstellung zu gelangen, die einen besseren Umgang mit dem Schmerz nach sich zieht. Wenn das Schmerzgedächtnis mit dem Rücken assoziiert wird, dann »hasst« das Gehirn den Rücken, denn die überreizten Nerven suggerieren ihm, dass von dort Gefahr droht. Menschen, die Dauerschmerzen haben, sind in latenter Alarmbereitschaft: »Ich habe Rücken. Ich habe Rücken. Ich habe Rücken. « In der Meditation bauen Sie diesen Stress ab, weil Ihr Gehirn sich entspannt. Und wenn sich das Gehirn entspannt, reduziert sich die Schmerzbefeuerung und der Rücken kann in Ruhe seiner Selbstheilungsarbeit nachgehen. Diverse Studien haben ergeben, dass Meditation, regelmäßig praktiziert, eine schmerzlindernde Wirkung hat, weil Sie in der Konzentration und Entspannung den Schmerz besser annehmen können, statt sich darüber aufzuregen und ihn damit zu verstärken. Den Schmerz anzunehmen ist der erste Schritt zur Heilung, weil Sie aufhören, dagegen zu kämpfen, und nicht mehr ständig auf das Unwohlsein fokussiert sind. Wie funktioniert das?

Meditierend zähmen Sie die innere Stimme, die ruft: »Es gibt nur den Schmerz und mich. Ich bin der Schmerz.«

Jedwedes Erleben ist das Resultat einer Fokussierung. Sie nehmen nur wahr, worauf Sie Ihren Fokus lenken. Ihren Körper können Sie erst wieder richtig wahrnehmen, wenn Sie nicht mehr von dem Schmerz abgelenkt sind, der zum Mittelpunkt des Erlebens geworden ist. Meditation ist einfach nur ein anderer Aufmerksamkeitszustand, mit dem Sie einen Prozess der inneren Achtsamkeit in Gang setzen und das Schmerzgeschehen zunächst wenigstens für eine kurze Zeit am Tag durchbrechen.

Zunächst ungewohnt

Sind die Gedanken geklärt, ist der Mensch bereit, tiefer in sich hineinzuschauen. Vielleicht ist das ja der Grund, warum Meditation mit vielen Vorurteilen besetzt ist. Eine Innenschau kann bedrohlich wirken, weil anstehende Fragen lauter werden und sich die Antworten möglicherweise auf das weitere Leben auswirken. Die Ruhe kann ungewohnt sein, weil man auf einmal den eigenen Gedanken ausgesetzt ist – Gedanken, über die man vielleicht noch nie nachgedacht hat. Oft scheuen sich Menschen auch vor der Ruhe, weil sie fürchten, die Kontrolle zu verlieren. Aber wie war es denn bisher? Wer hatte denn da die Kontrolle, wenn es Ihnen schlecht ging: Sie oder der Schmerz?

Meditieren wirkt – aber nicht sofort

Ein amerikanisches Forschungsteam um den Neuropsychologen Richard Davidson hat die Gehirnaktivität buddhistischer Mönche, allesamt Meditationsprofis, beim Meditieren untersucht. Die MRT-Aufnahmen, die sie dabei vom Gehirn machten, zeigten eine deutlich erhöhte Aktivität im Frontallappen, auch Stirnhirn genannt. Es ist ein Bereich im vorderen Hirnareal, wo sich auch der anteriore cinguläre Cortex befindet, der als Sitz des Schmerzgedächtnisses angenommen wird (ab Seite 34). Das Stirnhirn kann sich am besten von allen Bereichen im Gehirn anpassen und regenerieren. Es ist für bewusstes Lernen zuständig, zielgerichtetes Verhalten, die Bewertung von Eindrücken, die Regulation von Emotionen, bewusste Reaktionen und Veränderungsfähigkeit. Nicht umsonst nennen die Hirnforscher das Stirnhirn den »Regisseur des Gehirns«, denn dort sitzt auch ein großer Teil der individuellen Persönlichkeit des Menschen.

Schmerz »wegmeditieren«

Wenn Sie einen unliebsamen Schmerzreiz verarbeiten müssen, kommuniziert das Stirnhirn mit den anderen an der Schmerzverarbeitung beteiligten Bereiche wie Thalamus, Hippocampus und Amygdala, um das Geschehen zu bewerten und bewusst zu integrieren. Im Stirnhirn entscheidet sich also, wie Sie individuell mit dem Schmerz umgehen. Schmerz lässt sich daher tatsächlich gewissermaßen »wegmeditieren«, indem Sie mit tiefer Entspannung auf die Aktivität des Stirnhirns Einfluss nehmen. »Ich bin nicht der Schmerz, ich habe momentan

Schmerzen« und »Ich habe etwas für meinen Rücken getan, das mir guttut« – diese Erfahrungen verändern das Erleben.
Mit der fokussierten Aufmerksamkeit holen Sie sich ein Stück Autonomie zurück, weil Sie eine Zeit lang weniger oder keine Schmerzen spüren und dafür sorgen, dass ein anderes – besseres – Bild vom Rücken in Ihrem Gehirn entsteht.

Es gibt kein Geheimnis

Ein chinesisches Sprichwort sagt: Die längste Reise beginnt mit dem ersten Schritt. Sie müssen einfach anfangen und dranbleiben. Um durchzuhalten, ist es wichtig, sich Zeit zu geben und regelmäßig zu üben – im Vertrauen darauf, dass es von Mal zu Mal besser gehen wird.
Vielen Menschen fällt dieses »Selbst-Vertrauen« anfangs gar nicht so leicht. Und wenn es schon schwierig ist, sich jeden Abend um 19 Uhr am Ohrläppchen zu ziehen (siehe Kasten), dann ist es doch nur verständlich, dass große Pläne erst recht scheitern. Doch es hilft nichts: Man kann den zweiten Schritt nicht vor dem ersten machen. Es braucht etwas Übung, bis das Ohrläppchen-Ziehen zur Gewohnheit geworden ist. Und ähnlich ist es mit der Meditation. Den meisten Menschen gelingt die Regelmäßigkeit nicht auf Anhieb.

Einfach immer wieder hinsetzen

Zwei Dinge sind anfangs schwierig: sich immer wieder zur Meditation hinzusetzen. Und: während des Sitzens dabeizubleiben und nicht an irgendetwas anderes zu denken. Die meisten meditieren einmal, zweimal, dreimal, sie versuchen immer wieder, ganz ruhig und konzentriert zu sein, und es misslingt einmal, zweimal, dreimal. Das ist ganz normal, weil Gedankenfetzen uns nicht zur Ruhe kommen lassen: »Ist der Herd noch an?« »Oje, die Steuererklärung!« »Warum ist dieser Stuhl bloß so hart?« »Macht der Supermarkt wirklich erst um 20 Uhr zu?« Dann juckt es am Kopf oder es stellt sich ein Beklemmungsgefühl ein. Vielleicht ist es auch zu warm, zu kalt oder zugig. Oder der Nachbar dreht die Musik ausgerechnet jetzt auf. Vielleicht kommen Sie sich auch albern vor: »Oh Gott, wenn mich jetzt jemand so sieht …« All dies könnten Sie an sich beobachten, wenn Sie sich zum Meditieren hingesetzt haben.
Halten Sie durch! Mit etwas Übung werden Sie nach einer Meditation tiefe Ruhe erleben. Sie werden sich frisch fühlen, als hätten Sie an einem Sommernachmittag im Halbschatten auf einer Terrasse Siesta gehalten.

Vertrauenstest

Können Sie sich vertrauen? Probieren Sie es mit dem Ohrläppchen-Test aus: Vereinbaren Sie mit sich selbst, sich jeden Abend um 19 Uhr am Ohrläppchen zu ziehen, ohne sich einen Memozettel zu schreiben oder sich im Handy die Erinnerungsfunktion zu stellen. Halten Sie sich an die Abmachung? Oder vergessen Sie es immer wieder?

Nach längerem Üben erleben Sie: Egal, wie schnell die Welt sich um Sie herum dreht, Sie genießen die tiefe Entspannung.

ÜBER DEN SCHMERZ MEDITIEREN

Mit der folgenden Meditationsübung, die der Heilpraktiker Johannes Langemann für Sie entwickelt hat, bringen Sie Körper und Geist zur Ruhe und lenken Ihre Aufmerksamkeit vom Schmerz weg und hin zur Entspannung. Beginnen Sie mit einer Minute pro Tag, die Sie mit der Weckfunktion in Ihrem Handy einstellen. Sobald Sie Ihren Geist besser fokussieren können, können Sie sie nach und nach um einige Minuten ausweiten. Idealerweise meditieren Sie täglich 15 bis 30 Minuten.

01 Setzen (oder legen) Sie sich entspannt und bequem hin und atmen Sie ein paar Mal tief ein und aus. Verfolgen Sie den Weg des Einatems, wie er durch die Nasenflügel eindringt, langsam in den Bauchraum hinabsinkt und sich dort breitmacht. Atmen Sie langsam wieder aus, bis Sie das Gefühl haben, ganz leer zu sein. Diesen Vorgang wiederholen Sie ein paar Mal. Konzentrieren Sie sich ganz auf Ihren Atem und lassen Sie zu, dass Sie ruhig werden.

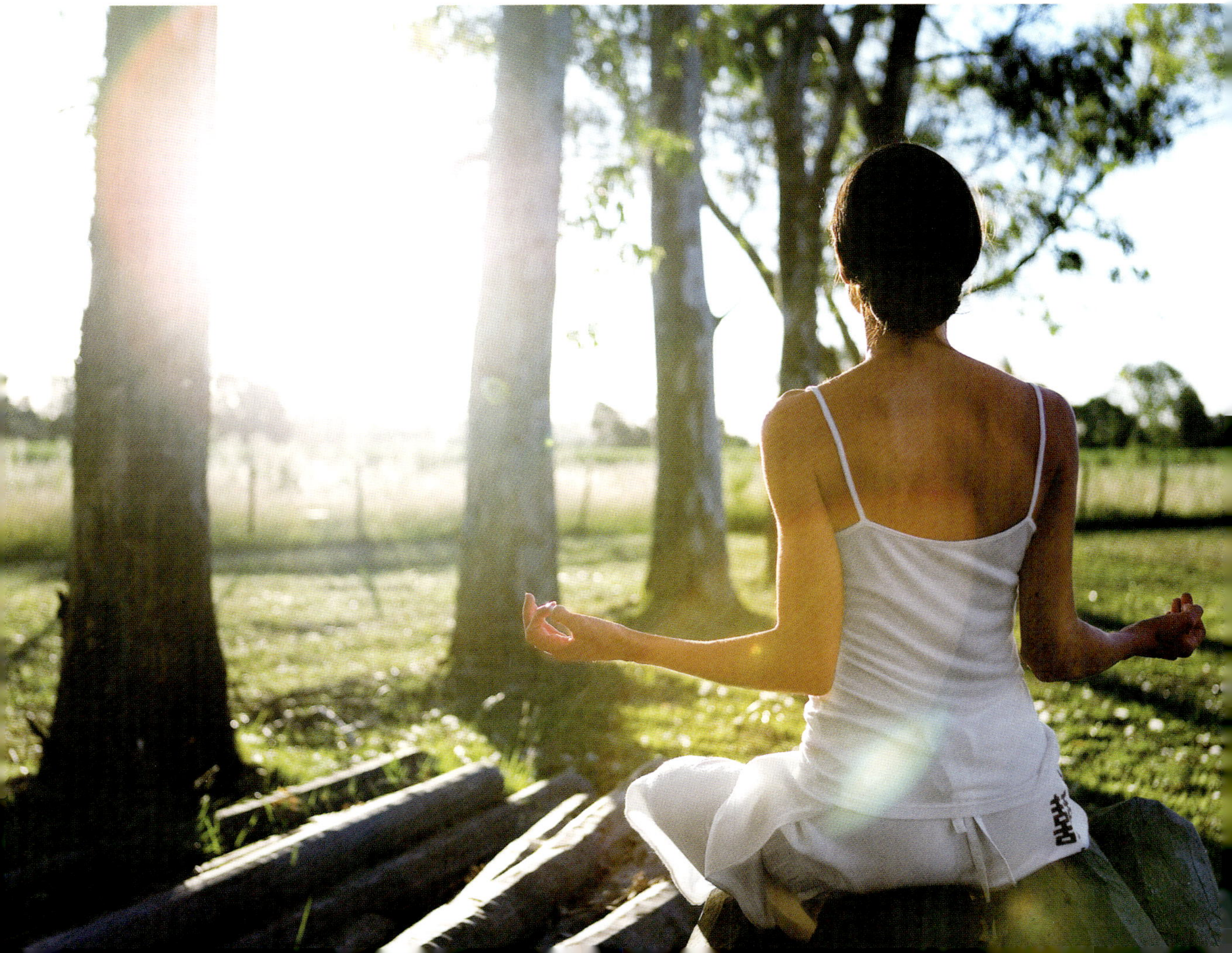

Zur Erläuterung: Sie kennen bestimmt das wohlige Gefühl, das sich einstellt, wenn man nach einer anstrengenden Wanderung am Gipfel ankommt. Sie sitzen auf einem Felsen, blicken übers Tal und atmen tief durch. Entspannung macht sich breit. Einerseits können Sie nicht mehr, andererseits sind Sie erleichtert und glücklich, oben angekommen zu sein. So ist auch die Atmung, die entspannt und im Gehirn eine wohltuende Rückkopplung erzeugt. Sie spüren an Ihrem Körper eine angenehme Veränderung, weil Sie Anspannung und Druck aufgeben. Dieses Gefühl können Sie mit etwas Übung selbst erzeugen.

02 Beobachten Sie, welche Gedanken sich zwischen Sie und die Entspannung stellen. Versuchen Sie nicht, diese Störungen zu bewerten. Schenken Sie den Gedanken keine Aufmerksamkeit, sondern nehmen Sie nur wahr, dass sie da sind. Konzentrieren Sie sich dann wieder auf Ihren Atem. Einatmen. Ausatmen.

Alles, was Sie erleben, ist das Ergebnis Ihrer Aufmerksamkeit. Ein Gedanke an sich hat keine Kraft, erst die Aufmerksamkeit, die Sie ihm schenken, lässt ihn machtvoll werden. Wohin Sie Ihre Aufmerksamkeit richten, wird maßgeblich Ihr Leben bestimmen.

03 Lassen Sie die Gedanken ziehen und atmen Sie weiter ein und aus. Verfolgen Sie den Weg Ihres Atems und versuchen Sie, zur Ruhe zu kommen. Einatmen. Ausatmen.

Was lässt Ihr Geist sich alles einfallen, um Sie zu stören? Es ist doch interessant, wozu er in der Lage ist, oder? Diese inneren Störanteile, die zu Ihnen gehören, verstehen es geschickt, Unruhe zu stiften. Diese Hartnäckigkeit verdient schon fast Respekt. Üben Sie dieses Wahrnehmen dessen, was in Ihnen auftaucht – und Sie werden mit der Zeit immer öfter Momente tiefer Ruhe und Gelassenheit erleben.

04 Lassen Sie die Ruhe zu. Die Gedanken fallen von Ihnen ab wie das Herbstlaub von einem Baum. Fokussieren Sie sich immer wieder auf den Atem. Einatmen. Ausatmen. Einatmen. Ausatmen.

Sie sitzen und meditieren und es klappt nicht? Immer wieder kommen Störgedanken? Schauen Sie Ihrem inneren Sabotagestab bei der Arbeit zu – ohne zu bewerten, ohne sich zu ärgern. Der Erfolgreiche unterscheidet sich vom Nicht-Erfolgreichen darin, dass er dabeigeblieben ist und der Ruhe eine Chance gegeben hat. Geben Sie nicht auf! Das klingt jetzt vielleicht banal, ist aber der entscheidende Punkt.

05 Sitzen. Die Ruhe aushalten. Die störenden Gedanken aushalten. Loslassen. Atmen Sie weiter und lassen Sie alle Gedanken ziehen – bis eine Lücke zwischen zwei Gedanken entsteht, die sich nach und nach vergrößert.

Irgendwann werden Sie in der Entspannung angekommen sein, auch wenn es nur für einen kurzen Moment ist. Dann können Sie tief durchatmen wie der Bergsteiger, der den Gipfel bezwungen hat. Sie können die endlose innere Weite genießen und machen die Erfahrung, dass Sie einen Gestaltungsspielraum haben. Sie sind dem Schmerz nicht ausgeliefert.

JOHANNES LANGEMANN

Heilpraktiker mit Schwerpunkt klassische Chinesische Medizin und Entspannungstechniken im Marianowicz Zentrum für Diagnose und Therapie in München

WARUM HILFT MEDITATION BEI RÜCKENSCHMERZEN?

Meditation ist ein guter Weg, um Entspannung in ein völlig angespanntes System zu bringen. Menschen, die starke Rückenschmerzen haben, richten ihre Gedanken brennglasartig auf ihre Beschwerden. Sie haben oft eine perfekte Schmerzkarte im Kopf und können ganz genau sagen, wann es wo wehtut. Wie bei einem Daytrader, der den Börsenkurs stündlich verfolgt. Aber: Man wird regelrecht verrückt.

Das, was ist, wird erst mal bleiben: Ihre Biografie lässt sich nicht ändern. Ihre Lebensführung können Sie nur nach und nach umstellen und Ihre Probleme verschwinden auch nicht von heute auf morgen. Was Sie aber verändern können, ist Ihre Haltung zu den Dingen. Durch die Meditation werden Sie achtsamer, Sie nehmen Ihren Körper besser wahr und richten Ihren Fokus nicht mehr so stark auf den Schmerz. Beim Meditieren »verdünnen« Sie die negativen Gedanken und belastenden Gefühle, die Sie mit dem Rücken verbinden. Geben Sie in ein Glas Wasser drei Esslöffel Salz, wird das Gebräu ungenießbar. In 20 Litern Wasser sind es immer noch drei Löffel Salz, Sie schmecken es in der verdünnten Form aber kaum mehr heraus.

WAS MAN WISSEN MUSS

Meditation ist ein Lernprozess. Der Entschluss, sich zu entspannen, macht sich ständig davon, weil Sie gestört oder abgelenkt werden. Denn es gibt einen Anteil in Ihnen, dem die Ruhe und Klarheit nicht gefällt, weil er Sie wie in einem Hamsterrad auf Trab halten will. Dieser innere Anteil will vielleicht auch verhindern, dass Sie auf etwas schauen, das einmal schmerzhaft für Sie war. Ihr Gehirn denkt in gewohnten Mustern, die nur schwer zu durchbrechen sind, weil sie evolutionär das Überleben sicherten. Das geht nur mit neuen – positiven – Erfahrungen.

DER GEIST IST WIE EIN WELPE

Wenn Sie einen Welpen auf seine Decke schicken und ihm sagen, er soll sitzen bleiben, wird er sich, kaum, dass Sie wegschauen, wieder davonschleichen. Sie tragen ihn erneut zurück auf seine Decke. Doch er büchst erneut aus.

An dem Punkt haben Sie zwei Möglichkeiten: Sie können ihn mit Strenge maßregeln, aber das wollen Sie natürlich nicht und es funktioniert auch nicht wirklich. Sie können ihn aber auch jedes Mal mit viel Liebe und Geduld erneut auf seine Decke setzen. Immer wieder. Irgendwann hat er die Lektion gelernt und bleibt dort sitzen.

Mit unserem Geist verhält es sich wie mit dem Welpen: Wir müssen unsere Gedanken beim Meditieren immer wieder zur Ordnung rufen. Aber das Schöne ist: Das Glücksgefühl, das sich nach einer Weile einstellt, ist eine wirklich mehr als angemessene »Aufwandsentschädigung«.

SELBSTHYPNOSE

Keine Sorge, hierbei geht es nicht um Hokuspokus und Zauberei. Selbsthypnose ist eine mittlerweile erprobte und anerkannte Form der Entspannung und Schmerzlinderung, die auf der Aktivierung der positiven Vorstellungskraft beruht. Selbsthypnose ist eine Art von Mentaltraining, mit dem Sie einen positiven Einfluss auf Ihr Unterbewusstsein ausüben können, das verantwortlich für viele Automatismen und Programmierungen ist.

Die Wissenschaft geht davon aus, dass 90 Prozent des Gehirns unbewusst arbeiten. Da die meisten Abläufe automatisiert vonstattengehen, funktioniert unser Gehirn schnell, effektiv und dabei noch sparsam im Energieverbrauch. Der riesige Bereich des Unterbewusstseins bestimmt dabei über unsere Ideen, Wünsche und Pläne – und zwar als eine Art Erfahrungsgedächtnis, in dem unsere Emotionen gespeichert sind. Und an diesem Punkt sind wir wieder beim Schmerzgedächtnis angelangt.

Das Unterbewusstsein umprogrammieren

Selbsthypnose hat nichts mit Kontrollverlust zu tun. Im Gegenteil: Sie lernen, mit bestimmten Suggestionstechniken Körper und Geist zu steuern, und erlangen dadurch eine bessere Kontrolle über Ihre Schmerzwahrnehmung.

Sie versetzen sich in einen tranceartigen Entspannungszustand, in dem das Gehirn hauptsächlich Alpha- und Thetawellen aussendet. Dieser veränderte Bewusstseinszustand ist unbedenklich und etwas ganz Natürliches. Sie erleben ihn jeden Tag, beispielsweise kurz vor dem Einschlafen, wenn Sie entspannt vor sich hindösen oder Tagträumen nachhängen. Dann spielen Raum und Zeit keine Rolle mehr, weil Sie alles um sich herum vergessen haben.

In diesem konzentrierten Zustand lässt sich das Unterbewusstsein, das für viele automatisch ablaufende Reaktionen und Muster verantwortlich ist, ansprechen und verändern. Je mehr Übung Sie damit haben, desto wirkungsvoller ist die Selbsthypnose. Menschen, die über eine angeregte Fantasie verfügen, tun sich leichter damit. Wer hingegen Angst davor hat, die Selbstkontrolle aufzugeben, dem wird es anfangs etwas schwerer fallen.

DIE SCHMERZEN ZÄHLEN NICHT

Zählen Sie ganz langsam und bewusst von 1 bis 10 und halten Sie dabei in Ihrem Körper Umschau, ob irgendwo irgendetwas ein klein wenig mehr zu lockern, zu lösen und zu entspannen ist. Sagen Sie sich bei jeder Zahl den dazugehörigen Satz und spüren Sie nach, was in Ihrem Körper dabei vorgeht. Atmen Sie vor und nach jeder Zahl tief ein und aus.

01 Beginnen Sie bei 1: »Ich bin ruhig und entspannt.«

02 Dann geht es weiter mit 2 und 3: »Ich versuche, noch etwas mehr Abstand zu gewinnen, alles noch weiter hinter mir zu lassen.«

03 Über 4 und 5: »Ich lasse los, sinke wie eine Feder, langsam und schaukelnd, tiefer und tiefer.«

04 Zu 6, 7 und 8: »Nichts ist wichtig, meine (Rücken-)Schmerzen sind weit weg.«

05 Und schließlich zu 9 und 10: »Ich bin ruhig, gelöst und entspannt.«

Bleiben Sie so lange in der Entspannung, wie es sich gut anfühlt, und wiederholen Sie dabei wenn nötig die letzten Suggestionen.

Medizinisch wirkungsvoll

Dass Selbsthypnose schmerzreduzierend wirkt und den Arzneimittelverbrauch senken kann, hat Dr. Stefan Jacobs von der Universität Göttingen belegt. Innerhalb von zehn Stunden brachte der Psychologe in einer Doppelstudie insgesamt 42 Schmerzkranken, darunter auch Rückenleidenden, die als austherapiert galten, ein Kurzprogramm bei, mit dem sie sich selbst in einen Zustand tiefer Entspannung versetzen konnten. Mithilfe von individuell besprochenen Bändern unternahmen die Probanden gedankliche Reisen an Orte ihrer Wahl. Zum Beispiel: »Sie atmen langsam und gleichmäßig. Sie spüren die angenehme Wärme der Sonnenstrahlen auf Ihrer Haut. Sie liegen ungestört an Ihrem Lieblingsstrand …« Die schönen Bilder verdrängten die schmerzhafte Realität für die Dauer der Selbsthypnose und mit etwas Übung auch noch für eine Zeit danach. Die Probanden haben sich, könnte man vereinfacht sagen, an eine schmerzfreie Vergangenheit erinnert, wozu sie im Wachzustand nicht mehr in der Lage waren, weil der Schmerz ihr Leben und Handeln dominierte.

Das Ergebnis der Studie kann sich sehen lassen: Die Patienten konnten ihre Medikamentendosis um 60 bis 75 Prozent verringern, sogar in schwerwiegenden Fällen, in denen Antidepressiva oder Opioide verabreicht wurden. Die Reduzierung der Schmerzen zog zudem eine Verbesserung des körperlichen Wohlbefindens und der emotionalen Stimmung nach sich. Die Ergebnisse blieben unter Beibehaltung des Programms stabil, sodass die Probanden ihren Lebensalltag wieder aufnehmen konnten.

Den Schmerz beeinflussen

Dr. Jacobs Erkenntnisse decken sich mit den Versuchsergebnissen der Schmerzforscherin Catherine Bushnell. Sie erinnern sich an die Probanden, die ihre Hand aus dem Gefäß mit heißem Wasser erst zurückzogen, als man ihnen die wahre Temperatur nannte. Die Fähigkeit, das Schmerzempfinden zu beeinflussen, ist – positiv wie negativ – in uns angelegt und kann mit etwas Übung freigesetzt werden. Nutzen Sie die Selbsthypnose als Rettungsanker, um nicht im Meer von Schmerz zu ertrinken. Die Übung von Seite 103 gibt Ihnen einen ersten Eindruck. Sie können sich aber auch von einem Experten eine spezielle Rücken-Selbsthypnose erstellen lassen, zum Beispiel eine besprochene CD mit einer Reise an einen Ort Ihrer Wahl, an dem Sie gedanklich entspannen und »Urlaub vom Schmerz« machen. Die Wirkung wird nach und nach auch über die Zeit der Selbsthypnose hinausreichen.

BIOFEEDBACK

Wir wissen, dass der Körper nicht nur bei Fehlhaltungen oder einseitiger körperlicher Belastung mit muskulärer Anspannung reagiert, sondern auch auf chronische Überbelastungen und emotionale Zustände wie Angst und Stress. Diese Prozesse laufen – vom Nervensystem gesteuert – automatisch in Ihrem Körper ab. Sie nehmen die negativen Folgen der Dauerverspannung erst wahr, wenn sich ein Schmerz eingestellt hat.

Ein Verfahren aus der Verhaltenstherapie zur besseren und schnelleren Wahrnehmung und Beeinflussung unserer Körperfunktionen ist Biofeedback, was so viel wie »biologische Rückmeldung« bedeutet. Während Sie über Sensoren an bestimmten Muskelgruppen mit einem Computer verkabelt sind, werden Ihre Muskelaktivität, Ihre Herzfrequenz, der Blutdruck, die Durchblutung, die Aktivität der Schweißdrüsen sowie Ihre Körpertemperatur gemessen. Verspannt sich beispielsweise die

Unter professioneller Anleitung

Was passiert beim Biofeedback? In Verbindung mit verhaltenstherapeutischen Maßnahmen arbeiten Sie in circa 10 bis 15 Sitzungen daran, die Kontrolle über den eigenen Körper zurückzuerobern. Der Therapeut entwirft dazu beispielsweise positive Gedankenszenarien oder wendet bestimmte Übungen und Atemtechniken an, deren entspannende Wirkung sich sofort auf dem Computer zeigen. Aufgrund dieser Signale erkennen Sie die Zusammenhänge zwischen psychischer Anspannung und Schmerzen. Mithilfe dieser Erfolgskontrolle können Sie daran arbeiten, die schmerzenden Muskelgruppen bewusst und aktiv zu entspannen. Die unmittelbare Rückmeldung des Computers hilft Ihnen dabei, den angespannten und schmerzverstärkenden Gedanken und Gefühlen mit aktiver Entspannung entgegenzuwirken.

Muskulatur in einer bestimmten Rückenregion, empfängt der Computer ein Signal, das er als Geräusch wiedergibt oder als Kurve auf dem Bildschirm ausweist. Auf diese Weise können Sie hören und sehen, welche körperlichen Prozesse in Ihrem Körper ablaufen – die Sie im Alltag gar nicht wahrnehmen würden. Der Grad Ihrer Muskelspannung zeigt das Maß Ihrer inneren Erregung.
Über Biofeedback erhält der Schmerzgeplagte einen naturwissenschaftlichen Wert, der ihm die Reaktion des Körpers auf Spannungszustände plastisch vor Augen führt. Und er lernt dabei, dass er mit Entspannung die eigene Schmerzwahrnehmung reduzieren kann.

Die Kontrolle gewinnen

Das Verfahren belegt zum einen, dass sich Körper und Geist im Guten wie im Schlechten gegenseitig beeinflussen. Zum anderen demonstriert Biofeedback sehr gut, dass der Mensch in der Lage ist, kraft seiner Gedanken und seines Willens die Nervenfunktionen zu kontrollieren und eine innere Anspannung bewusst und aktiv herunterzufahren.
Dieser Lernprozess, die körpereigenen Prozesse zu steuern, ist gerade für chronisch Erkrankte wichtig, um den teuflischen Schmerzkreislauf zu durchbrechen. Sobald sie merken, dass sie aktiv am Heilungsprozess beteiligt sind, vermindern sich die Rückenschmerzen, weil die Betroffenen die Muskelverspannungen, die den Schmerz bewirken, im Alltag rechtzeitig wahrnehmen und lösen können.

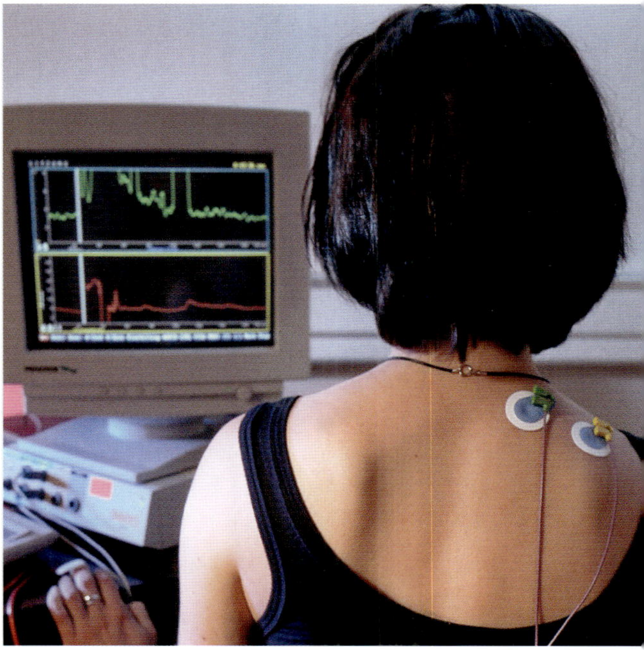

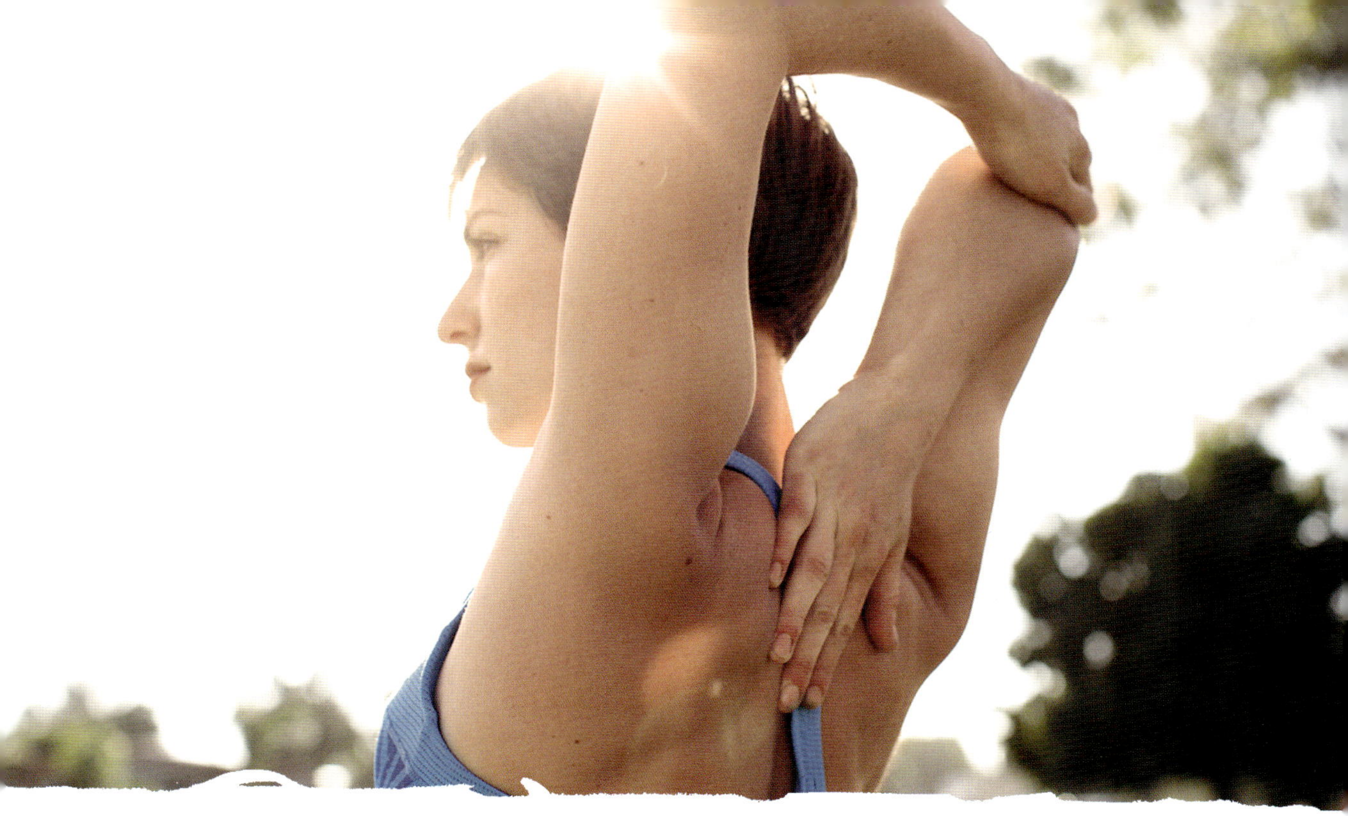

P

DIE BLOCKIERTE RÜCKEN-MUSKULATUR MOBILISIEREN

Ein Rücken, der schmerzt, braucht moderate Bewegung statt Schonung und Bettruhe. Daher geht es bereits in Schritt 1 auch um ein angemessenes Bewegungsprogramm.

Was ging Ihnen durch den Kopf, während Sie diesen Einführungstext gelesen haben? Vielleicht: »Bewegung ist das Letzte, was ich gerade brauche. Ich kann ja kaum liegen!« Mag sein, dennoch möchte ich Ihnen Bewegung bereits in der akuten Schmerzphase ans Herz legen. Jede Form von Schonung wirkt wie Gift für Ihren kranken Rücken, da dabei nicht nur die Anspannung zunimmt, sondern auch die Muskulatur immer weiter verkümmert. Mit gezielten Mobilisationsübungen machen Sie Ihren Rücken nicht nur wieder fit und belastbar. Sie überlisten zudem Ihre sensibilisierte Schmerzwahrnehmung, weil Sie Ihrem Rücken im besten Sinne wieder mehr zumuten. Schmerz ist ein Signal für eine Verspannung. Die Muskulatur ist an der schmerzenden Stelle zu schwach und neigt dazu, einen zu hohen

Tonus aufzubauen, um die Belastungen, die auf den Rücken einwirken, abzufangen. Diese Belastungen sind heute sehr oft einseitig. Viele sitzen zum Beispiel mit hängenden Schultern am Tisch, weil die Nackenmuskulatur kaum mehr benutzt wird. Die betroffenen Muskeln versuchen, die einseitige Belastung mit einem höheren Spannungsgrad auszugleichen. Nimmt jedoch die äußere Spannung zu, schaffen sie das irgendwann nicht mehr. Erschwerend kommt hinzu, dass es Muskelgruppen gibt, die dazu neigen, viel Spannung aufzubauen. Dazu zählen besonders Problemzonen wie Schulter- und Nackenmuskulatur, der Rückenstrecker im Lendenbereich und die Muskeln unterhalb des Schulterblatts. Weil die natürliche Selbsthilfemaßnahme »Kompensation« bei einem untrainierten Muskel leider nicht gelingt, baut sich immer mehr Spannung auf. Die Folge sind dann natürlich Schmerzen.

IN BEWEGUNG KOMMEN

Diese Negativspirale durchbrechen Sie nur, indem Sie die entsprechenden Muskelgruppen mit einem geeigneten Programm mobilisieren. Es geht dabei nicht darum, dass Sie sich zu einem Muskelpaket entwickeln und sportliche Höchstleistungen vollbringen. Keine Sorge! In Schritt 1 des multimodalen Rückenprogramms steht im Vordergrund, die untrainierten Bereiche Ihres Rückens so zu kräftigen, dass Ihr Muskelkorsett wieder seine Halte- und Stützfunktion übernimmt und die Wirbelsäule, die Gelenke und Bandscheiben entlastet.

Bewegung belohnt

Ein Mobilisationsprogramm hat viele gesundheitliche Vorteile:

- Sie schärfen und verbessern Ihre Körperwahrnehmung und arbeiten einer Schonhaltung entgegen.
- Sie fördern die Durchblutung des Körpers, sodass der Selbstheilungsprozess starten kann.
- Sie lockern und dehnen die verspannte und verkürzte Muskulatur und lösen Blockierungen auf.
- Sie lindern durch die regelmäßige Bewegung die Schmerzen.
- Sie bauen ein Muskelkorsett auf, das Ihren Rücken stabilisiert und die Wirbelsäule, die Gelenke und Bandscheiben entlastet.
- Sie rehabilitieren Ihre Muskulatur, damit sie wieder fit für das tägliche Bewegungspensum ist.
- Sie steigern Ihre Beweglichkeit und harmonisieren Ihre gesamten Bewegungsabläufe.
- Sie entwickeln neues Vertrauen in Ihren Rücken, sobald Sie erste Fortschritte im Hinblick auf Dehnbarkeit, Koordinationsvermögen und Kraft feststellen. Damit programmieren Sie bereits das Schmerzgedächtnis um.

Unsere Vorfahren hielten sich durch Jagen und Sammeln aktiv. Wir heute gebrauchen Teile unserer Muskulatur einseitig oder gar nicht.

Ihre Aktivität – Ihr Erfolg

Sie stehen im Mittelpunkt des Geschehens. Ohne Ihre Mitwirkung erzielen weder Ärzte noch Physiotherapeuten eine Besserung. Es geht schliesslich um Ihren Körper und Ihren Rücken. Nur wenn Sie in Bewegung kommen, funktionieren die physiotherapeutischen Maßnahmen überhaupt und zeigen Erfolge. Egal, ob Sie zu Hause üben oder in einer Praxis, Ihre Aktivität entscheidet darüber, ob der Schmerz Sie im Würgegriff behält oder ob Sie sich daraus befreien. Wenn Sie nicht wollen, dass der Schmerz etwas mit Ihnen tut, müssen Sie etwas gegen ihn tun.

Physiotherapie heißt: Aktiv werden

Häufig verordnet der Arzt bei Rückenschmerzen zur Mobilisation mehrere Stunden Physiotherapie. Sie können das, was Sie in einer Praxis unter Anleitung machen, aber auch allein zu Hause üben. Schließlich sind Sie ja auch in der Physiotherapie der aktive Part. Wie mir die Physiotherapeuten unserer Klinik immer wieder einmal erzählen, setzen sich sehr viele Menschen bei der ersten Sitzung auf die Liege mit einem erwartungsvollen Blick, der zum Ausdruck bringt: »Jetzt machen Sie mal.« Meine Kollegen klären den Betroffenen dann auf: »Ich schaue Sie mir jetzt erst einmal genau an. Und anschließend sind Sie dran, wenn Sie wieder in Bewegung kommen wollen. Ich leite Sie dabei an.« Sie müssen sich bewegen, um ein besseres Gefühl für Ihren Körper und die Schmerzregion zu entwickeln und um die Kontrolle zurückzuerlangen.

Die Muskeln aufwecken

Mobilisieren bedeutet, Muskeln und Gelenke ohne hohe Muskelspannung zu aktivieren und wieder beweglich zu machen, wenn sie aufgrund einer Fehl- oder Schonhaltung verkümmert sind. Dafür aber muss man den Körper erst auf seine Seite bringen. Denn das menschliche Gehirn ist schlau und reagiert bei zu selten gebrauchter Muskulatur genauso wie im Verletzungsfall mit Schonung: Wird ein Muskel nicht genutzt, wird er auch nicht mit Energie versorgt. Deshalb ist die Mobilisation so etwas wie ein Aufwach- oder Erinnerungsprogramm für den gesamten Organismus. Indem Sie die inaktive Muskulatur aktivieren und stabilisieren, erfolgt die Meldung ans Gehirn: »Hallo, das ist noch jemand, der gebraucht wird!« Nach dieser Erinnerungsphase, kommt im Bewegungsprogramm der nächste Schritt (ab Seite 150), bei dem Sie mit einer höheren Muskelspannung Ihre Muskulatur stimulieren und nach und nach aufbauen. So wird sie widerstandfähiger.

Steigerung mit Maß

Erfahrungsgemäß haben die meisten Menschen nach etwa drei bis vier Wochen täglichen Übens ein wesentlich besseres Körper- und Bewegungsgefühl entwickelt. Beginnen Sie also mit dem Mobilisationsprogramm ab Seite 114 und entscheiden Sie nach einer Zeit selbst oder in Beratung mit Ihrem Arzt, wann Sie mit dem Rücken-Wohlfühlprogramm in Schritt 3 (ab Seite 156) fortfahren wollen.

ALEXANDER SCHEURER

Diplom-Sportlehrer, Leiter der Physiotherapie und Massage der Klinik Jägerwinkel in Bad Wiessee

KANN MOBILISATION IM AKUTEN SCHMERZZUSTAND GEFÄHRLICH SEIN?

Nein. Entscheidend ist, wie Sie an die Übungen herangehen. Ein Mobilisationsprogramm ist kein Krafttraining. Mit sanften Übungen entwickeln Sie zunächst ein Gefühl für Ihre Bewegungsfähigkeit, um den eigenen Körper wieder positiv wahrzunehmen. Ich kann gar nicht mehr zählen, wie oft ich nach der Mobilisation schon von Patienten gehört habe: »Ach, das hat mir jetzt Spaß gemacht und gut getan!« Wer so etwas sagt, fühlt sich wieder wohl in seiner Haut. Und das ist ein nicht zu unterschätzender Faktor, vor allem bei chronischen Rückenleiden.

RAUS AUS DER HILFLOSIGKEIT

Sie können durch ein gutes Mobilisationsprogramm das Gefühl der Hilflosigkeit ändern. Ich muss wieder ran, heißt die Devise. Sie bestimmen Ihr Leben, nicht der Schmerz. Das Programm zeigt Ihnen vom ersten Moment an: Hey, da geht was!

Natürlich gibt es auch Menschen, die sehr wenig motiviert sind, sich zu bewegen. Nach meiner Erfahrung hilft diesem Typus eine gezielte Anleitung durch einen Physiotherapeuten. Aber: Auch sie müssen es schaffen, selbstständig zu üben. Anders geht es nicht. Sonst kommen die Schmerzen zurück oder verschwinden gar nicht erst.

HILFE VOM FACHMANN

Sollten Sie sich ohne Anleitung nicht sicher genug fühlen, können Sie auch professionelle Hilfe in Anspruch nehmen, um sich bei den Übungen korrigieren zu lassen. Ich möchte Ihnen allerdings ans Herz legen, bei der Auswahl der Beratung sehr kritisch zu sein. Da »Personal Trainer« und »Fitnesstrainer« keine geschützten Begriffe sind, gibt es in diesem Berufsfeld auch schwarze Schafe, die nicht über eine hinreichende Ausbildung verfügen. Heutzutage kann man in einem Wochenendkurs zum Fitnesstrainer werden und loslegen. Das ist kontraproduktiv und auch gefährlich, da die notwendige Qualifikation und das Fachwissen fehlen.

AUSGEBILDETE FACHKRÄFTE

Suchen Sie also nach einem Physiotherapeuten oder einem Diplom-Sportlehrer. Manche Menschen denken bei »Physiotherapeut« an »Hilfe bei Krankheit« und bei »Diplom-Sportlehrer an »Hilfe bei Gesundheit«. Diese enge Zuschreibung stimmt aber so nicht. Beide sind dazu ausgebildet, mithilfe einer gezielten Untersuchung ein individuelles, auf Ihr Beschwerdebild zugeschnittenes Programm zusammenzustellen und ein wachsames Auge auf die rückengesunde Ausführung der Übungen zu haben.

DAS MOBILISATIONS-PROGRAMM

Mit den nachfolgenden zwölf Übungen, die Alexander Scheurer zusammengestellt hat, lernen Sie, Ihre Wirbelsäule wieder in alle Richtungen zu bewegen, und fördern die Flexibilität der Muskeln. In der akuten Schmerzphase empfiehlt es sich, das Mobilisationsprogramm jeden Tag durchzuführen. Das sollte zeitlich kein Problem sein, denn die Übungen dauern nur 10 bis 15 Minuten. Sie können das Üben aber auch ein paar Minuten ausdehnen, indem Sie Übungseinheiten, die Ihnen besonders guttun, öfter wiederholen als angegeben.
Am besten absolvieren Sie das Programm gleich morgens nach dem Aufstehen. So starten Sie gestärkt in den Tag und können von dem wohltuenden Effekt der Übungen profitieren. Wenn Sie abends trainieren, hat das ebenfalls Vorteile, vor allem weil Sie die Entspannung dann mit ins Bett nehmen. Wählen Sie die Tageszeit, die sich mit Ihrer Tagesplanung am besten vereinbaren lässt, so tricksen Sie den inneren Schweinehund aus. Denken Sie daran: Ihr Rücken geht vor!

Sie sind Ihr Trainer

Die Hauptsache beim Üben ist: Hören Sie auf Ihren Körper. Er sagt Ihnen, was er braucht und wie viel davon. Wenn da allerdings eine innere Stimme sagt, sie wolle gar nicht üben, dann wissen Sie: Das ist der innere Schweinehund, auf den Sie nicht hören sollten.

So üben Sie richtig

Ab Seite 114 finden Sie zwölf Mobilisationsübungen, die zusammen Ihr Programm ergeben. Um Ihnen die korrekte Ausführung zu erleichtern, gibt es eine ausführliche Schritt-

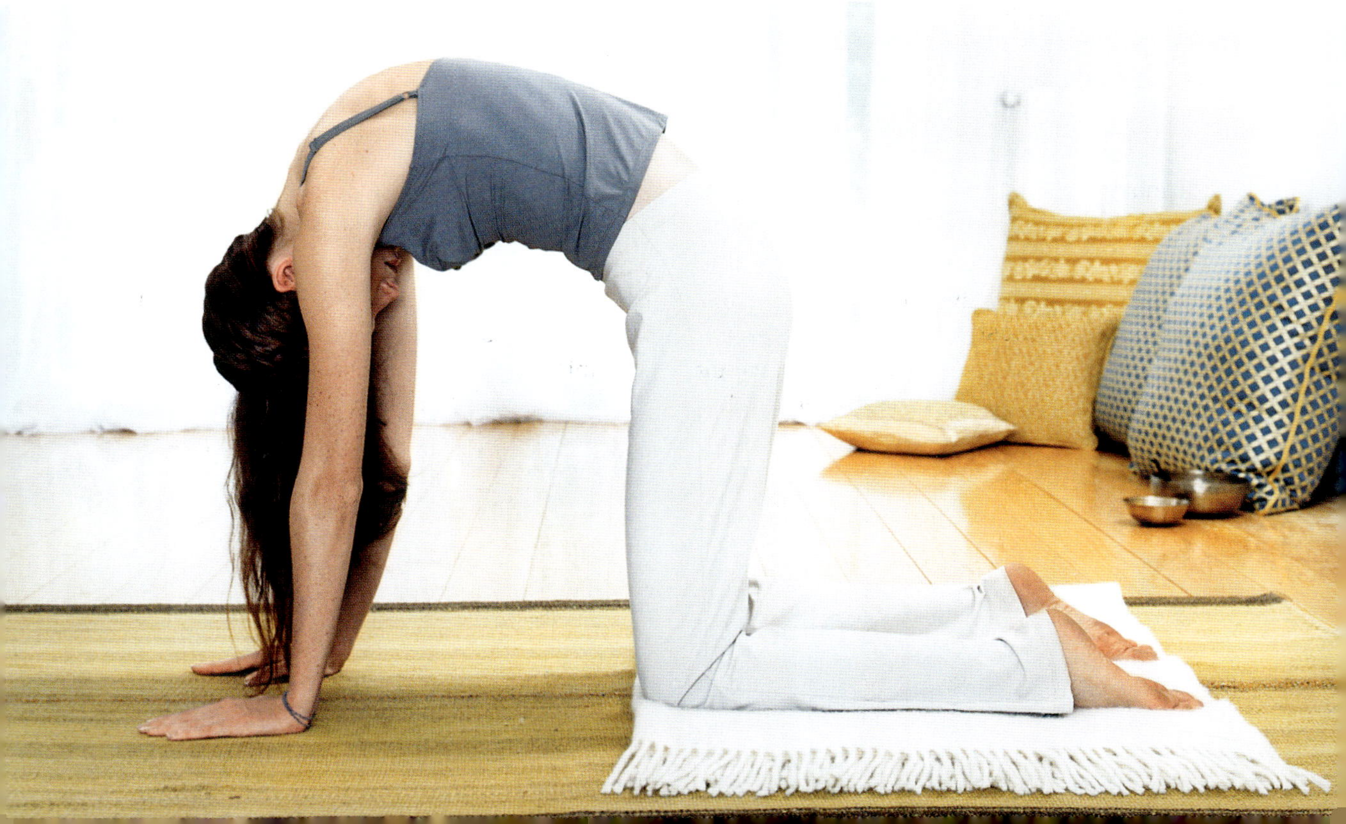

Regelmäßigkeit ist das A und O des Trainings. Das gilt auch für das Mobilisationsprogramm in der Akutphase.

für-Schritt-Anleitung. Grundsätzlich gilt bei allen Bewegungen: Langsam ausgeführte, sorgfältige Abläufe tun dem Rücken gut. Gehen Sie mit der Bewegung an die Schmerzgrenze und spüren Sie der Muskulatur dabei nach.

!

Seien Sie kein Held!

Sollten Ihnen die Mobilisationsübungen in der akuten Schmerzphase schwerfallen, können Sie natürlich zur Erleichterung ein leichtes Schmerzmittel einnehmen (ab Seite 81). In dieser ersten Phase eignen sich rezeptfreie Wirkstoffe wie Ibuprofen in einer Dosierung von dreimal täglich 200 mg oder Diclofenac in einer Dosierung von dreimal täglich 25 mg.

Sie sollten allerdings Umsicht bei der Einnahme walten lassen. Ich empfehle meinen Patienten zur Not, wenn sie anfangs noch Schmerzen haben, eine Woche bis zehn Tage lang Schmerzmittel zu nehmen. Ihr Rücken wird bereits nach ein paar Übungseinheiten lockerer und beweglicher werden und weniger wehtun – dann auch ohne Medikamente. Wenn der Arzt den Entzündungsherd richtig bekämpft und Sie auch beim Üben dranbleiben, müssten sich die akuten Beschwerden innerhalb dieses Zeitraums bessern.

In der akuten Schmerzphase darf der Schmerz beim Üben nicht schlimmer werden. Vielleicht tut es anfangs etwas weh, aber das ist eine Art wohltuender Schmerz. Es ist ein bisschen unangenehm, aber Sie merken, dass Ihnen die Bewegung guttut. Sollten Ihre Beschwerden tatsächlich zunehmen, stimmt etwas nicht. Sprechen Sie mit Ihrem Orthopäden oder Physiotherapeuten darüber. Vielleicht führen Sie die Übung nicht korrekt aus. Vielleicht ist Ihre Muskulatur aber auch nur erschöpft, weil Sie gezielt an den Partien gearbeitet haben, die Ihren Rücken unterstützen. Ein lange Zeit vernachlässigter Muskel, der auf einmal wieder beansprucht wird, macht sich bemerkbar. Sehen Sie die Muskelermüdung, die sich anfangs nach der Mobilisationsarbeit in Form eines leichten Muskelkaters einstellen kann, nicht als Problem, sondern als positives Signal: »Ich spüre auf einmal Muskeln, von denen ich gar nicht wusste, dass ich sie noch habe.«

Ihre Ausrüstung

Die Übungen sind einfach und können problemlos zu Hause durchgeführt werden. Folgende Dinge benötigen Sie für Ihr Mobilisationsprogramm:

Bequeme Kleidung • in der Sie sich gut bewegen können. Üben Sie am besten barfuß oder in Socken, da Sie dann mehr Körperwahrnehmung über die Füße haben.

Unterlage • Eine Yoga- beziehungsweise Isomatte oder eine Decke eignen sich gut. Sie sollten bequem darauf liegen können.

Pezziball • Ihn brauchen Sie für die Balanceübungen. 65 Zentimeter Durchmesser passt in der Regel für die meisten Menschen. Ab 1,90 Meter Körpergröße oder über 100 Kilo Körpergewicht benötigen Sie allerdings einen Durchmesser von 75 Zentimetern. Sie können einen solchen Ball in jedem Sportartikelgeschäft kaufen oder im Internet bestellen.
Bitte achten Sie darauf, den Ball nicht zu fest aufzupumpen. Er soll, wenn Sie sich draufsetzen, ganz leicht einsinken, damit die Übungen nicht unangenehm werden.
Sollten Sie für das Mobilisationsprogramm noch keinen Pezziball anschaffen wollen, können Sie die Übungen auch auf einem Stuhl ausführen. Die Instabilität des Balles aktiviert im Vergleich zum Stuhl allerdings automatisch die tiefe Muskulatur des Rumpfes und fördert damit das feine Zusammenspiel der einzelnen Muskelgruppen, weil Sie die Balance halten müssen. Das macht das Üben anpruchs- und wirkungsvoller.

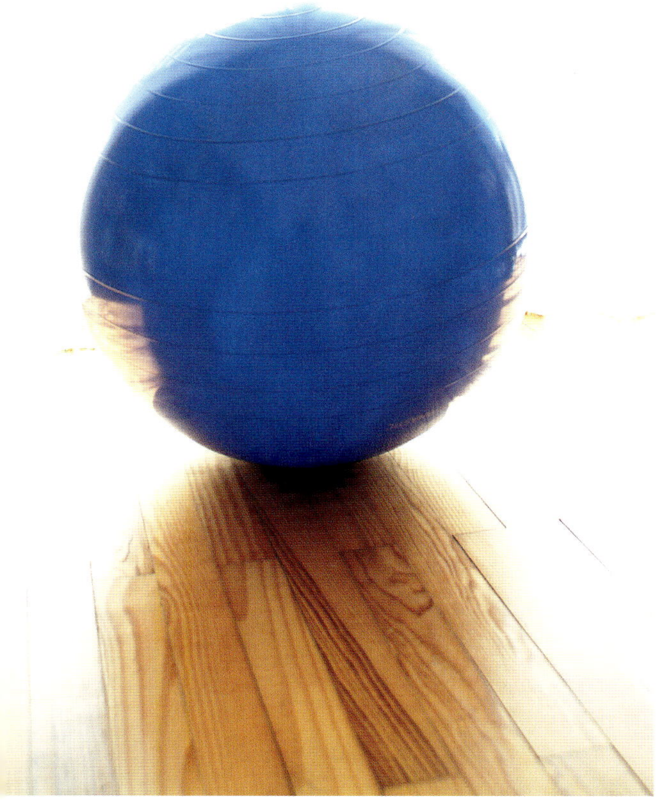

Das Rückentagebuch nutzen

Beim Training kommt auch unbedingt wieder Ihr Rückentagebuch zum Einsatz: Mit der nachstehenden Übersicht können Sie Trainingsdauer, Übungseinheiten, Schmerzzustand und Allgemeinbefinden festhalten. Wichtig: Setzen Sie sich vor Beginn des Programms wöchentlich ein Ziel, wo Sie nach Ablauf von sieben Tagen, also sieben Trainingsrunden stehen wollen. Das motiviert, auf jeden Fall dranzubleiben. Und wer weiß, vielleicht übertreffen Sie sich und Ihre Erwartungen an das Training ja. Sie wären nicht die oder der Erste!

!

Spiegel-Check

Wenn Sie möchten, können Sie zumindest anfangs vor einem Spiegel üben, um die richtige Ausführung der Bewegungen zu kontrollieren und sich gegebenenfalls zu korrigieren.
Oder Sie lassen sich einmal von Ihrem Partner oder einer Freundin beim Training filmen. Sich selbst beim Training »zuzuschauen« hat einen besonderen Lerneffekt, weil Sie von außen viel besser erkennen, ob Ihre Haltung aufrecht ist und Sie die Übungen richtig ausführen. Ihre Körperwahrnehmung und die folgenden Trainingseinheiten werden sehr davon profitieren.

MEIN MOBILISATIONSPROGRAMM

Dokumentieren Sie mithilfe der nachfolgenden Tabelle
jede Trainingseinheit und die Besonderheiten – zumindest so lange,
bis Sie Ihren persönlichen Rhythmus gefunden haben.

WOCHE:
ZIELSETZUNG:

Tag	Trainings-dauer	Übungs-einheiten	Schmerzzustand von 1 bis 10 nach der Skala von Seite 80	Bemerkungen Allgemeinzustand
1				
2				
3				
4				
5				
6				
7				

DIE WIRBELSÄULE AUFWÄRMEN

Mit dieser Übung mobilisieren Sie zu Beginn des Programms die Wirbelsäule und die Rückenstreckmuskulatur. Machen Sie zehn Wiederholungen.

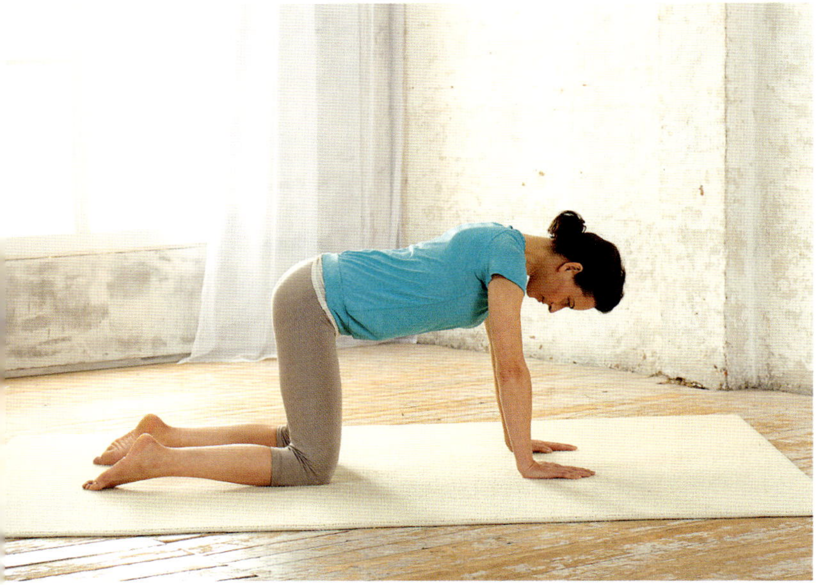

1. Gehen Sie langsam und vorsichtig in den Vierfüßlerstand. Stützen Sie sich dabei mit den Händen, die etwa schulterbreit auseinanderstehen, ab. Den meisten Menschen ist das mit der flachen Hand angenehmer. Sie können die Hände aber auch zur Faust ballen, wenn Ihnen das lieber ist. Ihre Knie und Fußspitzen berühren den Boden. Der Rücken ist gerade und Ihr Blick geht nach unten.

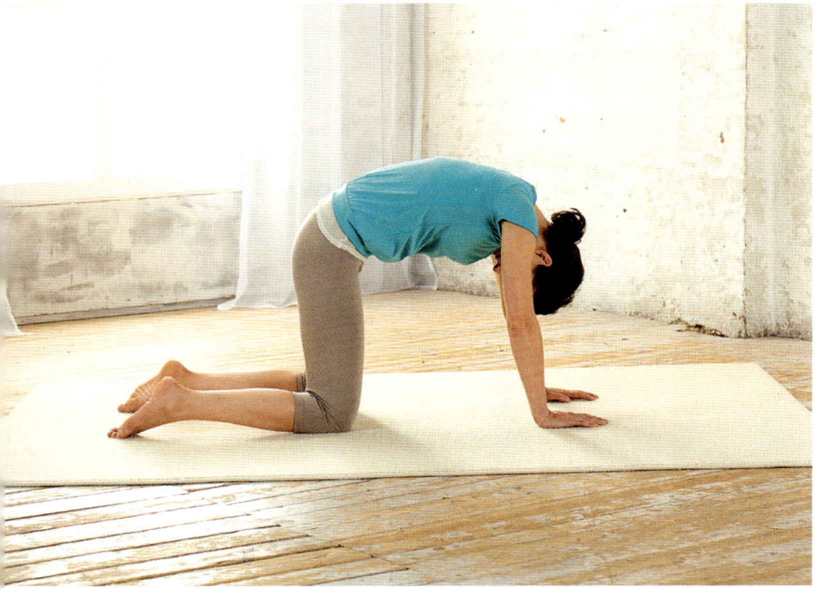

2. Denken Sie sich Ihren Rücken erst ganz lang und machen Sie ihn anschließend rund, indem Sie Ihr Becken langsam nach vorn schieben und das Kinn zum Brustkorb bringen. Atmen Sie beim Strecken ein und beim Rundmachen aus.

DEN RÜCKEN LANG MACHEN

Mit dieser Übung machen Sie die Rückenmuskulatur vom Schulterblatt bis zum Becken beweglich und verbessern durch die diagonale Ausführung zugleich Koordinationsfähigkeit und Gleichgewichtssinn. Machen Sie zehn Wiederholungen, fünf zur einen Seite, fünf zur anderen.

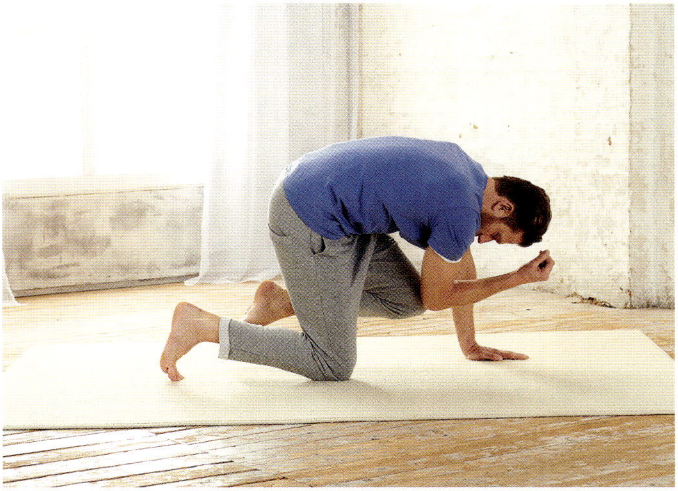

1. Nehmen Sie die Vierfüßlerposition ein. Sobald Sie einen guten Stand haben, ziehen Sie den rechten Arm und das linke Knie langsam unter Ihrem Körper zusammen, sodass sie sich diagonal berühren. Dabei einatmen.

2. Dann strecken Sie beide in einer diagonalen Linie wieder aus. Dabei ausatmen.

3. Nach fünf Malen wiederholen Sie die Übung mit dem linken Arm und dem rechten Bein.

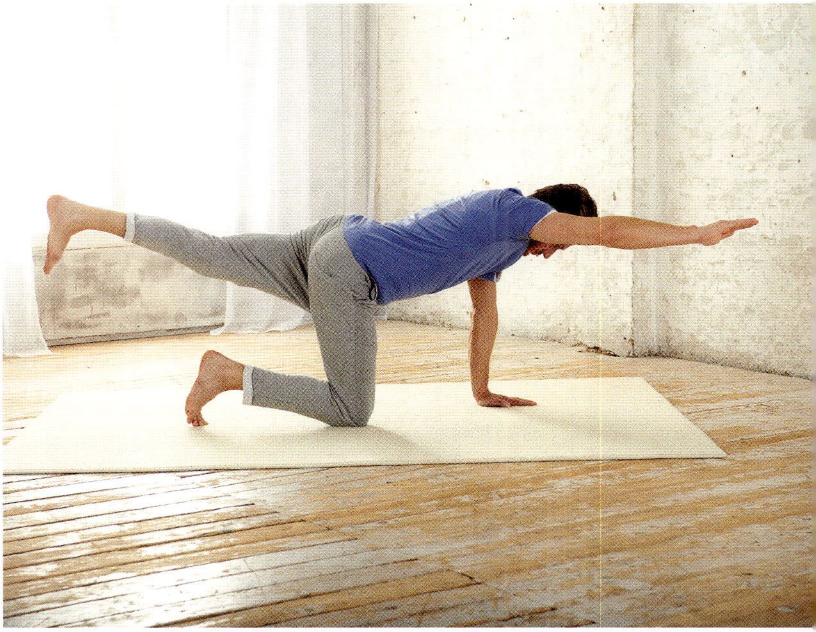

DIE BAUCHMUSKULATUR AKTIVIEREN

Mit dieser Übung mobilisieren und aktivieren Sie Ihre Bauchmuskulatur. Wieder sind zehn Wiederholungen, fünf auf jeder Seite, optimal.

1. Legen Sie sich auf den Rücken und drücken Sie die Lendenwirbelsäule sanft zum Boden. In dieser offenen Ausgangsposition atmen Sie ein.

2. Führen Sie den linken Arm und das rechte Knie langsam in einer Diagonalen zueinander. Sobald sich Ellbogen und Knie berühren, atmen Sie aus. Dann gehen Arm und Beine wieder auseinander.

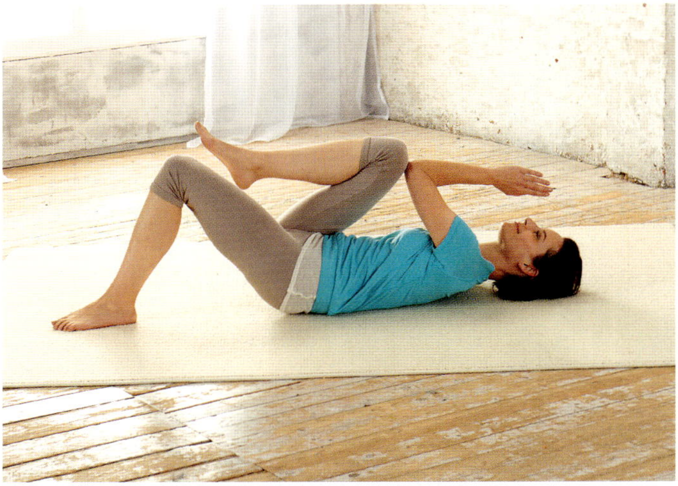

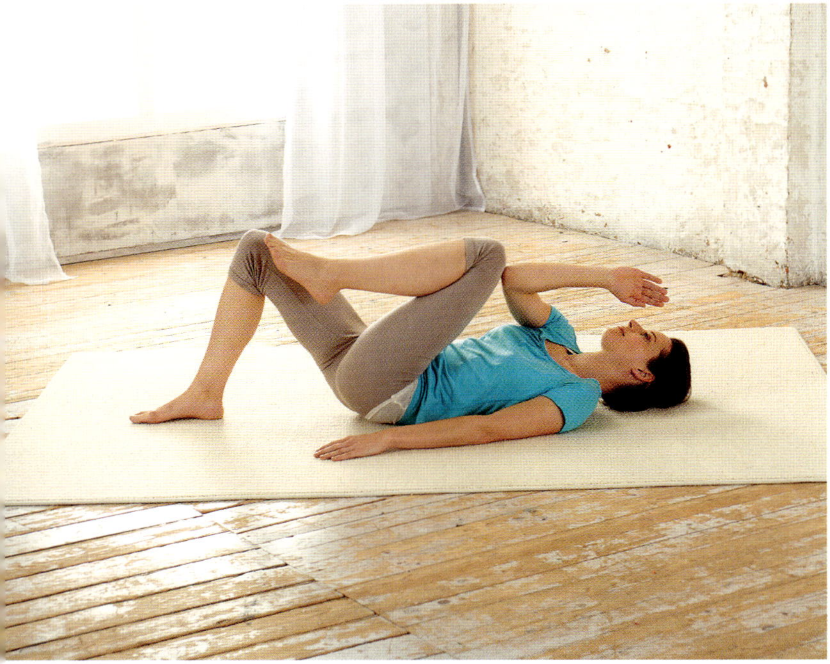

3. Anschließend wiederholen Sie die Bewegung mit dem rechten Arm und dem linken Bein.

DAS ZUSAMMENSPIEL DER RUMPFMUSKELN FÖRDERN

Mit dieser Übung verbessern Sie die intermuskuläre Koordination im gesamten Rumpfbereich. Machen Sie die Bewegung auch hier zehnmal.

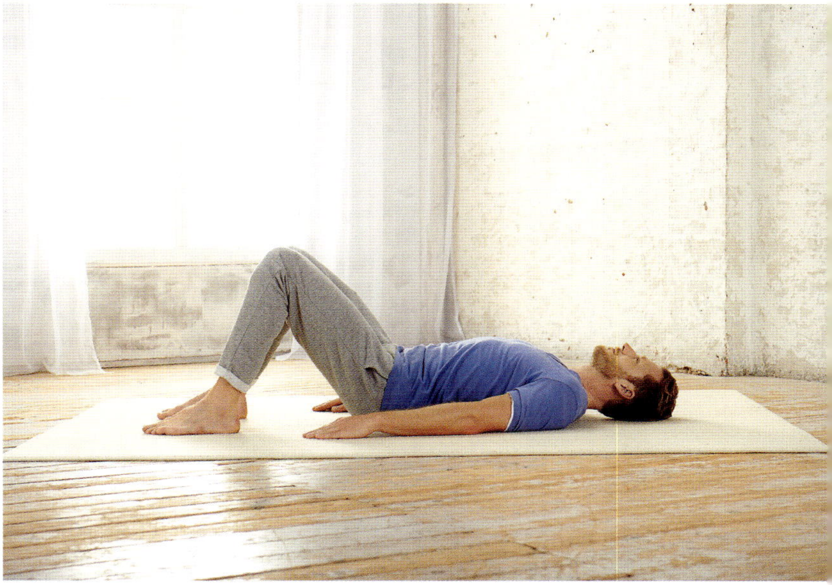

1. Legen Sie sich mit dem Rücken auf den Boden und winkeln Sie die Beine an. Die Füße stehen etwa hüftbreit auseinander. Die Arme liegen ausgestreckt an den Seiten.

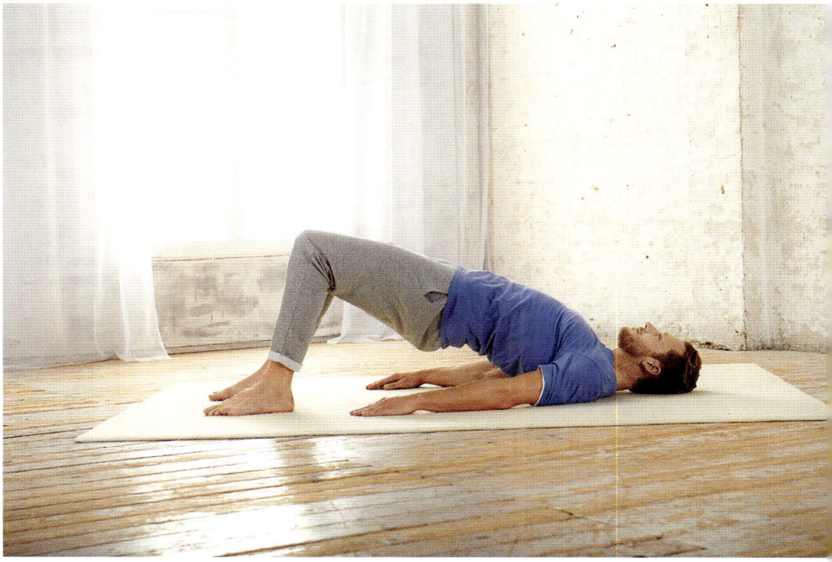

2. Heben Sie nun mit dem Einatmen das Becken langsam an. Knie, Hüfte und Schultern bilden in der Endposition eine gerade Linie. Achten Sie darauf, das Becken nicht zu überstrecken. Sollten Sie nicht so weit nach oben kommen, bleiben Sie einfach etwas unter der Linie.

3. Senken Sie das Becken mit dem Ausatmen ebenso langsam wieder ab.

DAS BECKEN MOBILISIEREN

Mit dieser Übung wird das Iliosakralgelenk mobilisiert und damit auch die tiefliegende Rückenmuskulatur. Wieder sind zehn Wiederholungen angezeigt.

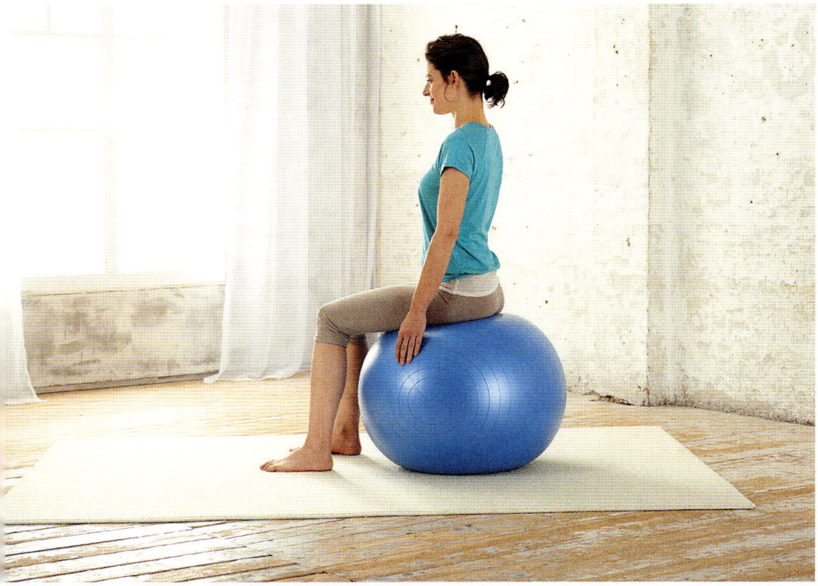

1. Setzen Sie sich auf den Pezziball und stellen Sie Ihre Füße etwa schulterbreit auseinander fest auf den Boden. Ihre Wirbelsäule ist zunächst aufrecht und gestreckt, als würde Sie jemand an einer unsichtbaren Schnur nach oben ziehen. Ihre Hände berühren den Ball an der Seite.

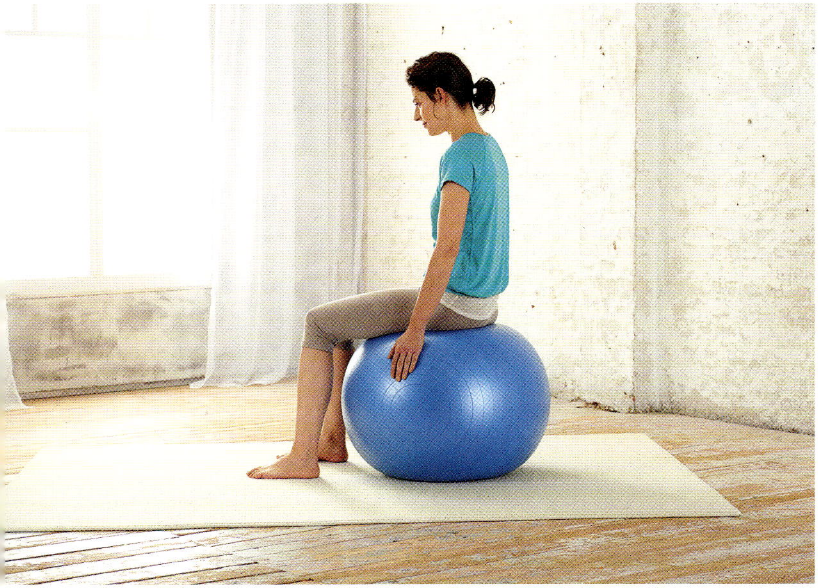

2. Lassen Sie nun Ihr Becken nach hinten kippen, sodass Ihr Rücken rund wird und sich das Kinn dem Brustkorb nähert. Dabei atmen Sie aus.

3. Danach richten Sie mit dem Einatmen das Becken wieder auf.

DIE WIRBELSÄULE FLEXIBEL MACHEN

Diese Übung aktiviert die Drehfähigkeit der Wirbelsäule und damit viele kleine Muskeln, die für die Rotation verantwortlich sind. Üben Sie diese Drehbewegung in zehn Wiederholungen.

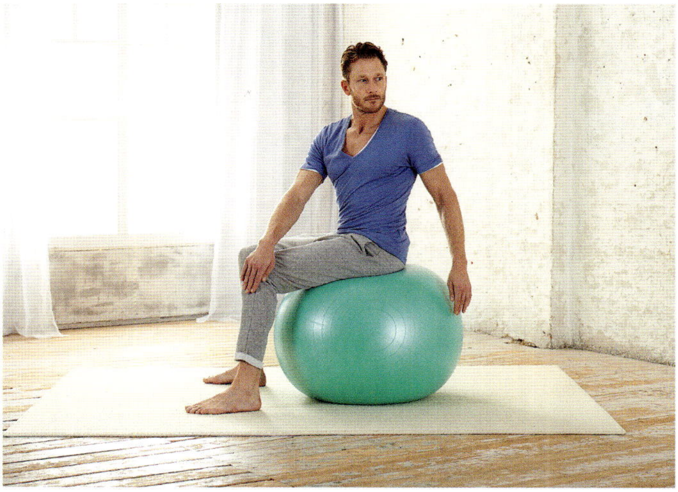

1. Nehmen Sie auf dem Pezziball eine aufrechte Sitzposition ein. Die Füße stehen fest auf dem Boden, schulterbreit auseinander. Richten Sie sich auf, denken Sie an die Schnur, an der Sie nach oben gezogen werden.

2. Nun drehen Sie Ihren Oberkörper behutsam nach links, bis Sie mit Ihrer rechten Hand das linke Knie berühren. Beim Drehen atmen Sie aus.

3. Kommen Sie mit dem Einatmen in die Ausgangsposition zurück und drehen Sie sich anschließend zur anderen Seite.

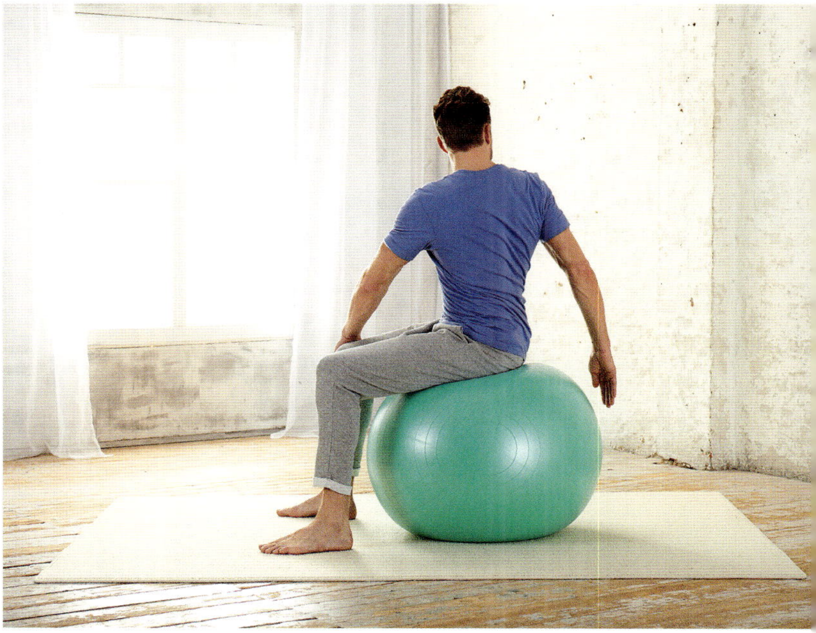

DIE WIRBELSÄULE ENTLASTEN

Mit dieser Übung aktivieren Sie die Fähigkeit der Wirbelsäule, sich zu lockern und zu beugen. Machen Sie zehn Wiederholungen der Beugung.

1. Setzen Sie sich aufrecht auf den Pezziball. Die Füße stehen fest und weit auseinander auf dem Boden. Die Hände befinden sich ganz entspannt zwischen den Knien.

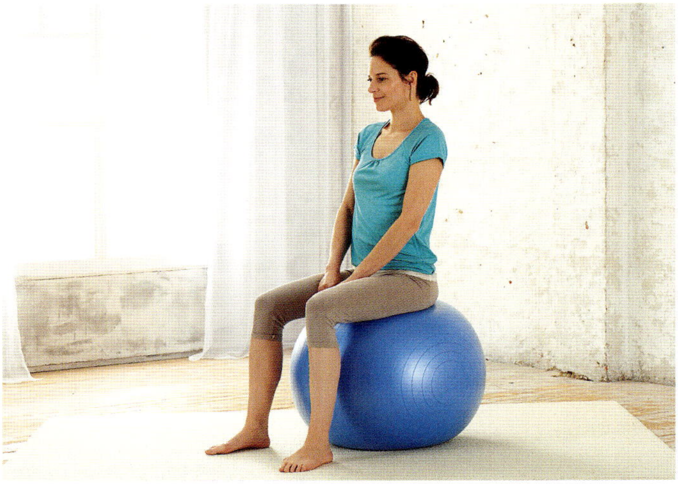

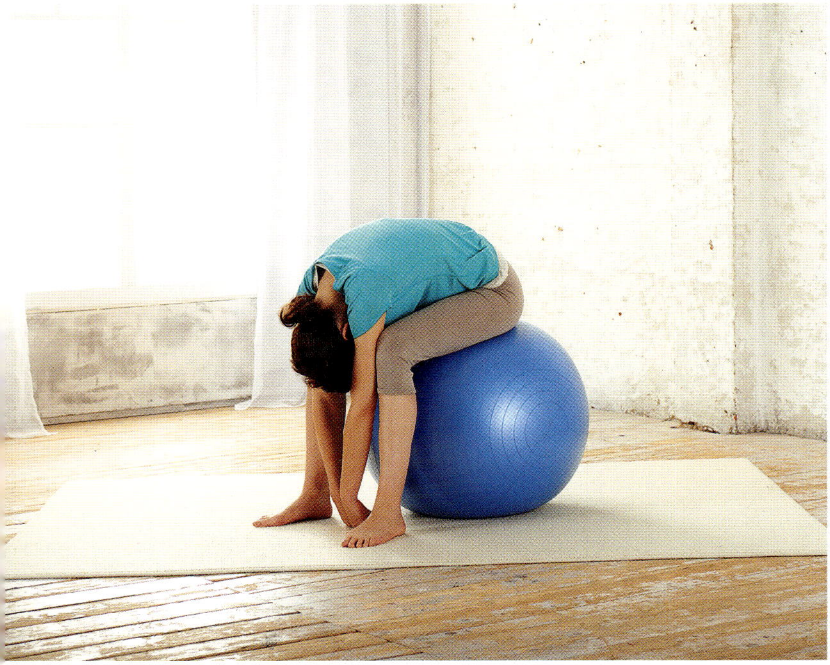

2. Nun rollen Sie den Oberkörper langsam nach vorn ab, sodass der Rücken rund wird und die Hände den Boden berühren. Das Kinn nähert sich dem Brustkorb. Bei der Bewegung ausatmen.

3. Rollen Sie sich anschließend mit dem Einatmen langsam wieder nach oben auf, die Lendenwirbelsäule beginnt mit der Bewegung.

DEN GESAMTEN RÜCKEN DEHNEN

Diese Übung dehnt den Rückenstrecker, der den Rücken aufrichtet, und den breiten Rückenmuskel, der sich auf beiden Seiten vom unteren Rumpfbereich seitlich hinauf bis unter die Achseln zieht. Diese Übung besteht aus zwei Teilen, während derer Sie in einer Haltung länger bleiben.

1. Gehen Sie auf die Knie und schieben Sie das Gesäß in Richtung Fersen. Während Sie das Becken nach hinten schieben, geht der Oberkörper nach vorn und unten. Die Arme sind gestreckt.

2. Halten Sie diese Position für 20 bis 30 Sekunden. Atmen Sie währenddessen, wie es für Sie angenehm ist. Wichtig ist nur, dass Sie die Luft nicht anhalten.

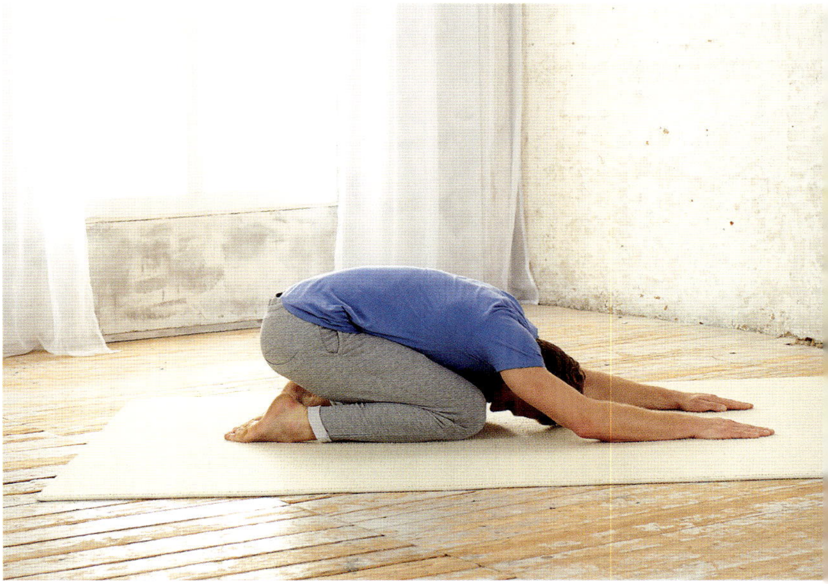

3. Ziehen Sie nun die Arme langsam am Körper vorbei nach hinten und igeln Sie sich ein.

4. Bleiben Sie auch in dieser Haltung für 20 bis 30 Sekunden und atmen Sie dabei so, wie es für Sie angenehm ist.

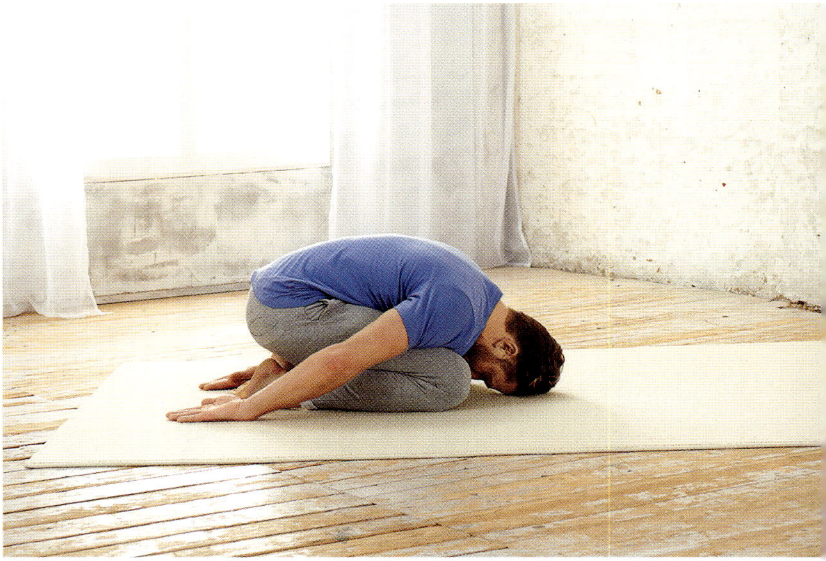

DIE RÜCKWÄRTIGE OBERSCHENKEL-MUSKULATUR DEHNEN

Mit dieser Übung dehnen Sie eine Muskelgruppe, die durch langes Sitzen häufig verkürzt ist, was zu einer veränderten Beckenposition führen kann. Auch hier wird die Endposition länger gehalten.

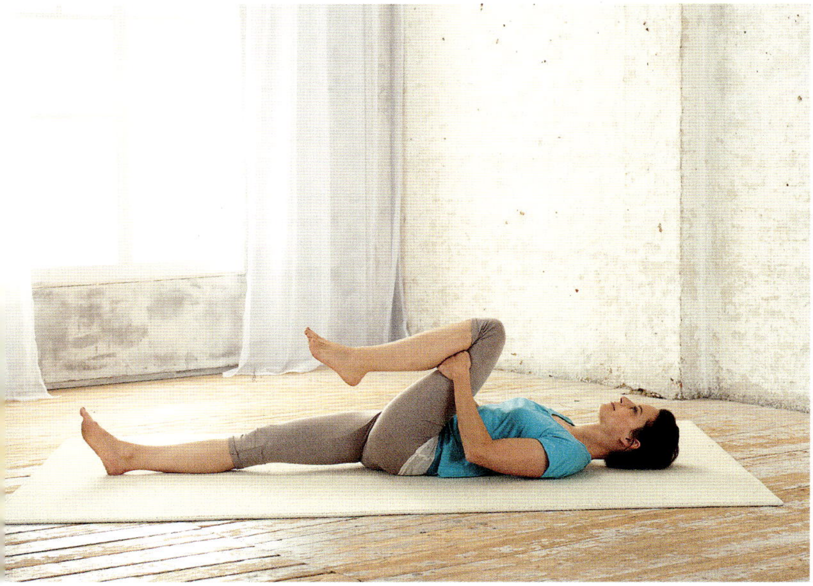

1. Legen Sie sich auf den Rücken. Der Hinterkopf bleibt während der gesamten Übung auf dem Boden liegen.

2. Heben Sie langsam das linke Bein an und ziehen Sie es mit leicht angewinkeltem Knie mit beiden Händen zum Oberkörper heran. Die Füße sind angezogen, die Fußspitzen zeigen möglichst Richtung Knie.

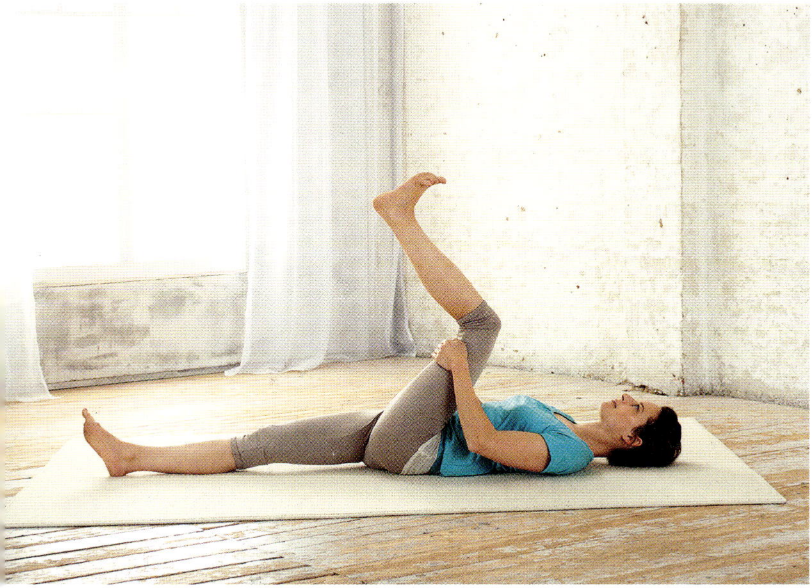

3. Nun strecken Sie den Unterschenkel so weit es geht nach oben und halten diese Position für 20 bis 30 Sekunden.

4. Dann senken Sie das linke Bein und wiederholen die Übung mit dem rechten Bein.

5. Atmen Sie während der Übung, wie es für Sie angenehm ist. Wichtig ist nur, dass Sie die Luft nicht anhalten.

DIE GESÄSSMUSKULATUR DEHNEN

Die Gesäßmuskulatur ist durch eingeschränkte Bewegung oder viel Sitzen oft verkümmert und kann Probleme im Hüft- und Beckenbereich und in der Folge im gesamten Rücken verursachen. Auch dies ist eine Übung, bei der eine Endposition erreicht und eine Zeit lang gehalten wird.

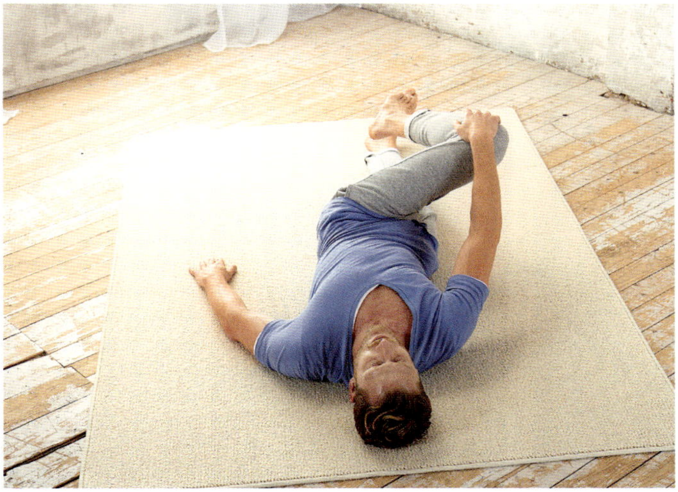

1. Legen Sie sich mit dem Rücken auf den Boden und platzieren Sie die Arme entspannt etwas weiter vom Körper entfernt.

2. Holen Sie nun das linke Bein zu sich heran und greifen Sie mit der rechten Hand nach dem Knie. Ziehen Sie das Bein diagonal zur rechten Seite und halten die Position 20 bis 30 Sekunden. Hinterkopf und Schultern bleiben dabei auf dem Boden.

3. Lassen Sie das Bein in die liegende Position zurückgehen und üben Sie die Bewegung mit der anderen Seite.

4. Atmen Sie während der gesamten Übung, wie es für Sie angenehm ist. Halten Sie die Luft aber nicht an.

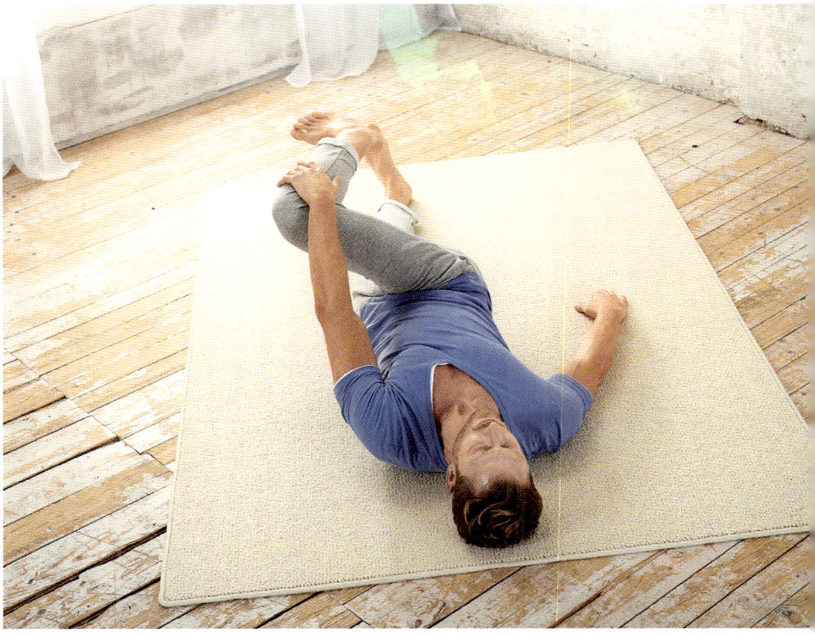

DEN GESAMTEN RUMPFBEREICH DEHNEN

Diese Übung dehnt und entspannt den gesamten Rücken und die Brustmuskulatur. Lassen Sie sich Zeit, falls das nicht sofort klappt. Ihre Dehnbarkeit wird sich von Mal zu Mal verbessern.

1. Sie liegen mit dem Rücken am Boden, die Füße aufgestellt.

2. Legen Sie den rechten Fuß auf das linke Knie und drücken Sie das Knie so weit es geht auf die rechte Seite. Der linke Arm geht dabei über den Kopf hinaus nach oben, sodass sich eine diagonale Linie zwischen Arm und Knie ergibt. Die Schultern bleiben am Boden. Der Kopf dreht sich leicht zur linken Seite mit.

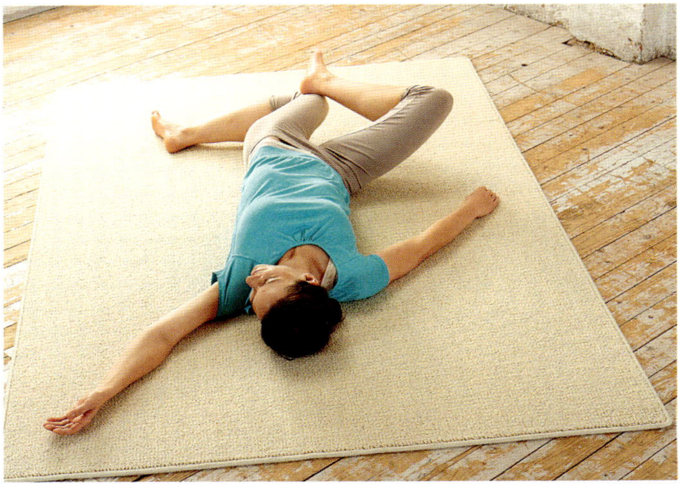

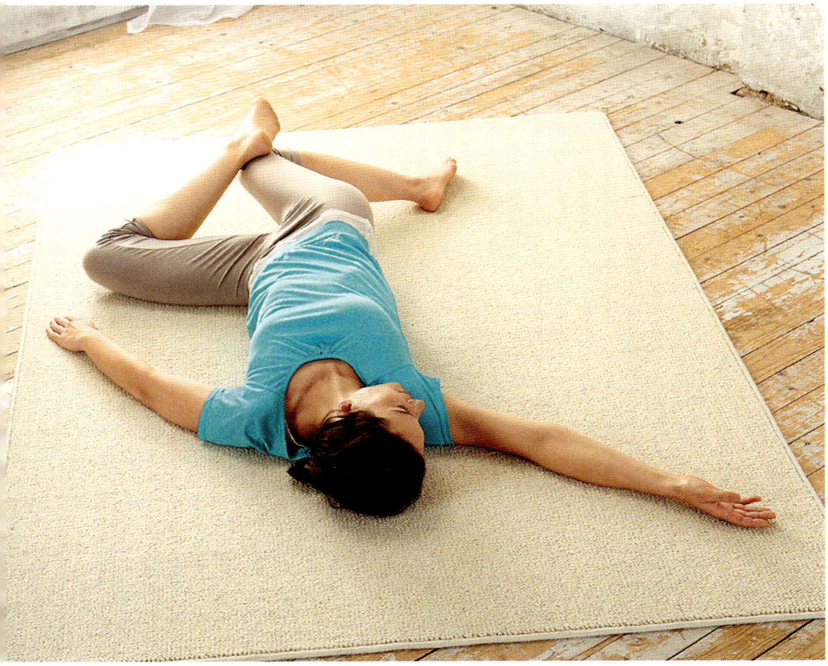

3. Bleiben Sie für 20 bis 30 Sekunden in dieser Position liegen.

4. Kommen Sie dann langsam wieder in die Rückenlage und wiederholen Sie die Übung zur anderen Seite.

5. Atmen Sie während der gesamten Übung, wie es für Sie angenehm ist. Nur die Luft anhalten sollten Sie nicht.

DIE HÜFTE DEHNEN

Mit dieser Übung dehnen Sie die Oberschenkelvorderseite und damit einen Teil der oft verkürzten Hüftbeugemuskulatur. Das Becken wird so wieder mobiler. Dehnen Sie auch hier nur so weit, wie es für Sie angenehm ist. Es darf ziehen, aber nicht schmerzen. Mit jeder Übungseinheit verbessern Sie Ihre Dehnbarkeit.

1. Legen Sie sich mit dem Bauch auf den Boden. Die Beine sind gestreckt, die Stirn liegt entspannt auf dem linken, angewinkelten Arm.

2. Heben Sie nun den rechten Unterschenkel an und ziehen Sie mit der rechten Hand die Ferse zum Po. Falls Sie den Fuß nicht greifen können, nehmen Sie ein Handtuch zu Hilfe, mit dem Sie den Fuß umschlingen. Das Becken bleibt fest am Boden.

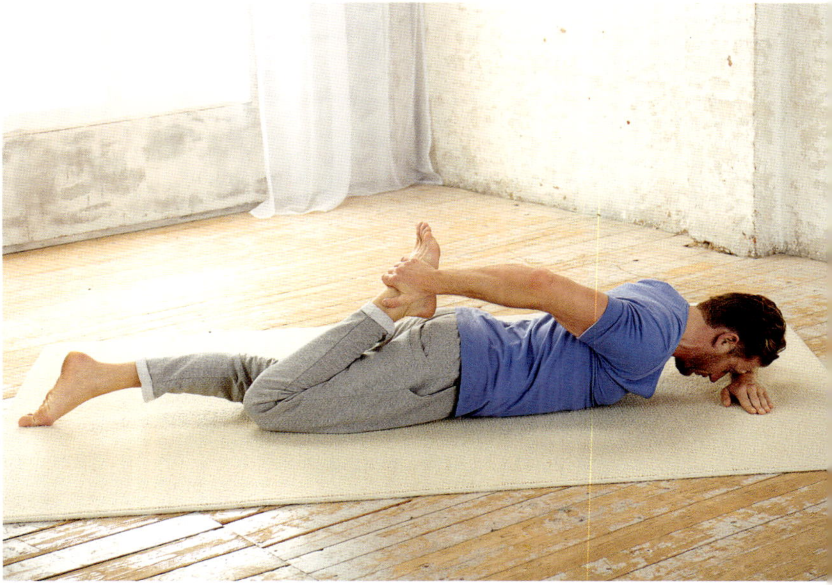

3. Nach etwa 20 bis 30 Sekunden strecken Sie das Bein wieder aus und wiederholen die Übung mit dem anderen Bein. Atmen Sie so ein und aus, wie es für Sie angenehm ist.

4. Sollten Sie nicht so gut auf dem Bauch liegen können, können Sie die Übung auch in Seitenlage ausführen. Achten Sie darauf, dass Knie, Hüfte und Schultern eine Linie bilden.

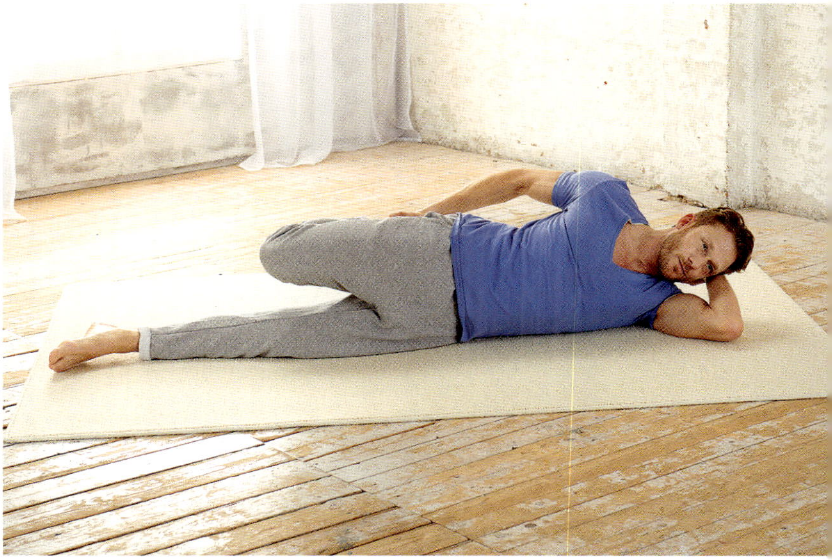

GEHEN SIE DEM SCHMERZ DAVON

Gehen ist die ursprünglichste Art der Fortbewegung. Der Mensch bewegt sich seit Jahrtausenden zu Fuß fort. Mit dem Fortschritt ist dieser selbstverständliche »Eigenantrieb« jedoch aus der Mode gekommen: Morgens mit dem Aufzug in die Tiefgarage und ab mit dem Auto zur Arbeit, acht bis zehn Stunden im Büro sitzen und abends auf der Couch vor dem Fernseher entspannen. Menschen mit Rückenbeschwerden gehen oft noch weniger als die anderen, weil sie dem Schmerz gewissermaßen entgehen wollen. Dabei ist genau das Gegenteil der Fall. Sie kennen die Negativeffekte bereits: Bettruhe, mangelnde Aktivität, dazu eine Schonhaltung führen dazu, dass die Muskulatur noch mehr verspannt und schließlich verkümmert. Vermeidungsverhalten bringt den Schmerzkranken um seine Lebensfreude, lenkt die Aufmerksamkeit ständig auf den Schmerz und verstärkt ihn.

Geheimwaffe Spaziergang

Die Fortbewegungsart Gehen wirkt wie eine natürliche Physiotherapie gegen Schmerzen im Lendenwirbelbereich. Wissenschaftler der Universität Tel Aviv haben herausgefunden, dass dazu schon dreimal pro Woche 20 bis 40 Minuten ausreichen. An ihrer Studie nahmen 52 Probanden teil, alle im Alter von 18 bis 65 Jahren und unter chronischen Schmerzen im Lendenwirbelbereich leidend.

Sie wurden in zwei Gruppen aufgeteilt: Die eine absolvierte sechs Wochen lang zwei- bis dreimal pro Woche ein spezielles Training zum Muskelaufbau im unteren Rückenbereich unter der professionellen Anleitung eines Physiotherapeuten. Die andere erhielt ganz einfach ein Gehtraining, das sich im gleichen Zeitraum von 20 auf 40 Minuten steigerte. In beiden Gruppen zeigten sich deutliche Verbesserungen des Gesundheitszustands. Gehen, so die Leiterin der Studie Dr. Michal Katz-Leurer, ist also genauso gut wie Rückentraining.

Jeder Schritt zählt!

Auch für Menschen, die weniger Lust auf Bewegung haben, gibt es unzählige Möglichkeiten, Strecke zu machen. Nutzen Sie ab jetzt jede Gelegenheit, um das Gehen in Ihren Alltag zu integrieren: Nehmen Sie die Treppe statt den Aufzug. Gehen Sie von der U-Bahn zu Fuß nach Hause, statt eine Station mit dem Bus zu fahren. Lassen Sie das Auto stehen und erledigen Sie Ihre Besorgungen zu Fuß. Unternehmen Sie einen Spaziergang nach dem Mittag- oder Abendessen.

Wichtig: Regelmäßigkeit zähmt den inneren Schweinehund! Machen Sie sich das Gehen zur täglichen Gewohnheit und ersticken Sie auf diese Weise Antriebslosigkeit und Willensschwäche von Anfang an im Keim.

Walken – rundum gut

Mit diesem Wissen wird ein normaler Spaziergang in der Mittagspause zur Rückentherapie – so schnell, einfach und günstig können Sie Ihrem Rücken etwas Gutes tun. Vor allem beim etwas intensiveren Walken. Dr. Barbara Richartz, Chefärztin der kardiologischen Abteilung unserer Klinik, bringt es auf den Punkt: »Keine andere Sportart aktiviert die Muskeln mehr. Beim Radfahren sind es gerade einmal 35 Prozent, beim Joggen sind es immerhin

70 Prozent. Beim Walken aber schaltet der Körper quasi auf Allradantrieb um – und betätigt 90 Prozent der Muskulatur.«
Mit anderen Worten: Mit regelmäßigem flotten Spazierengehen oder Walken machen Sie Ihren Rücken wieder geländegängig. Sie tunen dabei nicht nur den Halte- und Bewegungsapparat, sondern den gesamten Organismus:

- Sie verbessern die Durchblutung und lösen Verspannungen.
- Sie mobilisieren und kräftigen die Rückenmuskulatur sowie die Wirbelgelenke.
- Sie steigern die Belastbarkeit des Stütz- und Halteapparates.
- Sie fördern die Knochenfestigkeit.
- Sie trainieren das Herz-Kreislauf-System.
- Sie stärken Ihre Abwehrkräfte.
- Sie begünstigen die Gewichtsabnahme.
- Sie beugen Schlaganfall und Herzinfarkt vor.
- Sie lenkt sich von den Schmerzen ab.
- Sie entspannen sich.
- Sie steigern Ihr Wohlbefinden.

Schneller als der Sensenmann

Für ambitionierte und flotte Spaziergänger gibt es noch einen Bonus: Wenn Sie ein bisschen Tempo beim Gehen machen, verbessern Sie nämlich die Aussicht auf ein langes Leben, so das Ergebnis einer Studie des Concord Hospitals in Sydney, Australien. Nach den Berechnungen der Wissenschaftler bewegt sich der Sensenmann mit einer Durchschnittsgeschwindigkeit von 2,9 Kilometern pro Stunde voran und ist nicht schneller als 4,8 Kilometer pro Stunde. Was makaber klingt, hat einen ernsthaften Forschungshintergrund: Für die Studie wurde die Gehgeschwindigkeit von mehr als 1705 Männern, die etwa 70 Jahre alt waren, mit einer Stoppuhr gemessen und über einen Zeitraum von fünf Jahren beobachtet. Durchschnittlich liefen sie drei Kilometer pro Stunde. Im Verlauf der fünf Jahre starben insgesamt 266 Herren. Keiner von ihnen war zu Lebzeiten fünf Kilometer pro Stunde gelaufen. Durch eine höhere Gehgeschwindigkeit, schlossen die Wissenschaftler aus diesen Resultaten, erhöhe sich auch die Lebenserwartung. Es freut sich also nicht nur Ihr Rücken, wenn Sie einen flotten Spaziergang machen, Sie laufen auch dem Sensenmann davon.

Endlich auf freiem Fuß

Was Pfarrer Sebastian Kneipp bereits vor über 100 Jahren empfahl, gilt auch heute noch: Barfußgehen ist gesund und stärkt den Rücken. Auf natürlichem Grund ist Ihr Fuß gezwungen, kleine Unebenheiten auszugleichen. Dies überträgt sich nach oben wie eine Kette und verbessert Ihre Statik: Damit Sie sich in der Balance halten können, baut sich im Fuß, im Rumpf und im gesamten Körper Muskelspannung auf.
Gehen Sie ab jetzt so oft Sie können auf Steinen, Wiesen und Sand oder wandern Sie mit speziellen »Barfuß-Schuhen« im Bachbett. Sie können auch barfuß auf einem Balance-Pad üben.
In unserer Klinik haben wir für die Patienten einen Gehgarten mit verschiedenen Untergründen angelegt – wie es andere Gegenden und Gemeinden auch als Barfußpfad haben. Falls Sie einen Garten haben, können Sie sich ein kleines Barfuß-Terrain aus Kieseln oder größeren Steinen, Sand, Rindenmulch und Tannenzapfen bauen.

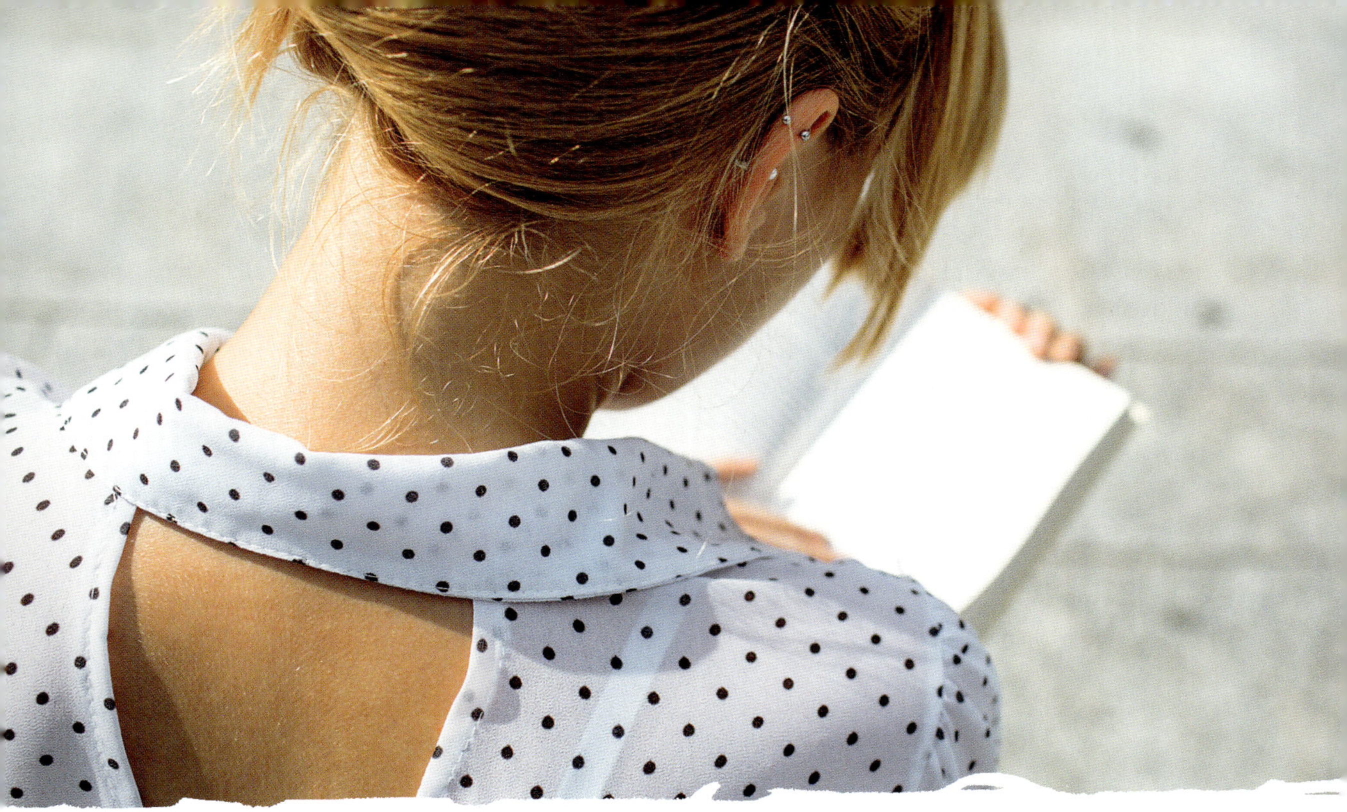

P

DIE RÜCKENSCHMERZEN HINTERFRAGEN

Mit diesem Kapitel beginnt Schritt 2 des multimodalen Programms. Die akute Phase der Schmerzen ist abgeklungen, nun geht es darum, die Ursachen zu ergründen.

Vermutlich haben Sie dieses Buch erworben, weil Sie lange vergeblich eine Lösung für Ihre Beschwerden gesucht haben und das multimodale Rückenprogramm das Versprechen enthält, dass Sie auf verschiedenen Ebenen selbst etwas dagegen unternehmen können. Auf Verhaltensebene bedeutet »selbst etwas tun« vor allem, die eigene Lebensführung wohlwollend kritisch zu hinterfragen. Fragen sind dabei oft hilfreicher als Antworten. Sie wecken Ihre Neugier und bringen festgefahrene Gedanken in Bewegung, sodass Sie tiefer gehend als bisher über Ihre Rückenprobleme nachdenken und Ihre Denk- und Lebensgewohnheiten aus einer neuen Perspektive betrachten können. Fragen bringen Sie ins Handeln, weil Sie sich aktiv mit Ihrem Leben beschäftigen. Sie bringen etwas in Gang, was vorher eingerostet war.

IM DIALOG MIT IHREM RÜCKEN

Um mögliche psychosoziale Ursachen Ihrer Rückenschmerzen zu erforschen, ist es nicht zwingend notwendig, die Hilfe eines Therapeuten in Anspruch zu nehmen. Auch wenn ein Buch einen Therapeuten nicht ersetzen kann, können Sie mit den folgenden Fragen, die Dr. Marian Cebulla für Sie entwickelt hat, ein gutes Stück oder sogar den gesamten Heilungsweg allein gehen. Wir möchten Ihnen Lust auf eine Innenschau machen, die Sie und Ihren Rücken entlastet. Die Fragen ermöglichen Ihnen eine Art »therapeutisches Selbstgespräch«.

Innere Offenheit ist wichtig

Die einzige Voraussetzung dafür ist, dass Sie sich dem Prozess öffnen und den Hinweisen und Lösungswegen, auf die Sie stoßen werden, bereitwillig nachgehen. Die meisten Menschen spüren, ob sie ehrlich zu sich selbst sind oder sich etwas vormachen. Treten Sie also in einen Dialog mit Ihrem Rücken oder besser gesagt mit Ihrem Rückenschmerz. Sobald Sie dessen Ursachen aufgedeckt haben, können Sie sich überlegen, welche Konsequenzen Sie daraus ziehen und was genau Sie tun werden.

Ein effektiver Weg

Obwohl dieser innere Dialog so wichtig ist, erleben meine Kollegen und ich in der täglichen Praxis immer wieder, dass sich viele davor scheuen, weil eine schnelle Lösung oftmals einfacher erscheint als die beste. Vielleicht ist das Hinterfragen der eigenen Lebensumstände für manche ungewohnt oder bedrohlich, weil sie auf einmal Ideen ausgesetzt sind, über die sie nie nachgedacht haben oder nie nachdenken wollten. Vielleicht haben sie über viele Jahre Vermeidungsstrategien entwickelt, um nicht an

!

Fährtensucher

Auch bei den verhaltenstherapeutischen Maßnahmen, die im Rahmen einer multimodalen Schmerztherapie unter Anleitung durchgeführt werden, sind Fragen ein klassisches therapeutisches Werkzeug. Ein Psychotherapeut ist gewissermaßen ein Fragensteller von Berufs wegen, ein Fährtensucher, der sich bis zur Wurzel von Beschwerden oder Schmerzen durchfragt. Er weiß, dass sein Patient deren Verursacher und Verstärker erkennt, wenn er sich genug Zeit nimmt, um darüber nachzudenken. Dabei will er ihn mit hilfreichen Fragen unterstützen.
Keine Sorge: In diesem therapeutischen Prozess geht es nicht darum, bis zum Zeitpunkt der Geburt zurückzugraben, sondern herauszufinden, welche Schmerzerhaltungsstrategien Sie sich über die Dauer Ihrer Beschwerden angewöhnt haben. Es geht darum, die komplexen und individuellen Zusammenhänge der Schmerzwahrnehmung und -verarbeitung zu erkennen.

Ihr Rücken braucht Sie jetzt. Ihre Achtsamkeit wird er nach einer Weile mit Schmerzlinderung belohnen.

Immer mit der Ruhe

Gehen Sie das multimodale Rückenprogramm in kleinen Schritten an. Nutzen Sie unbedingt auch die Entspannungstechniken, die Sie ab Seite 92 kennengelernt hatten. Gezielte Ruhe erleichtert Ihnen die Selbstreflexion.

die inneren Orte der Angst gehen zu müssen. Um schnell Abhilfe zu schaffen, erscheint es auf den ersten Blick tatsächlich leichter und effektiver, ein Schmerzmittel zu nehmen oder sich eine Spritze geben zu lassen, als nach und nach die Hintergründe der Beschwerden zu erforschen. Nur leider ändert sich dann nichts längerfristig. Denn ein Schmerzmittel oder eine Operation kann weder psychische Einflussfaktoren noch ein Schmerzgedächtnis beheben. Sie bekämpfen damit lediglich die Symptome, nicht aber die Ursache. Das Schmerzgeschehen spielt sich bei lang anhaltenden Rückenschmerzen, wie wir gesehen haben, immer auch im Kopf ab. Selbst bei Beschwerden, die auf eine Muskelverspannung zurückzuführen sind, muss die Psyche mitbearbeitet werden, um nicht in die Vermeidungsfalle zu geraten. Vielleicht wirken Fragen auch manchmal bedrohlich, weil nach der ehrlichen Antwort nichts mehr so sein könnte, wie es vorher war. Haben nicht die meisten Menschen eine ziemlich präzise Vorstellung von dem, was sie lieber nicht wissen wollen? Die Reise ins Unbekannte könnte ja – schlimmstenfalls unangenehme – Konsequenzen nach sich ziehen.

FREUNDSCHAFT MIT DEM RÜCKEN

Wollen Sie Ihren Rücken selbst heilen, erhalten Sie über das Medium der Fragen eine Chance, Ungewissheiten zu beseitigen und den vielfältigen Ursachen Ihrer Beschwerden beizukommen. Ihr Rücken ist ein treuer Freund. Er stützt Sie vom ersten bis zum letzten Atemzug und versucht mit großer Kompetenz, die Belastungen, die Sie ihm zumuten, auszugleichen. Er passt sich an, um sich mit allem, was passiert, zu arrangieren. Lernen Sie Ihren Rücken besser kennen, damit Sie Bekanntschaft und alsbald Freundschaft mit ihm schließen können.

Die Fragen

Beantworten Sie die Fragen auf der gegenüberliegenden Seite in Ihrem Rückentagebuch. Sie können der Reihe nach vorgehen oder erst einmal diejenigen auswählen, die Sie am meisten ansprechen. Vielleicht berührt, irritiert oder ärgert Sie eine Frage. Auch das kann ein wertvoller Hinweis sein. Finden Sie heraus, warum ein einfacher Fragesatz so heftige Gefühle auslöst. Jede Antwort ist richtig, denn Sie kommen einen Schritt weiter auf Ihrer Spurensuche. Es geht nicht darum, sich selbst zu beurteilen, sondern Erkenntnisse über sich zu sammeln. So lernen Sie Ihre Lebensqualität auszudehnen. Ihre Grenzen kennen Sie ja bereits.

Sehen Sie es positiv: Ihre Rückenschmerzen bewahren Sie im besten Fall davor, ein chronischer Schmerzpatient zu werden.

RÜCK(EN)FRAGEN TEIL 1

Diese Fragen können Ihnen helfen, Ihren Rückenbeschwerden auf die Spur zu kommen. Ziehen Sie sich am besten für ein paar ungestörte Momente zurück, um sie auf sich wirken zu lassen und Antworten zu finden.

- Wie lange bestehen Ihre Rückenschmerzen bereits?
- Wann genau haben die Beschwerden begonnen? Und wie gestalteten sich Ihre Lebensumstände zu dieser Zeit?
- In welchen Situationen und unter welchen Umständen treten die Rückenschmerzen am stärksten auf?
- An welchen Tagen ist es besonders schlimm?
- An welchen Tagen geht es Ihnen besser?
- Wie oft am Tag denken Sie an den Schmerz?
- Was tun Sie, wenn Sie Beschwerden haben? Und worauf verzichten Sie lieber?
- Welche Umstände verstärken Ihre Beschwerden?
- Inwieweit hängt Ihre Stimmung von Ihren Rückenschmerzen ab?
- Weshalb treten Ihre Rückenschmerzen in bestimmten Situationen auf und in anderen nicht?
- Meinen Sie, dass Ihre Rückenschmerzen etwas mit Angst und Sorgen zu tun haben könnten?
- Inwieweit könnten Sie einschränkende Lebensumstände belasten?
- Welche Last könnte auf Ihren Schultern sitzen? Welche Sorgen könnten Ihr Kreuz belasten?
- Welche Symptome für ein Schmerzgedächtnis haben sich möglicherweise bei Ihnen ausgebildet?
- Wie konnte es dem Schmerz gelingen, es sich in Ihrem Gehirn bequem zu machen?
- Wie schafften Sie es, so lange mit den Schmerzen auszukommen?
- Welche Fähigkeiten helfen Ihnen, wenn Sie starke Schmerzen haben?
- Mit wem sprechen Sie über Ihre Schmerzen? Und was sagt Ihre Vertrauensperson dazu?
- Was müsste Ihrer Meinung nach geschehen, damit die Schmerzen weniger werden?
- Was, denken Sie, ist die Ursache für Ihre Rückenschmerzen?
- Welche positiven Maßnahmen und Aktivitäten haben Ihnen bisher geholfen, Ihre Schmerzen zu lindern? Und wie ging es Ihnen danach?
- Was rät Ihnen Ihr Bauchgefühl zum Umgang mit den Rückenbeschwerden?
- Welche Ideen fallen Ihnen ein, um Ihre Rückenprobleme zu lösen?
- Welchen ersten Schritt könnten Sie wagen, damit es Ihnen besser geht?

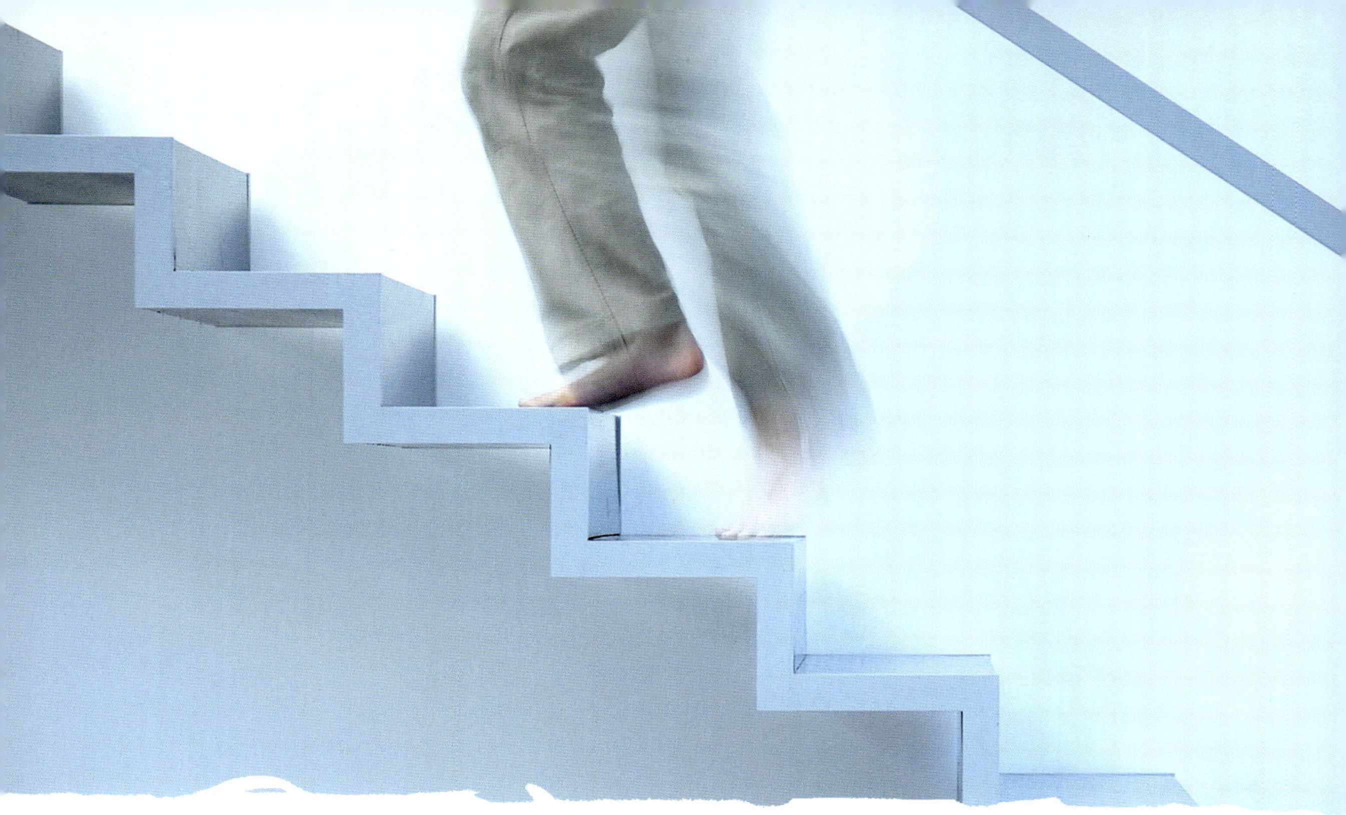

P

DAS SCHMERZGEDÄCHTNIS VERGESSEN

Bewegung ist ein wichtiger Faktor, um positive Körpererfahrungen zu machen. Das allein reicht aber nicht aus. Hier finden Sie weitere Möglichkeiten, das Schmerzgedächtnis zu überschreiben.

Wie Sie ab Seite 38 gesehen haben, führt die Angst vor dem Schmerz zu einem sehr verzwickten ungünstigen Schmerzmanagement. Wer über einen längeren Zeitraum am Rücken leidet, entwickelt auf körperlicher wie auch auf emotionaler Ebene ein Schonverhalten, das von einer körperlichen Fehlhaltung zum Vermeiden möglicherweise schmerzhafter Aktivitäten bis hin zu niedriger Belastbarkeit, Krankschreibung und Rückzug aus dem sozialen Leben reicht. Der Alltag der Rückengeplagten sieht dann oft so aus: Sie vermeiden Zug und schweres Heben. Sie treffen keine langfristigen Verabredungen, weil sie nicht wissen, ob der Rücken an dem Tag mitmachen wird. Sie tragen immer Medikamente bei sich – wer weiß, was passiert. Sie sitzen auf High-Tech-Stühlen oder Keilkissen, obwohl sich damit keine Besserung einstellt. Ihr Gang ist etwas verkrampft. Sie machen keinen Sport mehr und leben in Sorge, dauerhafte Schäden davonzutragen. Sie sind oft schlechter Stimmung und haben Zukunftsängste. Und die Kollegen in der Arbeit rechnen schon alle paar Wochen mit ein paar Fehltagen. Kommt Ihnen das bekannt vor? Dann ist es Zeit für ein ganz anderes Herangehen!

BEGEGNEN SIE SCHMERZ MIT GENUSS

Die Genusstherapie ist ein wichtiger Baustein des multimodalen Rückenprogramms und eine in der Verhaltenstherapie bewährte Methode, um die Schmerzwahrnehmung zu verändern. Menschen mit lang anhaltenden Rückenschmerzen richten ihre Aufmerksamkeit ausschließlich auf die belastenden Empfindungen. Der Genießer hingegen empfindet mit allen Sinnen – und das löst Entspannung und Wohlbehagen aus. Indem Sie sich auf das konzentrieren, was Ihnen guttut, erzeugen Sie positive Gefühle. Und das wiederum ist der Nährboden für die Selbstheilungskräfte Ihres Rückens. Die einen erfreuen sich an gutem Essen oder einem Glas edlem Rotwein. Andere lieben es, einen Spaziergang in einer lauen Sommernacht zu machen oder im Meer zu baden. Wieder andere mögen klassische Konzerte oder einen spannenden Krimi. Das Leben ist voll von kleinen und großen Genussinseln.

Genuss lenkt vom Schmerz weg

Fokussiert sich ein Schmerzpatient auf positive Reize, kann er sich für eine Zeit schmerzfrei erleben, so der Genussforscher und Psychologe Dr. Rainer Lutz von der Universität Marburg, der diese Form der Therapie seit vielen Jahren anwendet. Er ist der Überzeugung, dass Genuss ein Zustand ist, den wir uns nicht nur erlauben dürfen, sondern müssen. Wer genießt, sammelt Kraft für die Herausforderungen des Alltags. Genuss fördert die (Rücken-)Gesundheit.

Erlauben Sie sich Genuss

Leider erlauben sich viele Menschen den Genuss nicht. Sie verbinden das Wort mit Zeitverschwendung, Müßiggang, Verweichlichung, Luxus oder Faulheit. Manche empfinden eine solche Form der Therapie als nicht ernsthaft genug. Vielleicht rümpfen auch einige Ihrer Angehörigen die Nase, sobald sie hören, dass es Teil Ihrer Rückentherapie ist, es sich gut gehen zu lassen. Bitte lassen Sie sich nicht verunsichern. So wie Sie über gezielte Körperübungen positive Erfahrungen im Hinblick auf Ihre Bewegungsfähigkeit sammeln, so aktivieren und fördern Sie mit dem Genussprogramm die Wahrnehmungskraft Ihrer Sinne und machen die positive Erfahrung, dass Ihr Leben nicht nur aus Schmerzen besteht. Erwidern Sie den kritischen Stimmen, in Ihrem Inneren wie im Außen: »Ja, genau. Um meine Schmerzkrankheit zu überwinden, sind Selbstfürsorge und Freude zwei hilfreiche Begleiter. Die positiven Emotionen unterstützen mich dabei, dass ich mich wieder wohl in meiner Haut fühle.«

!

Wie genießen Sie?

Kennen Sie die genussvolle Seite des Lebens? Sich zu entspannen, zu verwöhnen, die Seele baumeln zu lassen und einfach nur zu leben, statt immer nur an Pflichten zu denken? Wie gelingt es Ihnen, das Leben zu genießen? Wie oft gönnen Sie sich Genussmomente?

DR. MARIAN CEBULLA

Psychologischer Psychotherapeut, Schmerzpsychotherapeut im Fachzentrum für Psychosomatik, Psychotherapie und Schmerztherapie der Klinik am Jägerwinkel in Bad Wiessee und des Marianowicz-Zentrums für Diagnose und Therapie in München

INWIEFERN HILFT GENUSS GEGEN RÜCKENSCHMERZEN?

Genuss beeinflusst den Heilungsprozess von chronischen Rückenschmerzen positiv, weil die Betroffenen im Moment des Genießens ihre Aufmerksamkeit auf das Positive, Schöne und Angenehme richten. Damit verändern sie ihre Perspektive – weg vom Schmerz und hin zu mehr Selbstfürsorge. Die mangelnde Fähigkeit zu genießen ist ein nicht zu unterschätzender Risikofaktor für Schmerzen neben Hilflosigkeit, dem Gefühl, die Kontrolle verloren zu haben, kritischen Lebensereignissen und genetischer Ausstattung. Wussten Sie, dass Menschen, die nicht genießen können, dazu neigen, depressiv zu werden?

INNERE WIDERSTÄNDE ERKENNEN UND AUFLÖSEN

Viele Menschen verspüren einen Widerstand gegen das Thema Genuss, weil sie nicht gelernt haben zu genießen. Sie haben diese Qualität im Elternhaus nicht als Lebensmodell kennengelernt oder nie die Erfahrung gemacht, wie schön es ist, etwas voll und ganz auszukosten. Vielleicht haben sie es auch verlernt, weil sie als Erwachsener keine Gelegenheiten zum Genuss hatten. Wer in einer unglücklichen Partnerschaft lebt, kann nicht die Erfahrung einer freudvollen und Kraft spendenden Beziehung machen. Spielt Essen und das Beisammensein bei Tisch in der Familie keine Rolle, kann ein gemeinsames Abendessen nicht als genießenswert empfunden werden.

Was ich Ihnen damit sagen will: Der Genuss der Dinge, die uns guttun, ist oftmals gar nicht irgendwann im Leben abhandengekommen, sondern einfach nur noch nie erfahren worden. Vielleicht hat Ihnen das Genießen bisher einfach niemand vorgelebt.

GENIESSEN LERNEN – SCHMERZEN VERGESSEN

Aber es ist nie zu spät: Sie können Ihre Genussfähigkeit steigern, indem Sie sich dem Genuss stellen, der Ihnen dabei hilft, den Schmerz zu vergessen. Auf diese Weise überlisten Sie zugleich Ihr Schmerzgedächtnis. Denn die beste Eigenschaft des Gehirns ist nicht das Lernen, sondern das Vergessen.

MIT ALLEN SINNEN GENIESSEN

Positive Gedanken formen sich zu schönen Bildern im Kopf, mit denen Sie die Regenwolken, also die negativen und schmerzbehafteten Gedanken, vertreiben. Probieren Sie es aus: Wenn Sie an Ihre Kinder oder an andere geliebte Menschen denken, werden Sie sofort ihre Gesichter lebhaft vor Augen haben. Mit der folgenden Imaginationsübung, die Sie auch vor dem Schlafengehen praktizieren können, aktivieren Sie alle Sinne und erzeugen eine positive Bilderflut, die Ihre Schmerzen verdrängt.

01 Begeben Sie sich an einen ruhigen Ort und entspannen Sie ein paar Minuten. Lassen Sie sich vom Atem dabei helfen.

02 Nun zählen Sie alle fünf Sinne auf, mit denen Sie die Welt wahrnehmen: Riechen – Schmecken – Hören – Sehen – Fühlen. Bringen Sie sie in eine Reihenfolge, Ihr Lieblingssinn ist Nummer eins.

03 Schließen Sie nun die Augen und rufen Sie sich jeweils fünf schöne Szenen aus Ihrem Leben in Erinnerung, die Sie mit jeder der genannten Sinneswahrnehmungen in Verbindung bringen. Beginnen Sie mit Ihrer Nummer eins. Stellen Sie sich all die sinnlichen Erlebnisse als lebendige und plastische Bilder vor, eines nach dem anderen. Genießen Sie diese angenehme Bilderreise und erfreuen Sie sich daran. Einige Beispiele zur Inspiration finden Sie im Text rechts.

Wie ging es Ihnen beim Üben und danach? Vermutlich gut, weil Ihr Kopf voll von sinnlichen Bildern und nicht mit dem Schmerz beschäftigt war. Genau das ist der Nutzen!

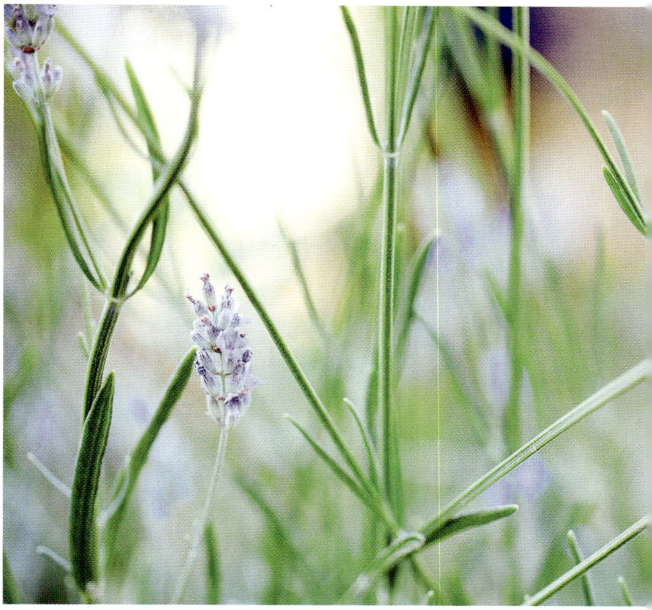

Anregungen für Sinnesgenuss

Denken Sie zurück: Welche Dufterlebnisse haben Ihre Nase beeindruckt? Der Geruch Ihres Kindes, frisch gemangelte Wäsche, eine exquisite Rose oder eine kühle Meeresbrise?
Welche leckeren Geschmacksereignisse schmeichelten Ihrem Gaumen? Ein süßer Kuss, zarter Lachs, bittere Schokolade oder ein kräftiger Rotwein?
Welche Laute, Worte oder Klänge haben Ihren Ohren gutgetan? Musik, das Brabbeln eines Babys, ans Fenster prasselnder Regen, schüchterne Komplimente?
Welche Schönheit haben Sie gesehen? Eine saftige und bunte Frühlingswiese, ein stimmungsvolles Gemälde, das Lächeln Ihres Liebsten, einen farbenprächtigen Sonnenuntergang, exotische Blüten?
Welche Berührungen, welche Materialien fühlten sich besonders gut an? Das seidige Fell einer Katze, ein zarter Blütenkelch, ein dicht gewebter Stoff, die Haut Ihres Partners?

Sieben Genussregeln

Genuss ist keine Frage des Alters und hat auch nichts mit Konsum, Geld oder Luxus zu tun. Sie müssen einfach nur dazu bereit sein, Ihre Fähigkeit zum Genießen zu steigern. Und das können Sie am besten üben, indem Sie es sich so oft wie möglich gut gehen lassen. Überlassen Sie ab jetzt die Genussmomente nicht dem Zufall, sondern planen Sie sie in Ihr Leben ein wie wichtige Termine. Im Rahmen seiner Forschung und eines Therapieprogramms mit dem Titel »Kleine Schule des Genießens« hat Dr. Rainer Lutz sieben Genussregeln entwickelt:

1. Genuss braucht Zeit • Stress ist der natürliche Feind des Genusses. Wenn Sie sich für die Verwöhnmomente keine Zeit nehmen, nehmen Sie sich zugleich die Chance auf Genuss.

2. Genuss muss erlaubt sein • Niemand kann oder darf Sie dafür verurteilen, sich etwas zu gönnen, wenn Sie sich selbst die Erlaubnis dazu erteilen. Denn Sie tragen die Verantwortung für sich und wissen, dass Sie damit sich und auch Ihrem Rücken etwas Gutes tun.

3. Genuss geht nicht nebenbei • Wir können nur in begrenztem Maße Informationen aufnehmen und verarbeiten. Tun Sie zu vieles auf einmal, ist der Genusseffekt gleich null, weil Sie nicht mit allen Sinnen erleben.

4. Wissen, was guttut • Geschmäcker sind verschieden. Entdecken und entscheiden Sie ganz bewusst, welche Interessen und Vorlieben Sie haben. Was Ihnen keine Freude bereitet, bringt auch keinen Genuss.

5. Weniger ist mehr • Beim Genuss gilt mehr denn je: Nicht die Quantität entscheidet, sondern die Qualität. Nur so verhindern Sie eine Übersättigung und die Verwöhnmomente bleiben etwas Besonderes, das Sie aus vollem Herzen zelebrieren.

6. Ohne Erfahrung kein Genuss • Probieren geht über Studieren, heißt es so schön. Genießen bedeutet, mit allen Sinnen wirklich wahrzunehmen und dabei angenehme Erfahrungen zu machen. Es geht um das Erlebnis, nicht um das Ergebnis.

7. Genuss ist alltäglich • Warten Sie nicht auf außergewöhnliche Ereignisse, um sich zu erfreuen. Genuss findet sich in den ganz alltäglichen Dingen, die das Leben zu bieten hat. Sie glauben, dass es um Sie herum nichts zu genießen gibt? Dann setzen Sie sich gedanklich eine rosarote Brille auf und schauen Sie noch einmal genau hin.

Wohlfühlrituale

Machen Sie ein Ritual aus Ihren persönlichen Wohlfühlmomenten. Damit steigern Sie Ihre Genussfähigkeit, da der Wiederholungscharakter auf Nachhaltigkeit und nicht auf Einmaligkeit aus ist. Auf das, was wiederkehren wird, können wir uns freuen. Nicht umsonst ist Vorfreude die schönste Freude. Wenn Sie sich vor allem in stressigen Zeiten einen genussvollen Moment in Aussicht stellen, wird Sie die Vorfreude über die anstrengende Phase tragen.

Freude teilen

Genießen Sie das Schöne am Leben immer mal wieder auch zu zweit. Geteilte Freude ist doppelter Genuss!

MEINE PERSÖNLICHEN GENUSSMOMENTE ZELEBRIEREN

Genuss ist etwas sehr Individuelles. Achten Sie in den nächsten Tagen einmal ganz bewusst darauf, welche Genüsse Ihr Leben schöner machen. Notieren Sie nach und nach die Top 10 Ihrer persönlichen Genussmomente:

1.
2.
3.
4.
5.
6.
7.
8.
9.
10.

Denken Sie an die Genussregel Nummer 3: Genuss geht nicht nebenbei. Räumen Sie sich deswegen ab jetzt jeden Tag mindestens 20 Minuten Zeit für etwas Schönes aus Ihrer Top-Ten-Liste ein. Manchen Menschen hilft es, wenn sie sich die Zeit dafür im Kalender eintragen – und das schon am Sonntag für die gesamte kommende Woche. Notieren Sie am besten nach jedem Genussmoment – ob geplant oder zufällig entstanden – in Ihrem Rückentagebuch, wie es Ihnen und Ihrem Rücken dabei erging.

WAGEN SIE POSITIVE AKTIVITÄTEN

Der Wissenschaftsjournalist Frederik Jötten erzählt in seinem Buch »Viel Rücken, wenig Rat« voller Humor und Aufrichtigkeit von seiner fast zehn Jahre andauernden Schmerz-Odyssee, in der er mit den abstrusesten Behandlungsformen konfrontiert wurde und oft fast verzweifelte, weil sein Rücken trotz aller Maßnahmen nicht aufhören wollte, wehzutun. Ein trauriges Schicksal, das er mit vielen Betroffenen teilt.

Endlich die Erkenntnis

Nach acht Jahren wiederholter Schmerzepisoden öffneten ihm die »Nationale VersorgungsLeitlinie Kreuzschmerz« und ein therapeutisches Gespräch die Augen: Er war im Gesundheitsdschungel übertherapiert worden, ohne dass man ihm wirklich geholfen hatte. Der unverzichtbare Angoragürtel, den er selbst im Hochsommer trug, um keinen Zug abzubekommen, sowie das Keilkissen und die Schmerztabletten, ohne die er nicht aus dem Haus ging, waren stumme Zeugen dafür, wie viel er bereit war, auf sich zu nehmen, um nur ja die Schmerzen zu vermeiden. Währenddessen hatte der Schmerz genug Zeit, sich bequem in seinem Gehirn einzurichten.
In der Schmerztherapie schließlich erkannte der Journalist den Zusammenhang zwischen Schmerzen und Gehirn und konnte sein Schonverhalten auf den verschiedenen Ebenen ändern. Er resümiert: Passive Techniken wie Einlagen, Spritzen oder OPs sind weit weniger heilsam als Aktivitäten.

Vermeidungsverhalten schadet!

Die Erwartung von Schmerz führt zu einem Vermeidungsverhalten. Ein fataler Irrtum: Denn zum einen ist das schädlich für die Muskulatur, die ohne ausreichende Bewegung verkümmert. Und zum anderen führt es zu einer negativen Verstärkung für Ihr Gehirn, denn Sie »belohnen« mit diesem zögerlichen Nicht-Verhalten vor allem eines: den Schmerz.

Wer ist bei Ihnen der Chef?

Wer von Rückenschmerzen geplagt ist, nimmt oft nicht nur eine äußere, sondern auch eine innere Schonhaltung ein. Dann ist Rückzug vorprogrammiert. Das ist ähnlich wie bei Depressionen. Menschen, die ständig Schmerzen haben, wagen nichts mehr und sind gefangen in den mentalen Fesseln »Ich kann nicht …«: »Ich kann nicht ins Kino gehen, weil mir der Rücken wehtut. Wie soll ich mich da auf den Film konzentrieren?« »Tanzen gehen? Mir geht es so schlecht, ich bleibe lieber zu Hause.« Sollten Ihnen Sätze wie diese nicht fremd sein, dann haben Sie den Schmerz zum Chef Ihres Lebens ernannt. Das lässt sich zwar nicht ungeschehen machen, aber ändern. Mit positiven Aktivitäten übernehmen Sie das Ruder erneut und überschreiben das Schmerzgedächtnis.

Vermeidung bewahrt Sie nicht vor Schmerzen, sondern verstärkt sie und erhöht die Gefahr, dass Ihr Leiden dauerhaft wird.

Positive Rückengeschichten

Drehen Sie den Vermeidungsautomatismus in Ihrem Kopf um, indem Sie ihm Erfolgserlebnisse gegenüberstellen. Geben Sie Ihrer Angst vor den Schmerzen ab jetzt nicht mehr nach, sondern sammeln Sie immer mehr positive Rückengeschichten. Die Rückencollage beispielsweise versorgt Sie mit vielen Ideen zu genau dem, was Sie sich persönlich gern Gutes tun und was Sie motiviert, gesund zu bleiben. Ist dieser erste Schritt getan, sollte es natürlich nicht allein bei positiven Bildern bleiben. Werden Sie aktiv und tun Sie alles, was Ihnen Spaß macht. So beschäftigen Sie Ihren Geist, bevor er sich mit Ihren Beschwerden beschäftigen kann. Wir wissen, dass Ablenkung eine höchst wirkungsvolle Strategie gegen Schmerzen ist. Nutzen Sie diese Erkenntnis!

RÜCKENCOLLAGE

Sie können sich eine Rücken-Collage basteln, die Ihnen fortan als positiver Anker für Ihr Wohlbefinden dient.

01 Besorgen Sie sich dazu eine DIN-A3-Pappe und einige Ihrer Lieblingszeitschriften. Blättern Sie die Magazine durch auf der Suche nach Bildern und Szenen, die Gesundheit, Aktivität, Wagemut, Genuss und Spaß ausdrücken.

02 Schneiden Sie alles aus, was Sie anspricht. Dinge, die Sie schon immer mal machen wollten, sich aber bisher nie trauten. Und Dinge, die Sie lange nicht mehr getan haben, weil Ihr Rücken das nicht zuließ.

03 Kleben Sie die Bilder auf die Pappe, sodass eine stimmungsvolle und ansprechende Collage entsteht: Das ist das Bild Ihrer persönlichen Rückenzukunft.

04 Hängen Sie es an einen gut sichtbaren Platz, wo Sie es so oft wie möglich anschauen können. Es dient als visuelle Erinnerungsstütze, mit der Sie sich jeden Tag emotional positiv aufladen. Wann immer Sie negative Gedanken haben im Verlauf des multimodalen Rückenprogramms, werfen Sie einen Blick auf Ihre Collage – auf Ihre Rückenzukunft. Damit verankern Sie die positiven Bilder nachhaltig im Gehirn.

POSITIV AKTIV

Hier geht es um doppelte Belohnungen, die die positive Wirkung aufs Gehirn verdoppeln. So entsteht eine positive Endlosschleife, die Ihr Rücken lieben wird.

01 Nehmen Sie Ihr Rückentagebuch zur Hand und erstellen Sie eine Liste mit Aktivitäten, auf die Sie wegen Ihrer Rückenschmerzen verzichten. Kuscheln mit dem Partner? Ausflüge in die Natur? Mit Freunden ausgehen? Stadtbummel, Sportveranstaltungen, Kino? Zukunftspläne schmieden? Fitnessstudio? Gartenarbeit?

02 Und nun kommt der Extrabonus: Wann immer Sie eine Aktivität aus Ihrer Liste oder aus Ihrer Rückencollage wagen, dürfen Sie sich wieder mit etwas Angenehmem belohnen.

03 Das Gleiche gilt auch, wenn Sie Ihr Vermeidungsverhalten aufgeben und das Haus ohne Schmerztabletten verlassen oder einen längeren Spaziergang unternehmen, obwohl Ihnen Ihr Rücken gerade Schmerzen bereitet.

Keine falsche Vorsicht

Viele Rückenpatienten führen die folgende Übung mit den Kirschen in Nachbars Garten sehr zaghaft durch, weil sie Angst haben, damit ihre Schmerzen zu verschlimmern. Ihr Kopf sagt ihnen ständig: Achtung! Vorsicht! Dabei kann körperlich betrachtet bei dieser Übung nichts passieren. Doch allein die Erwartung der Schmerzen verstärkt die Schmerzen bereits. Das Vermeidungsverhalten nützt ihnen nur leider gar nichts, es bringt sie lediglich um die köstlichen Kirschen.

Die Hoffnung stirbt zuletzt?

Das Schmerzgedächtnis lässt sich nicht mit Denken und Hoffen, sondern nur durch Handeln und Aktivität überschreiben. Es ist darauf programmiert, Ihren Rücken als Feind zu betrachten und arbeitet permanent gegen ihn.

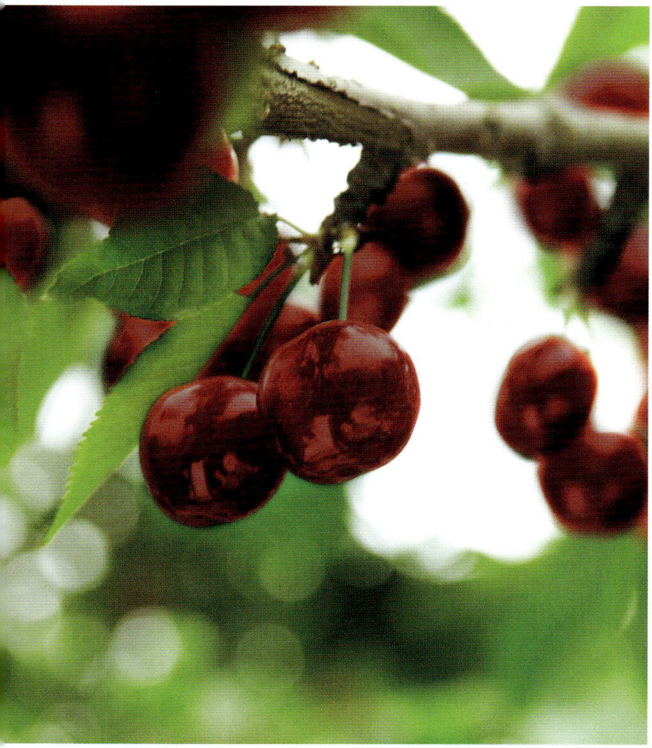

DIE KIRSCHEN AUS NACHBARS GARTEN

Eine kleine Übung zum Schmunzeln – und zum Aktivwerden.

01 Stellen Sie sich folgende Situation vor: Sie sind zehn Jahre alt und haben gerade entdeckt, dass einige Äste von Nachbars Kirschbaum über den Zaun auf die Straße reichen. Beim Anblick der knackigen dunkelroten Kirschen läuft Ihnen das Wasser im Mund zusammen. Sie können den klebrig-süßen Saft schon auf der Zunge schmecken. Ein Fest für Ihren Gaumen! Und Sie müssen sich dafür nur einmal ein wenig strecken …

02 Stehen Sie auf und tun Sie so, als würden Sie nach den leckeren Kirschen greifen. Leider hängen die besten Früchte wie immer ganz oben. Nehmen Sie die Hände hoch, stellen Sie sich auf die Zehenspitzen und greifen Sie zu. Wie fühlt sich das an?

Allein positive Aktivitäten bewirken, dass Ihr Gehirn »umdenkt«, weil es neue angenehme Erfahrungen macht.
Werden Sie also aktiv, statt zu hoffen, dass sich jemand findet, der Sie vom Dauerschmerz befreit. Ihr Arzt kann etwas gegen die akuten Beschwerden unternehmen. Danach sind Sie an der Reihe. Die Hoffnung trägt nicht dazu bei, dass Sie die Kontrolle über Ihre Schmerzen zurückbekommen, denn sie ist passiv und wird von außen gesteuert. Wenn Sie lernen, mit Ihrem Schmerz umzugehen, werden Sie ihn bewältigen. Indem Sie positive Erfahrungen mit Ihrem Rücken machen, wird er vom Feind zum Freund. Das ist doch einen Versuch wert, oder?

EIN GEDANKENSPIEL

Angenommen, es geschähe ein Wunder und Sie wären über Nacht von Ihren Rückenschmerzen befreit. Was wäre anders? Nehmen Sie sich ein bisschen Zeit und beantworten Sie die folgenden Fragen in Ihrem Rückentagebuch:

01 Woran erkennen Sie am nächsten Morgen, dass sich etwas verändert hat?
02 Welche anderen Gedanken und Gefühle hätten Sie?
03 Was würden Sie jetzt, da Sie nicht mehr leiden müssen, anders machen?
04 Was müssten Sie nicht mehr tun, weil Sie schmerzfrei sind?
05 Woran würde Ihr Umfeld (Familie, Freunde, Kollegen) am nächsten Tag merken, dass sich etwas verändert hat?
06 Wann hatten Sie in Ihrem Leben schon einmal ein solches Wunder-Gefühl? Erinnern Sie sich?
07 Was können Sie jetzt dazu beitragen, damit das Wunder anfängt, Wirklichkeit zu werden?

BAUEN SIE BEWUSST STRESS AB

Was passiert, wenn wir unter Stress und Druck geraten? Im Gehirn und im Körper laufen dabei evolutionär betrachtet sehr alte Programme ab, die in Urzeiten unsere Vorfahren im Ernstfall unterstützten, schnell auf Gefahren zu reagieren. Es kommt zu einer Ausschüttung der Stresshormone Noradrenalin, Adrenalin und Kortisol, die unter anderem folgende körperlichen Reaktionen hervorrufen:

- Der Blutdruck erhöht sich.
- Der Herzschlag wird beschleunigt.
- Die Gehirntätigkeit nimmt zu.
- Die Sauerstoffversorgung intensiviert sich.
- Das Immunsystem wird gepusht.
- Die Muskulatur wird mit deutlich mehr Nährstoffen versorgt.
- Körperlich momentan sekundäre Vorgänge wie die Verdauung werden heruntergefahren.

Stress drückt aufs Kreuz

Für einen Menschen der Steinzeit, der sich mit einem wilden Tier konfrontiert sah, konnte dieser »Not-Energieschub« lebensrettend sein. Die Stresshormone sind jedoch kontraproduktiv, wenn sie andauern. Wenn Sie sich stressen lassen, weil ein Stau auf der Autobahn Ihre Tagesplanung über den Haufen wirft oder Sie vor lauter Arbeit gar nicht mehr wissen, wann Sie Luft holen sollen, schaden Sie Ihrem Rücken. Und das erst recht, wenn Sie bereits unter Schmerzen leiden.

Fällt das Gespräch mit Patienten auf dieses Thema, höre ich oft: »Aber Stress muss nicht unbedingt etwas Negatives sein.« Das ist richtig. Positiver Stress, sogenannter Eustress, spornt uns zu Meisterleistungen an, er sorgt in besonderen Situationen dafür, dass alle Sinne wach sind und das Gehirn mit Maximalkraft arbeitet. Aber irgendwann ist es einfach zu viel, wenn nicht zwischendurch ausreichend Entspannung da ist.

Auch die leistungsstärkste Maschine geht irgendwann kaputt, wenn sie immer auf Hochtouren läuft.

Stressfolge Rückenschmerz

Im Jahr 2011 waren Rückenschmerzen der häufigste Grund für Krankschreibungen, so der Jahresbericht der Bundesanstalt für Arbeitsschutz und Arbeitsmedizin. Stress im Job drückt nachweislich aufs Kreuz, wenn es keinen Ausgleich gibt. Nach stressigen Lebensphasen ist es wichtig, auf ein niedrigeres Energielevel zurückzufahren und sich zu erholen. Geschieht das nicht, weil der hohe Stresspegel anhält, gerät der Körper aus dem Gleichgewicht. Ein Teufelskreislauf setzt sich in Gang.

Höhere Muskelspannung • Stress ist ein evolutionäres Warnsignal für den Körper. Angriff oder Flucht, heißt das Programm, das sich abspult, auch wenn der Stress, der von einer Überlastung herrührt, zunächst nichts Lebensbedrohliches an sich hat.

Verkrampfte Körperhaltung • Wenn Sie stundenlang hochkonzentriert am Schreibtisch arbeiten, ohne sich zu bewegen oder auch nur einmal hochzuschauen, führt das unweigerlich zu Verspannungen.

Belastende Gefühle • Druck, Sorgen oder Überlastung lassen keinen kalt. Stress wirkt sich ungünstig auf die innere Einstellung aus, was wiederum auch die Schmerzwahrnehmung deutlich verstärkt.

Stress beschwört noch mehr Stress herauf • Die Kombination aus Stress, negativer Einstellung und Schmerzen sorgt dafür, dass Sie noch mehr unter Anspannung geraten.

Druck erzeugt Gegendruck • Ein Mensch, der Stress und Druck erfährt, geht automatisch wie ein Boxer in Deckung. Er spannt an, um sich zu schützen, um seine Angriffsfläche zu verkleinern. Ein solches Verhalten kann bereits vorhandene Schmerzen verstärken, weil die Dauerbelastung die Schmerzzentren im Gehirn aktiviert. Es kann aber auch direkt Verspannungen und Schmerzen auslösen, die ihren Ausdruck im Rücken finden. Dann ist der Schmerz eine Art Hilferuf der Seele.

Nicht mal Zeit, um den Stress zu spüren?

Wie wir es drehen und wenden, die Befindlichkeit wie auch die Lebensumstände eines Menschen üben einen großen Einfluss darauf aus, wie er Schmerzen empfindet: Sind Sie wohlauf und emotional stabil, nehmen Sie sie weniger wahr, als wenn es Ihnen schlecht geht.
Leider registrieren viele Menschen den Stress lange Zeit gar nicht oder sie ignorieren ihn, weil sie so beschäftigt sind. Manche stellen gar keinen Zusammenhang zwischen den äußeren und inneren Belastungen her und tragen damit ungewollt zur Chronifizierung bei. Denn wahrzunehmen, was im eigenen Leben und Körper gerade abläuft, ist immer der erste Schritt, um etwas verändern zu können.

Hohe Sensibilität

In puncto Stress und Druck ist der Rücken oft sensibler als der Kopf, der tausend Argumente findet, warum etwas gemacht werden muss oder nicht getan werden kann. Der Rücken spürt die Last einfach nur und trägt sie so lange, bis es einfach nicht mehr geht. Den Druck reduzieren aber, das können wir nur vom Kopf her leisten.

Bei Stress verstärken Sie die Schmerzen, wenn Sie …	Bei Stress verringern Sie die Schmerzen, wenn Sie …
… hauptsächlich die negativen Seiten sehen.	… sich auf die positiven Seiten fokussieren.
… von negativen Konsequenzen ausgehen, die aber bislang nur hypothetisch sind.	… sich überlegen, was zu tun ist, damit die Situation gut ausgeht.
… sich der Angst und dem Gefühl der Hilflosigkeit hingeben.	… sich bewusst darauf konzentrieren, eine optimistische Haltung einzunehmen.
… sich Sorgen über Probleme machen, die Sie noch gar nicht haben.	… sich im Problemdenken leise »Stopp« sagen und den Blick aufs Positive richten.
… sich und Ihr Engagement nicht ausreichend wertschätzen.	… Ihre Leistungen und Stärken sehen und anerkennen.
… davon ausgehen, keine Kontrolle und keinen Handlungsspielraum zu haben.	… verschiedene positive Lösungsszenarien durchspielen und sich dabei eine wichtige Rolle geben.

Erholung als Kontrollmoment

Regelmäßig für Erholung zu sorgen, zum Beispiel in Form einer Pause, ist die einfachste Art, um Stress abzubauen. Bewusste Ruhephasen dienen nicht nur der Regeneration, sondern auch der Reflexion. Mit ausreichend Abstand vom stressigen Alltagsgetriebe können wir im Kopf Ordnung schaffen und prüfen, welche Themen und Herausforderungen wirklich wichtig sind und unsere Aufmerksamkeit brauchen und welche nur in unserem Kopf ein Problem darstellen und damit »hausgemacht« sind.

Pausemachen erfordert allerdings einiges an Disziplin. Erlauben Sie sich, im vollgepackten Arbeitsalltag zumindest eine kurze Ruhephase für Körper und Geist einzulegen? Oder fürchten Sie, dass diese Momente der Entspannung eher etwas mit Faulenzen oder Untätigsein zu

!

Pausen genießen

Schaffen Sie täglich mindestens einmal einen Ausgleich zum angespannten Alltag. Das gilt besonders für Schichtarbeiter, deren Organismus durch einen unregelmäßigen Arbeitsrhythmus stark stressbelastet sein kann. Es reicht schon ein 20-minütiger Spaziergang im Park, zum Beispiel während Ihrer Mittagspause (ab Seite 126). Nehmen Sie ein paar tiefe Atemzüge an der frischen Luft. Oder setzen Sie sich auf eine Parkbank und genießen Sie die Wiesen und die Blätter der Bäume. Das ist gerade im Frühjahr und im Sommer erholsam, wie die Erkenntnisse aus der Farbtherapie belegen, denn Grün entspannt und harmonisiert.

tun haben? Warum ich das frage: Die Pause hat manchmal einen schlechten Ruf, den sie aber gar nicht verdient. Wissenschaftliche Studien zeigen, dass wir wesentlich besser arbeiten und lernen, wenn wir uns ab und zu eine kleine Auszeit gönnen. Sie sorgen mit Pausen also genau genommen für eine Erhöhung Ihrer Produktivität. Und Sie tun Ihrem Rücken etwas Gutes, weil Sie ihn nicht durch ständiges Sitzen oder Stehen einseitig belasten.

Das Spannungsfeld überprüfen

Es gibt zahlreiche Arten der Erholung, doch nicht alle tun einem Gestressten gleichermaßen gut. Kennen Sie den Film »Ziemlich beste Freunde«, der von der außergewöhnlichen Freundschaft zwischen dem querschnittsgelähmten Philippe Pozzo di Borgo und seinem Pfleger erzählt? Der Film beruht auf einer wahren Begebenheit und in einem Interview erzählt (der reale) di Borgo, wie es zu dem Unfall kam, der ihn in den Rollstuhl brachte: Nach einem harten Arbeitstag mit viel Stress und Druck nahm der leidenschaftliche Freizeitsportler das Angebot eines Freundes an und ging gleitschirmfliegen. Er war allerdings in einer schlechten Verfassung und hatte im Hintergrund so ein Gefühl, dass er eigentlich nicht hätte fliegen sollen. Aber er tat es – und stürzte ab.

Das ist sicherlich ein extremes Beispiel. Aber es veranschaulicht sehr deutlich: So wie Stress nicht gleich Stress ist, ist auch Erholung nicht gleich Erholung. Wer beruflich nicht ausgelastet ist, kann in seiner Freizeit nicht Däumchen drehen. Und wer geistig oder körperlich erschöpft ist, sollte seine Ressourcen nicht unbedingt erneut herausfordern.

Erholung bildet ein positives Gegengewicht zu körperlicher und seelischer Anspannung, aber nur, wenn Sie richtig abspannen. Sie können die Ausgleichsmomente genießen, wenn Sie sich dabei weder über- noch unterfordern.

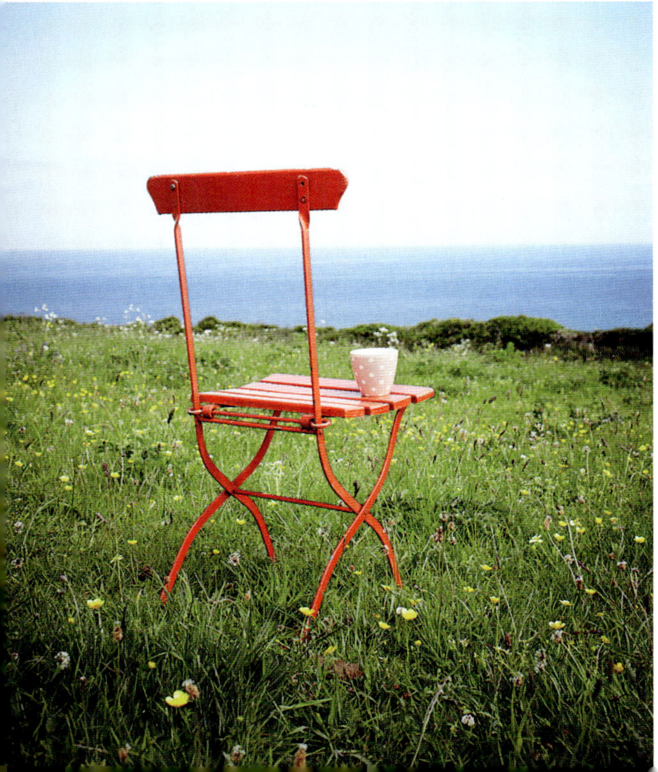

Verordnete Zwangspausen

Sie kommen einfach nicht dazu, Pause zu machen? Überlisten Sie sich selbst, indem Sie Ihrem Rücken mehrmals am Tag eine kurze »Zwangspause« geben. Am besten planen Sie diese bewussten Unterbrechungen Ihres hektischen Arbeitstags frühzeitig. Notieren Sie dafür in Ihrem Kalender »15 Minuten Rückenpause«. Das erinnert Sie daran, dass Sie einzig und allein mit Selbstfürsorge schmerzfrei werden und bleiben. Um nach konzentriertem Arbeiten die verspannte Rückenmuskulatur zu entlasten, empfehle ich das Alltags-Workout ab Seite 170.

SELBSTTEST: WELCHE ERHOLUNG BRAUCHT IHR RÜCKEN?

Überprüfen Sie, welcher Art von Stress Sie im Arbeitsalltag ausgesetzt sind. Und finden Sie heraus, was Sie jetzt brauchen, um sich zu erholen.

In welchem Zustand befinden Sie sich, wenn Sie gestresst sind:

- ☐ **A** Sie fühlen sich stark unter Druck gesetzt und überfordert?
- ☐ **B** Sie fühlen sich ausgelaugt und am Ende Ihrer körperlichen und geistigen Leistungskraft?
- ☐ **C** Sie fühlen sich unterfordert und gelangweilt?
- ☐ **D** Sie fühlen sich ziemlich frustriert und demotiviert?

AUSWERTUNG

A Fahren Sie das Niveau Ihrer Aktivitäten herunter. Entspannen Sie regelmäßig für sich oder im geselligen Miteinander, um nach dem Trubel abschalten zu können. So etablieren Sie einen ruhigeren Lebensrhythmus.

B Um wieder Kraft zu tanken, brauchen Sie unbedingt Ruhe und Erholung. Lassen Sie es sich gut gehen und genießen Sie kleine Inseln der Entspannung mit allen Sinnen.

C Mit einer anspruchsvollen Tätigkeit holen Sie sich selbst aus dem Unterforderungsmodus heraus. Suchen Sie sich eine spannende Beschäftigung, die Ihnen Freude bereitet und Ihnen auch etwas abverlangt.

D Sie brauchen Anregung und Inspiration, um Ihren inneren Antrieb zu erhöhen. Suchen Sie sich eine schöpferische Aufgabe, die Ihren kreativen Geist weckt.

DENKEN UND SPRECHEN SIE GUT ÜBER IHREN RÜCKEN

Ein Rückengeplagter bringt mit den Worten, mit denen er seine Schmerzen beschreibt, nicht nur zum Ausdruck, wie es ihm geht, sondern auch, wie er seinem Rücken gegenüber eingestellt ist. Auch der Volksmund bestätigt, wie sehr Rücken und Belastung zusammenhängen. Wir alle kennen Redewendungen wie »etwas im Nacken sitzen haben«, »mit dem Rücken zur Wand stehen«, »sich zu viel aufhalsen« oder »jemandem in den Rücken fallen«.

Hinderliche Sprachmuster

Sie sind ein wichtiger Ansatzpunkt, um aus einer negativen Schmerzhaltung herauszufinden und wieder Macht über den internen Steuerungsapparat zu erlangen.
Negative Äußerungen ziehen im persönlichen Umfeld vielleicht Verständnis, Mitgefühl, Zuwendung oder sogar Entlastung seitens Familie und Freunden nach sich. Sie machen eine positive Erfahrung, weil Sie sich verstanden fühlen. Daran ist an sich nichts Verkehrtes.
Aber: Negative Gedanken und Formulierungen können eine Art Eigenleben entwickeln, weil sie sich mit der Zeit zu Glaubensätzen auswachsen, mit denen Sie sich selbst immer wieder ein passives Verhalten, Hilflosigkeit, Kontrollverlust, Resignation und ein geringes Maß an Selbstwirksamkeit bestätigen.

Ein Experiment

Gedanken und Wörter, das ist doch nichts weiter als Schall und Rauch? Falls Sie das gerade gedacht haben, möchte ich Ihnen von einem Experiment erzählen, das die schmerzhafte Kraft von Worten belegt: Die Wissenschaftler um Prof. Dr. Thomas Weiß vom Lehrstuhl für Biologische und Klinische Psychologie der Universität Jena wollten herausfinden, ob verbale Reize das Schmerzgedächtnis ebenso aktivieren können wie schmerzhafte Erfahrungen. Die Probanden der Studie, die alle gesund waren, erhielten Wörter, die im Allgemeinen mit Schmerzempfindungen verbunden werden, aber auch einfach negative Begriffe wie »ekelig« oder »angsteinflößend«. Zudem bekamen die Teilnehmer zwei Aufgaben gestellt. So sollten sie sich einmal zu dem Wort eine schmerzhafte Situation vorstellen und zum anderen bekamen sie zu dem Wort eine Denkaufgabe, um sich abzulenken. Währenddessen verfolgten die Forscher ihre Gehirnaktivität per MRT. Fakt ist: In beiden Fällen wurde eine deutliche Aktivierung der Schmerzbereiche im Gehirn angezeigt, wenn Wörter eingespielt wurden, die mit Schmerz assoziiert waren. Die anderen negativen Wörter bewirkten hingegen keine Aktivität in den entsprechenden Regionen. Studienleiter Prof. Weiß resümiert, dass eben tatsächlich allein schon Wörter unser Schmerzgedächtnis auf den Plan rufen können. Diese Wirkung verbaler Reize wird aber meist unterschätzt. Wie die innere Haltung nehmen sie einen entscheidenden Einfluss auf die Schmerzwahrnehmung.

IHRE WORTE ZÄHLEN

Achten Sie einmal ganz bewusst auf Ihre Wortwahl, wenn es Ihnen nicht gut geht. Wie oft sagen Sie dann Sätze wie:

- »Das tut höllisch weh.«
- »Keiner kann etwas gegen meine Schmerzen tun.«
- »Der Schmerz ist mörderisch.«
- »Mein Rücken quält mich so.«
- »Ich kann nicht kommen, weil mich mein Rücken mal wieder fertigmacht.«

Bleiben Sie positiv

Wir alle denken oder sagen von Zeit zu Zeit mal etwas Negatives. Das ist nicht weiter tragisch. Aber schmerzhafte Worte beeinflussen auch unser Gehirn. Mit der Zeit entsteht durch die verbale Reizung eine mentale Symbiose mit dem Schmerz: Indem Sie ständig an den Schmerz denken oder darüber sprechen, verstärken Sie ihn, ob Sie das wollen oder nicht. Wohingegen Sie mit angenehmen und zuversichtlichen Gedanken und Gefühlen Ihre Schmerzwahrnehmung positiv verändern. Die folgende Übersicht zeigt Ihnen typische negativ wirkende Wörter, und deren positive Alternativen. Orientieren Sie sich an den Beispielsätzen und überprüfen Sie, wie Sie sich im Alltag äußern – und künftig äußern wollen.

Verbale Leidensverstärker	Verbale Leidensrelativierer
Immer: »Ich habe immer Schmerzen.«	Oft: »Ich habe oft Schmerzen.«
Nie: »Ich bin nie unbeschwert.«	Selten: »Ich bin selten unbeschwert.«
Bestimmt: »Die Schmerzen haben sich bestimmt festgesetzt.«	Wahrscheinlich: »Die Schmerzen haben sich wahrscheinlich festgesetzt.«
Müssen: »Ich muss mich entspannen.«	Entscheiden: »Ich entscheide mich dafür, mich zu entspannen.«
Nie mehr: »Mein Rücken wird nie mehr gut.«	Noch nicht: »Mein Rücken ist noch nicht wieder gut.«
Dürfen: »Ich darf nicht langsamer machen.«	Sich erlauben/gönnen: »Ich erlaube/gönne mir, langsamer zu machen.«
Nicht können: »Ich kann heute nicht ins Kino gehen, weil mir der Rücken wehtut.«	Versuchen: »Ich versuche, heute ins Kino zu gehen, auch wenn mein Rücken wehtut.«

Was sagen Ihre Worte aus?

Ein Mensch, der wieder und wieder von »quälenden«, »unerträglichen«, »zermürbenden«, »beängstigenden«, »lähmenden«, »bedrohlichen« oder »schrecklichen« Schmerzen spricht, identifiziert sich verbal mit der Annahme, sein Leben sei von diesem Schmerz regiert und damit von außen gesteuert. Die Psychologie kennt dafür den Begriff »externale Kontrollüberzeugung«: Rückenschmerzkranke fühlen sich external, also von außen gesteuert. Während der schmerzfreie Mensch davon ausgeht, dass er die Geschicke seines Lebens selbst lenken kann, denken Schmerzkranke, diese Kontrolle sei ihnen entzogen und nur die Medikamente, der richtige Arzt oder Physiotherapeut könnten helfen. Sie geben die Verantwortung aus der Hand und bestätigen sich mit dem passiven Verhalten auf Dauer, dass etwas stärker ist als sie, weshalb sie machtlos sind.

Im Genesungsprozess ist die Wortwahl ein hilfreiches Indiz, um innere Ängste, Hilflosigkeit und Vorurteile den eigenen Möglichkeiten gegenüber zu entlarven. Als Patient zeichnen Sie gewissermaßen ein verbales Bild davon, wie Sie sich und die Welt wahrnehmen. Wer diesen Mechanismus durchschaut, kann ihn mithilfe der Sprache umprogrammieren. Stellen Sie sich vor: Sie haben Rückenschmerzen und treffen auf dem Weg zum Arzt einen Bekannten. »Wie geht's dir?«, fragt er. Statt »Schlecht« oder »Besch...« sagen Sie: »Es ging mir schon mal besser.« Mit diesem Satz lügen Sie nicht, aber es fehlt definitiv der negative Beigeschmack.

Indem Sie auf eine positive und vor allem aktive Denk- und Sprechweise achten, verarbeiten Sie die Schmerzen auf eine neue zuversichtliche Art und gewinnen an Selbstwirksamkeit. Mit den Worten, die Sie verwenden, können Sie Ihre Gedanken gesünder färben.

DIE GEDANKEN UMPOLEN

Bitte beobachten Sie sich ein paar Tage und notieren Sie, was Ihnen so alles durch den Kopf und über die Lippen geht, wenn Ihr Rücken schmerzt. Mit welchen verbalen Reizen verstärken Sie Ihre Schmerzen? Notieren Sie das in der linken Spalte einer Tabelle in Ihrem Rückentagebuch. Anschließend suchen Sie nach einem positiven Satz, der Ihnen Entlastung verschafft. Den halten Sie in der rechten Spalte fest.

Belastende Sätze, die den Schmerz befeuern	Hilfreiche Sätze, die den Schmerz besänftigen

Das Denken nachhaltig verändern

Positives Rückendenken mag Ihnen anfangs schwerfallen, denn die negativen Gedanken kommen fast automatisch. Vielleicht rutschen Sie erst einmal eine Weile in gewohnte Denk- und Sprachmuster zurück. Mit Wohlwollen und Geduld geben Sie Ihrem Gehirn aber Zeit, sich umzugewöhnen. Es ist ein Lernprozess: Erst fallen Ihnen negative Wendungen vielleicht gar nicht auf. Nach einer Weile bemerken Sie sie schon beim Sprechen. Irgendwann korrigieren Sie sich bereits gedanklich, bevor Sie überhaupt ein Wort gesagt haben. Und schließlich ist Ihnen die positive Art, über Ihren Rücken zu denken und zu sprechen, in Fleisch und Blut übergegangen. An dem Punkt haben Sie ein Bewusstsein dafür entwickelt, dass Ihre Gedanken nicht die Realität sind, und damit einen wichtigen Beitrag zur Überschreibung des Schmerzgedächtnisses geleistet.
Die folgenden Techniken unterstützen Sie dabei, bewusst eine Änderung herbeizuführen:

Sagen Sie Stopp! • Wann immer ein negativer Gedanke auftaucht, sagen Sie laut (oder leise, falls Sie nicht allein sind): »Stopp! Ich höre auf, über meine Schmerzen nachzudenken.« Anschließend lenken Sie Ihre Gedanken auf etwas Positives, zum Beispiel ein schönes Erlebnis oder eine gute Erinnerung aus den Übungen im Genusskapitel ab Seite 133.

Schreiben Sie sich eine Notiz • Mit Sätzen wie »Ich mag meinen Rücken«, »Ich werde wieder gesund« oder »Meine Schmerzen werden weniger und weniger« können Sie sich an strategisch geeigneten Plätzen an Ihr Vorhaben erinnern, ab jetzt nur noch positiv zu denken und zu sprechen. Benutzen Sie dazu die gelben selbstklebenden Zettelchen, die es im Schreibwarenladen zu kaufen gibt, und bringen Sie diese am PC, am Kühlschrank, am Badezimmerspiegel oder im Geldbeutel an. Sie können Ihren Satz auch als Memo in Ihre Bildschirmschoner-Funktion eingeben, damit er regelmäßig mehrmals am Tag aufpoppt und in Ihr Bewusstsein kommt.

Machen Sie es aus dem Handgelenk • Ziehen Sie ein Gummibändchen ums Handgelenk und lassen Sie es kurz schnalzen, sobald ein belastender Gedanke auftaucht oder Sie etwas Negatives zu Ihrem Rücken sagen. Korrigieren Sie sich dann sofort mit positiven Sätzen, die Sie für sich als hilfreich empfinden.

Was sagt Ihr Arzt?

Die Kontrolle der Worte gilt übrigens nicht nur für Sie, sondern auch für Ihren Arzt. Wie im Kapitel »Vertrauen Sie auf den Heilungserfolg« (Seite 67) aufgezeigt, kann die Einstellung des Behandlers den Genesungsprozess des Kranken begünstigen oder stören. Aber auch seine Wortwahl ist von Bedeutung. Was ginge in Ihnen vor, würde ich sagen: »Oh je, das ist ein Bandscheibenvorfall! Jetzt kommt was auf Sie zu! Ich fürchte, da kommen Sie nicht um eine Operation herum«? Wie fühlt sich dagegen diese Diagnose für Sie an: »Das ist ein Bandscheibenvorfall. Keine Sorge, das verheilt in 90 Prozent aller Fälle von allein. Wenn Sie jetzt aktiv werden, warum sollten ausgerechnet Sie zu den übrigen 10 Prozent gehören«? Was hört Ihr Rücken wohl lieber?

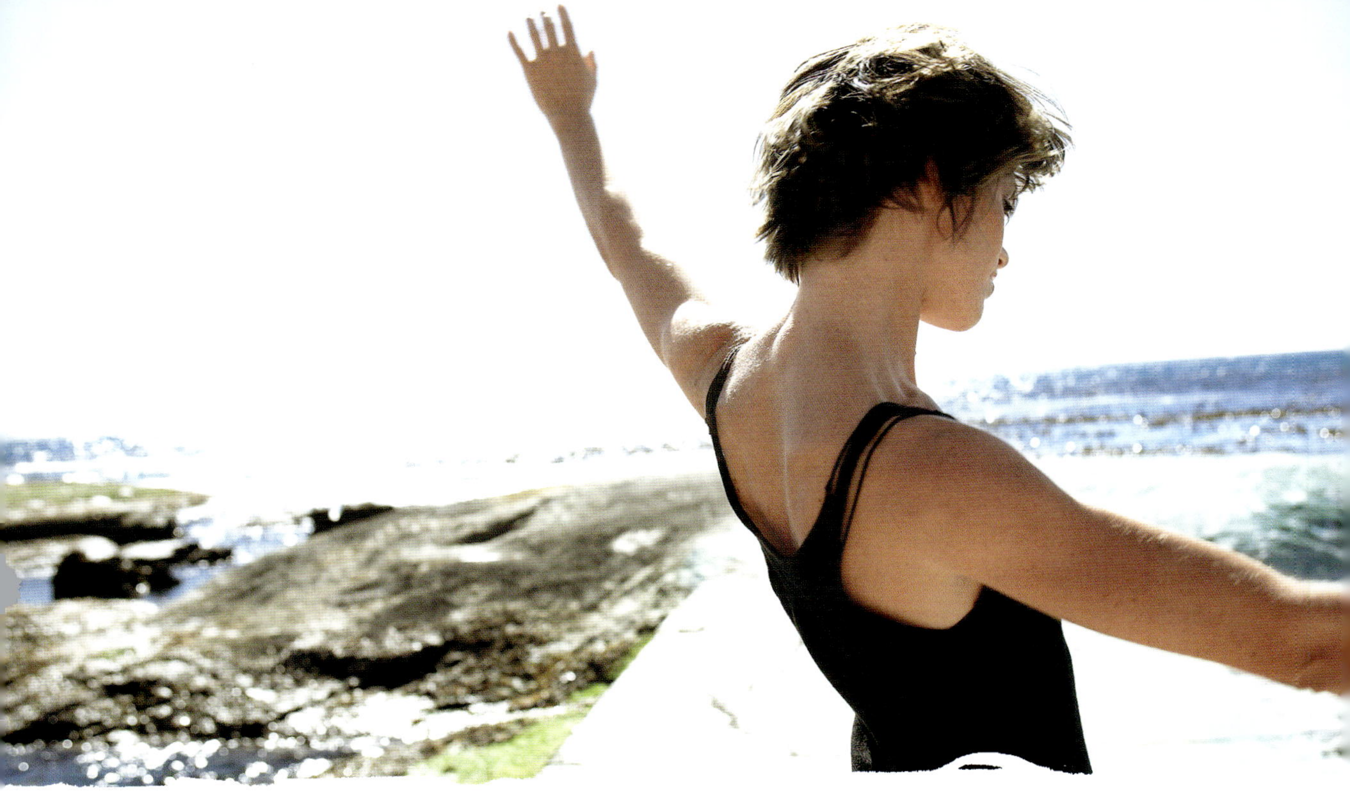

MIT BEWEGUNG NEUEN SCHMERZEN VORBEUGEN

Mit diesem Kapitel beginnt Schritt 3 Ihres multimodalen Rückenprogramms. Sie sorgen dafür, dass der Schmerz nicht zurückkehrt und Sie rückengesund leben können.

Mit Ihrem Körper verhält es sich wie mit Ihrem Auto: Wenn Sie es regelmäßig zur Inspektion bringen, wird es immer tipptopp in Schuss sein. Vernachlässigen Sie die Wartung hingegen, weil Sie beispielsweise kein Öl nachfüllen, schädigen Sie den Motor auf Dauer, sodass der Wagen irgendwann kaputt sein wird. Das gilt vor allem für ältere Modelle. Ohne regelmäßige »Wartung« bleiben Sie irgendwann liegen. Dann endet die rasante Fahrt auf der Überholspur schließlich auf dem Seitenstreifen. 80 Prozent aller chronischen Rückenschmerzen sind, bevor sich ein Schonverhalten und ein Schmerzgedächtnis ausgebildet haben, aufgrund einer zu schwachen Muskulatur entstanden. Der Rücken wird getragen und gestützt von einem Korsett, zu dem nicht nur die Muskeln des Rückens zählen, sondern auch die des Bauches. Damit dieses Korsett seine Arbeit machen kann, muss es stark sein. Und das heißt: Kräftigung, Dehnung und Verbesserung der Koordinationsfähigkeit in diesem Bereich. Deshalb ist es so wichtig, dass Sie für Ihren Körper die Verantwortung übernehmen.

BEWEGUNGSLERNEN

Wer lange unter Rückenschmerzen gelitten hat, braucht eine Weile, bis er ein optimales Bewegungsniveau hergestellt hat. Mit dem Mobilisationsprogramm ab Seite 114 haben Sie sich Ihrem Rücken langsam wieder angenähert. Mit dem Rücken-Wohlfühltraining ab Seite 156 gehen Sie einen Schritt weiter. Diese spezielle Gymnastik, bestehend aus zehn Übungen, stimuliert und erhöht die Widerstandsfähigkeit Ihrer Muskulatur, damit sie wieder mehr leisten und speziell am Rücken die Stütz- und Ausgleichsfunktion übernehmen kann, etwa wenn Sie zu lange gekrümmt am PC sitzen.

Optimales Üben

Wie beim Mobilisationsprogramm gilt auch beim Rücken-Wohlfühltraining: Führen Sie die Übungen langsam und sorgfältig aus. Hören Sie auf Ihren Körper und geben Sie ihm Zeit, sich an die Bewegungen zu gewöhnen. Das ist »Bewegungslernen«. Sie lernen nicht, indem Sie dieses Programm durchziehen. Sie lernen, indem Sie sich ganz bewusst dem Potenzial Ihres Rückens annähern. Übung für Übung und Wiederholung für Wiederholung.
Dazu kommt: Ihr Gehirn macht in diesem Lernprozess neue – positive! – Erfahrungen, mit denen das Schmerzgedächtnis überschrieben werden kann. Neurologisch betrachtet ist Bewegung spannend, weil sie es dem Gehirn erleichtert, den Rücken neu zu bewerten. Wenn Sie kontinuierlich am Ball bleiben, können Sie wieder ein gutes Verhältnis zu ihm entwickeln. Sie machen die Erfahrung, dass Sie mit Aktivität Ihr Wohlbefinden positiv beeinflussen können: Sie sorgen für Glücksgefühle.

Muss Gymnastik sein?

Viele Menschen, vor allem Männer, stören sich an dem Begriff Gymnastik, da er sie unangenehm an den Turnunterricht in der Schule erinnert. Falls es Ihnen ebenso geht, bedenken Sie bitte: Die Übungen sind ganz speziell darauf ausgerichtet, die muskulären Dysbalancen auszugleichen, die für Ihr Rückenleiden mitverantwortlich sind. Diese »Rückengymnastik« verhindert also Schmerzen, weil Ihr Körper wieder in Balance kommt.

Bewegung bringt Glückshormone

Bewegung und Sport führen zu einer Ausschüttung von körpereigenen Opiaten, den sogenannten Endorphinen. Sie haben sicher schon vom »Runner's High« gehört, dem starken Glücksgefühl, das Läufer manchmal empfinden. Wissenschaftler der Technischen Universität München und der Universität Bonn haben die stimmungsaufhellende Wirkung in einer Studie mit zehn Langstreckenläufern belegt. Sie untersuchten ihr Gehirn mit bildgebenden Verfahren vor und nach einem zweistündigen Lauf. Dabei zeigte sich, dass die Läufer nach dem Sport eine hohe Ausschüttung von Endorphin aufwiesen, und zwar in bestimmten Regionen des limbischen Systems sowie im Frontallappen, die auch an der Schmerzverarbeitung beteiligt sind. Das Ergebnis dieses

Versuches ist für Rückengeplagte besonders interessant, weil die Glückshormone wie ein »Schmerzmittel« wirken. Mit Bewegung halten Sie nicht nur Ihren Körper fit und bauen Stress ab, Sie können auch die Schmerzwahrnehmung beeinflussen. Ich würde so weit gehen zu sagen, dass regelmäßige Bewegung für das Gehirn wahrscheinlich genauso wichtig ist wie Schlaf.

Geduld ist die Mutter der Übung

Starten Sie motiviert in Ihr Wohlfühltraining. Manche Übungen gelingen Ihnen vielleicht nicht beim ersten Mal. Lassen Sie sich davon nicht entmutigen. Sie bekommen damit eine Rückmeldung von Ihrem Körper. Er sagt Ihnen, was bereits machbar ist und wo Sie sich noch verbessern können. Vielleicht haben Sie noch nicht genügend Muskulatur aufgebaut oder verfügen noch über zu wenig Koordination. Mit dem Üben kommt die Übung.

Dranbleiben zählt

Sollten Sie ausführlicher üben wollen, können Sie das Training ausdehnen, indem Sie die Wiederholungszahl erhöhen. Aber zuvor ist es erst einmal wichtig, dass Ihnen das Bewegungstraining in Fleisch und Blut übergeht und zur Gewohnheit wird. Sie putzen Ihre Zähne ja auch jeden Tag gleich und versuchen nicht, besondere Varianten zu erproben. Bauen Sie das Training als Ritual in Ihren Alltag ein, jeden Tag zur selben Zeit, zum Beispiel gleich nach dem Aufstehen. Und bleiben Sie dran!
Sollten Sie allgemein viel Sport betreiben, ist das gut, es entbindet Sie aber dennoch nicht von einem Rückentraining, das die spezifische Muskulatur stärkt und dehnt, was andere Sportarten oft nicht tun. Die Bereitschaft, regelmäßig zu trainieren, zieht sich wie ein roter Faden durch alle Rücken-Erfolgsgeschichten.

Genießen Sie die Bewegung

Manchmal sagen Patienten, dass sie einfach keine Zeit für ein Training haben. Dann muss ich fragen: »Was ist Ihnen Ihr Rücken wert?« Sie müssen sich zwar damit abfinden, etwas zu tun, Sie sind aber nicht zum Rückentraining verdammt. Das wäre ja schrecklich. Ihr Rücken ist Ihr Partner, er braucht Ihre Zuwendung und Pflege. Genießen Sie die Übungen in dem Wissen, dass Sie eine präventive Maßnahme sind: Stärken Sie Ihre Muskulatur, um sich die Schmerzen vom Leib zu halten. Hören Sie auf sich und finden Sie eine Uhrzeit, die Ihnen angenehm ist und sich sinnvoll in Ihren Tagesablauf integrieren lässt. Machen Sie sich zu Ihrem persönlichen Schmerzmanager!

Ist Sport Mord für den Rücken?

Nein! Wenn Ihr Rücken wieder gesund ist, können Sie auch wieder Ihren Lieblingssportarten nachgehen. Empfehlenswert ist alles, was Ihnen guttut und Spaß macht. Wer die für den Rücken zuständige Muskulatur vernachlässigt, aber alle drei Wochen ein paar Stunden exzessiv Fußball spielt, vielleicht auch noch ohne sich vorher aufzuwärmen, muss sich nicht wundern, wenn der Rücken danach wehtut.

!

Muskeln statt Druck aufbauen

Druck erzeugt Stress, und das tut Ihrem Rücken nicht gut, weil negative Gedanken die Schmerzen verstärken. Geben Sie sich Zeit zu lernen, statt Druck auf sich selbst auszuüben, weil eine Übung nicht gleich klappt.

Dürfte Ihr Rücken entscheiden, welcher Sportart der Vorzug zu geben ist und was nicht infrage kommt, sähe das Ergebnis so aus:

Empfehlenswert	Weniger empfehlenswert
Gehen, (Nordic) Walking	Tennis
leichtes Radfahren	Rennradfahren und Mountainbiken
gezieltes Studio-Workout	Gewichtheben
Schwimmen	Squash
Yoga, Pilates	Ballsportarten
Langlaufen	Golf
Reiten	Springreiten

DAS WOHLFÜHLTRAINING

Mit den folgenden Übungen, die ebenfalls Alexander Scheurer zusammengestellt hat, können Sie als Anfänger ebenso wie als Fortgeschrittener zukünftigen Rückenproblemen vorbeugen, vorausgesetzt, Sie finden zu einem regelmäßigen Trainingsrhythmus. Es handelt sich um ein funktionelles Programm, das heißt, bei jeder Übung werden – anders als im Mobilisationsprogramm – viele Muskelgruppen auf einmal beansprucht. Damit fördern Sie gezielt deren Zusammenspiel, damit sie auch im Alltag problemlos ihre ursprüngliche Funktion übernehmen können. Die zehn Übungen haben einen wesentlich höheren Intensitätsgrad als die des Mobilisationsprogramms. Sie können sie in etwa zehn Minuten schaffen. Ziehen Sie das Training aber besser nicht nur durch, sondern nehmen Sie sich Zeit, um kurze Erholungsphasen einlegen zu können.

Den Weg freimachen

Alle Sportarten, die Schnellkraft und ruckartige Bewegungen erfordern, mag Ihr Rücken nicht so gern. Wenn Sie aber mit dem Rücken-Wohlfühltraining am Ball bleiben, steht auch einer weniger empfehlenswerten Sportart, an der Ihr Herz hängt, nichts im Weg. Lassen Sie sich dabei von einem Profi beraten, der sich auf gesundheitsorientierten Sport spezialisiert hat.

Was für ein Trainingstyp sind Sie?

Machen Sie Ihre Übungen lieber jeden Tag, dafür nur zehn Minuten? Oder dreimal pro Woche und dann 20 bis 25 Minuten? Längere Übungszeiten sind nach unserer Erfahrung für die meisten Menschen aufwendiger. So viel Zeit müssen Sie erst einmal erübrigen können. Aus einem täglichen zehnminütigen Programm lässt sich hingegen eine Routine entwickeln, zum Beispiel morgens nach dem Aufwachen, bevor die restliche Familie aufsteht. Hand aufs Herz: Wer hat nicht zehn Minuten am Tag, um seinem Rücken etwas Gutes zu tun? Zehn Minuten am Tag für die Schmerzfreiheit!
Für das Rücken-Wohlfühltraining benötigen Sie die gleichen Hilfsmittel wie bei den Mobilisationsübungen: bequeme Kleidung, Yogamatte und Pezziball (siehe Seite 112) – in diesem fortgeschrittenen Programm ist er unbedingt nötig.

ALEXANDER SCHEURER

Diplomsportlehrer, Leiter der Physiotherapie und Massage der Klinik am Jägerwinkel in Bad Wiessee

WARUM BRAUCHT EIN RÜCKENGEPLAGTER REGELMÄSSIG BEWEGUNG?

Der menschliche Körper ist für Bewegung geboren. Unsere Vorfahren im Neandertal hatten vermutlich keine Rückenschmerzen, weil sie sich viel bewegt haben. Und was machen Kinder schon vom jüngsten Alter an? Sie folgen einem natürlichen Bewegungsdrang und krabbeln, gehen, laufen oder hüpfen. Ab einem gewissen Alter sitzen sie dann oft nicht nur den ganzen Vormittag in der Schule, sondern auch den Großteil des Nachmittags vor dem Computer. Das sind die Rückenkranken von morgen.

NUR WER DRANBLEIBT …

Einer unserer Patienten hatte einen Bandscheibenvorfall. Er baute seinen Rücken erst einmal mit einem Mobilisationsprogramm unter Anleitung auf und machte danach jeden Tag gewissenhaft seine Rückengymnastik. Als er eine Weile schmerzfrei war, ließ er das Programm erst schleifen, mal übte er, mal nicht, und irgendwann tat er über ein halbes Jahr gar nichts mehr für seinen Rücken. Der Schmerz war weg, er fühlte sich gut. Wieso also weitermachen?

… BLEIBT GESUND

Aber genau das ist das Thema: Aus einer kurzen Pause wird schnell eine halbe Ewigkeit. Wenn Sie ab und zu oder einmal pro Woche üben, erhalten Sie mit ein bisschen Glück die Muskulatur gerade mal so. Dann reichen aber keine zehn Minuten, dann müssen Sie schon ordentlich arbeiten, um einen positiven Effekt zu erreichen. Mittelfristig betrachtet ist es eine Milchmädchenrechnung, mit dem Training aufzuhören. Denn sobald Sie wieder Schmerzen haben, verlieren Sie wesentlich mehr Zeit mit Arztbesuchen, Rehabilitationsmaßnahmen und Schmerzbekämpfung oder weil Sie schachmatt im Bett liegen. Sparen Sie sich die Ehrenrunde, die dieser Klient einlegen musste, und bleiben Sie besser am Ball.
Wenn Sie ein Rückenkandidat sind und auf Dauer schmerzfrei bleiben wollen, sind Sie sich selbst gegenüber dazu verpflichtet, regelmäßig und kontinuierlich Ihr Programm zu machen. Man könnte auch sagen: Um Ihren Rücken zu heilen, müssen Sie mit ihm eine lebenslange Trainingspartnerschaft eingehen. Auch dafür ein Beispiel: Meine Großmutter hat bis zu ihrem 85. Lebensjahr jeden Tag 15 Minuten ihre Gymnastik gemacht. Sie hatte nie orthopädische Probleme.

MEIN RÜCKEN-WOHLFÜHLTRAINING

Dokumentieren Sie mithilfe der nachfolgenden Tabelle wie schon beim Mobilisationsprogramm jede Trainingseinheit und die Besonderheiten – zumindest so lange, bis Sie Ihren persönlichen Rhythmus gefunden haben.

WOCHE:

Tag	Trainings-dauer	Übungs-einheiten	Zusätzliche Aktivitäten	Bemerkungen Allgemeinzustand
1				
2				
3				
4				
5				
6				
7				

ARM-BEIN-DIAGONALE

Diese Übung trainiert die tiefliegende Rückenmuskulatur, die die Lendenwirbelsäule stabilisiert. Sie verbessern damit außerdem Ihre Koordinationsfähigkeit und Ihr Gleichgewicht. Seien Sie geduldig, wenn Sie anfangs etwas wackelig stehen. Üben Sie insgesamt fünfmal zur einen und fünfmal zur anderen Seite.

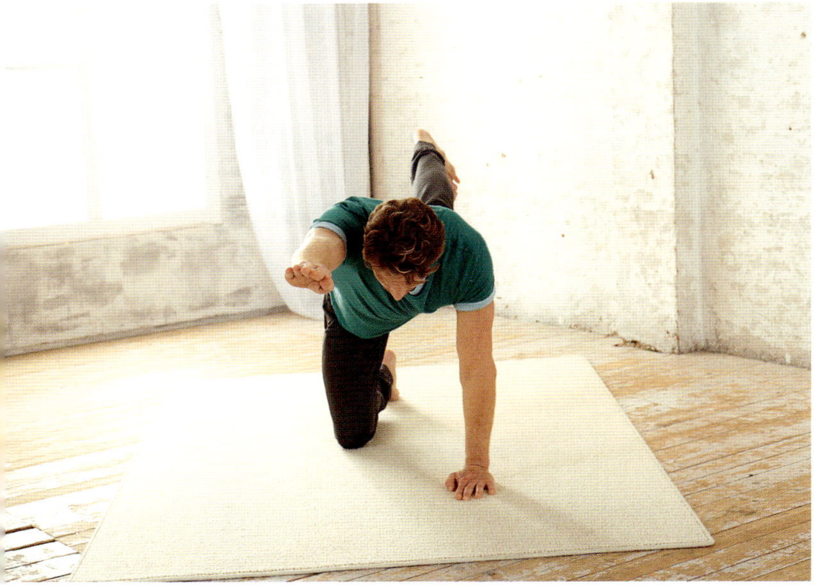

1. Gehen Sie in den Vierfüßlerstand, die Knie sind auf dem Boden und die Hände liegen mit den Handflächen oder alternativ zur Faust geballt ebenfalls auf dem Boden. Die Füße sind aufgestellt.

2. Strecken Sie nun mit dem Einatmen gleichzeitig den rechten Arm und das linke Bein so gerade wie möglich aus. Schulter, Hüfte und Ferse bilden dabei eine Linie.

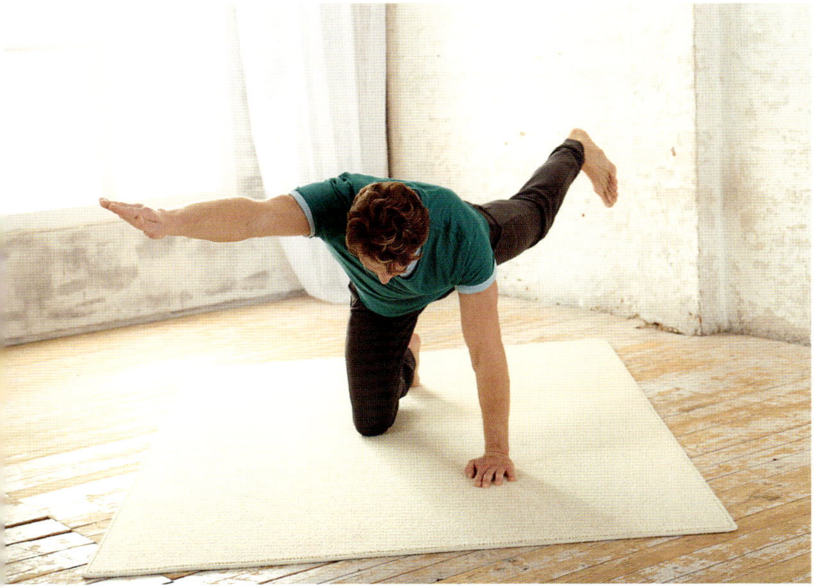

3. Dann bewegen Sie den Arm und das Bein mit dem Ausatmen so weit wie möglich zur Seite. Der Rumpf bleibt dabei in der Mitte stabil.

4. Anschließend führen Sie Arm und Bein wieder zurück und kommen in die Ausgangsposition.

5. Die Bewegung wiederholen und dann genauso zur anderen Seite üben.

DIAGONALER BAUCHTRAINER

Diese Übung trainiert die tiefliegende Bauchmuskulatur, die zur Stabilisierung des Rumpfes benötigt wird. Machen Sie zehn Wiederholungen, fünf zur einen und fünf zur anderen Seite.

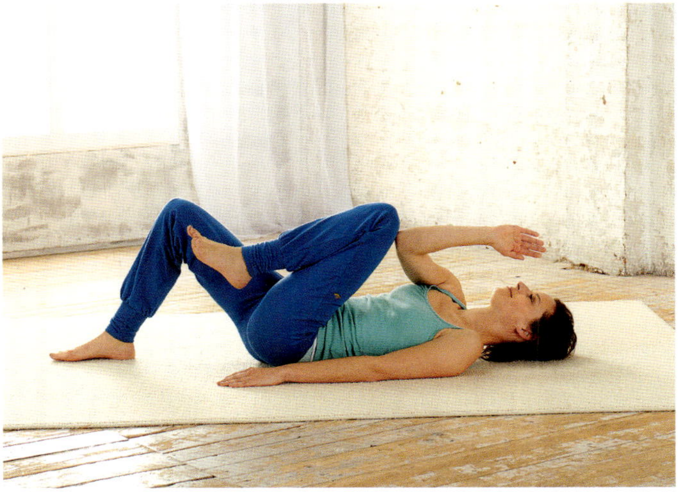

1. Legen Sie sich auf den Rücken, die Arme entspannt an den Seiten, den Kopf abgelegt. Stellen Sie beide Füße auf den Boden.

2. Nun winkeln Sie mit dem Einatmen das linke Bein und den rechten Arm an, bis sich Knie und Ellbogen berühren. Drücken Sie die Lendenwirbelsäule in Richtung Boden und ziehen Sie den Bauchnabel leicht nach innen.

3. Anschließend strecken Sie mit dem Ausatmen den rechten Arm und das linke Bein ganz gerade aus, ohne sie abzulegen. Die Lendenwirbelsäule bleibt aktiv.

4. Wiederholen Sie die Bewegung fünfmal und üben Sie dann zur anderen Seite.

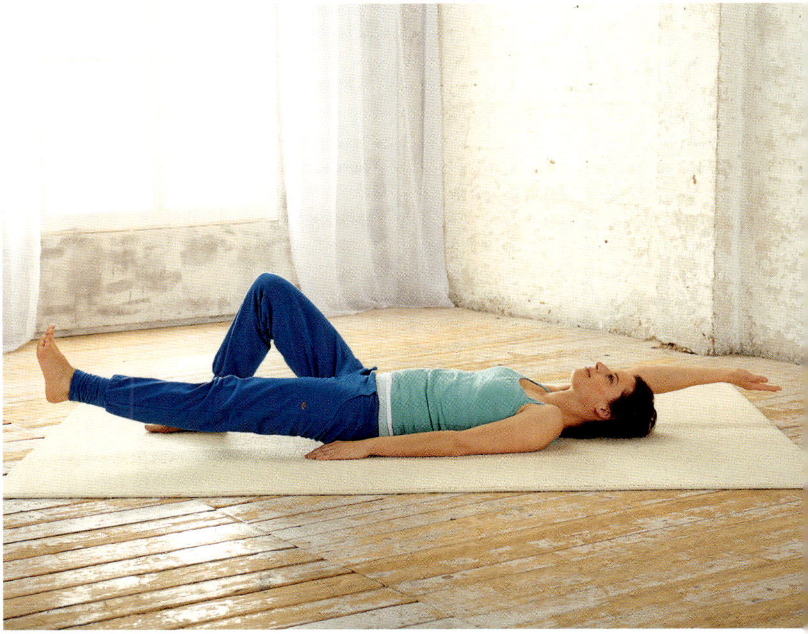

RÜCKENSTABILISATOR

Sie trainieren mit dieser Übung die tiefliegende Bauch- und Rückenmuskulatur sowie die der Hüfte. Damit stabilisieren Sie den gesamten Stütz- und Halteapparat. Machen Sie zehn Wiederholungen, fünf zur einen Seite und fünf zur anderen.

1. Legen Sie sich auf den Rücken, die Arme liegen seitlich am Körper. Stellen Sie die Füße fest auf den Boden, etwa hüftbreit auseinander. Der Kopf bleibt während der gesamten Übung auf dem Boden, der Blick ist nach oben gerichtet.

2. Heben Sie das Becken mit dem Einatmen an und halten Sie die Position ein paar Sekunden.

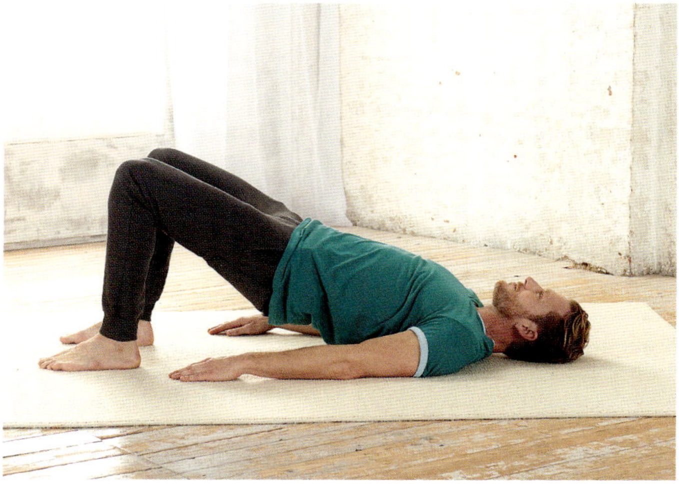

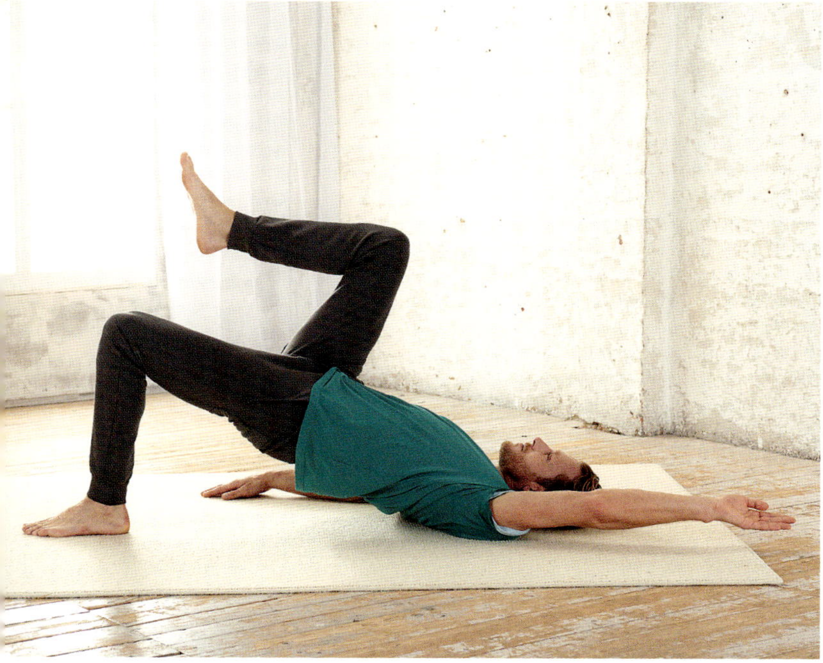

3. Ziehen Sie dann mit dem Ausatmen das rechte Bein mit dem Knie zu sich heran, während Sie den linken Arm nach hinten ausstrecken. Halten Sie diese Position ebenfalls ein paar Sekunden.

4. Anschließend absenken, die Bewegung wiederholen und dann zur anderen Seite üben.

STABILISATOR IN SEITLAGE

Diese Übung trainiert die schräge Bauch-, die tiefliegende Rücken- sowie die Hüftmuskulatur. Machen Sie fünf Wiederholungen pro Seite.

1. Legen Sie sich lang ausgestreckt auf die linke Seite, der Kopf ruht auf dem angewinkelten linken Arm. Mit der rechten Hand stützen Sie sich zur Stabilisierung vor dem Oberkörper ab.

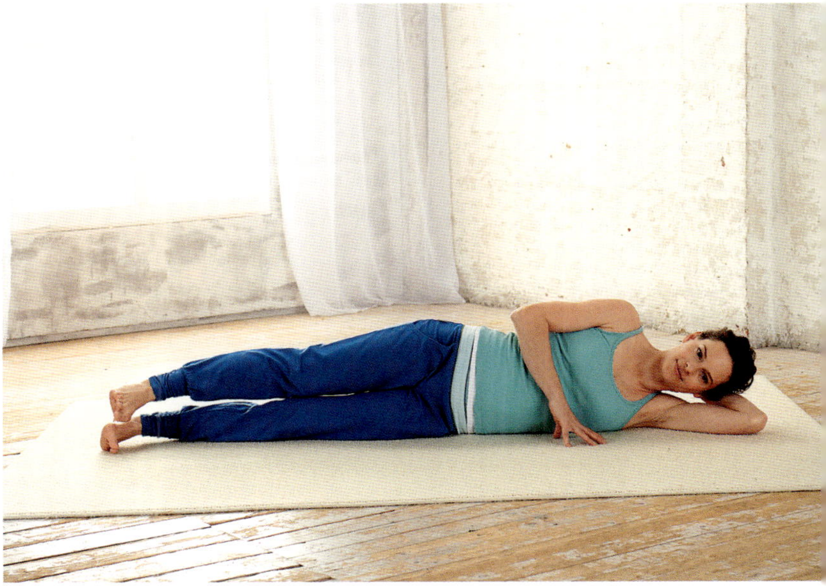

2. Nun spreizen Sie das obere Bein ab, atmen Sie dabei aus. Um das Gleichgewicht halten zu können, ziehen Sie den Bauchnabel ganz leicht an. Atmung und Bewegung sind fließend.

3. Mit dem Einatmen legen Sie das Bein wieder ab.

4. Wiederholen Sie die Bewegung und üben Sie dann fünfmal zur anderen Seite.

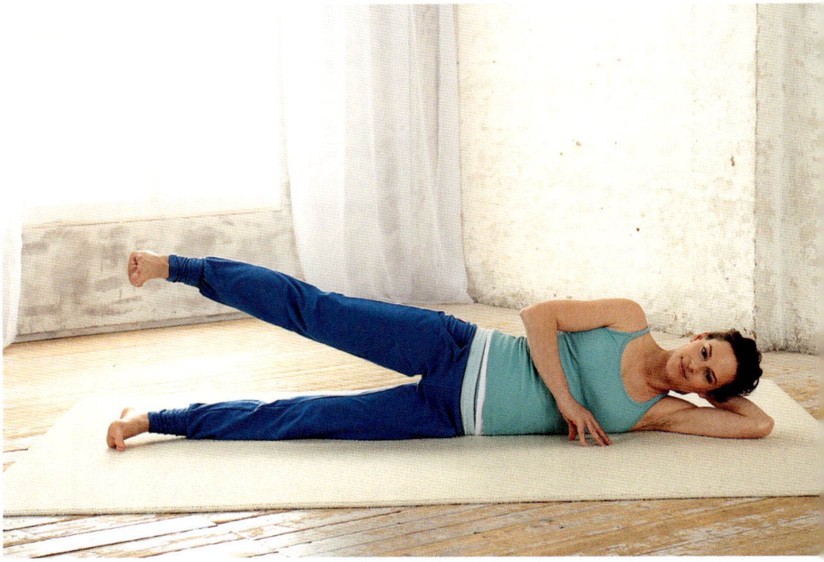

UNTERARMSTÜTZ

Diese Übung stärkt den gesamten Stütz- und Halteapparat. Hier machen bereits fünf Wiederholungen eine Übungseinheit aus, da die Bewegung etwas anstrengender ist.

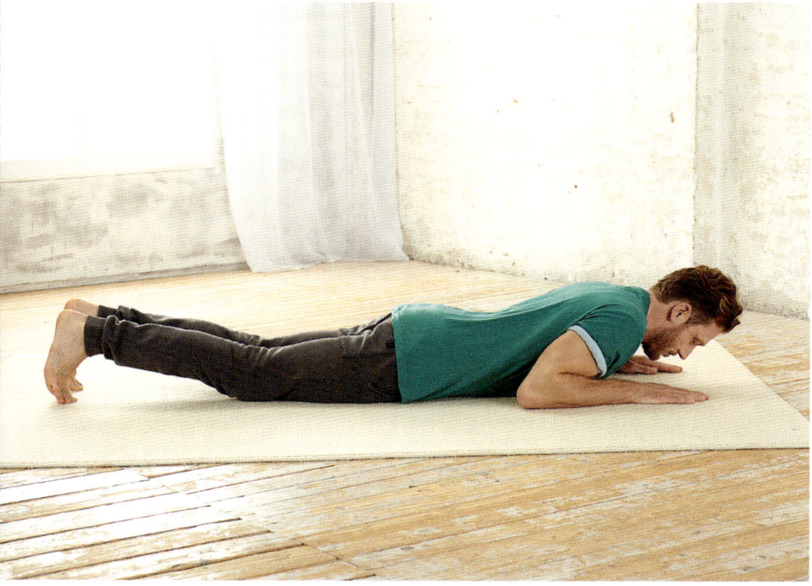

1. Legen Sie sich mit dem Bauch auf den Boden. Stellen Sie die Fußspitzen auf, die Beine sind etwa hüftbreit auseinander. Winkeln Sie die Arme unter Ihrem Oberkörper an, die Hände sind flach auf dem Boden.

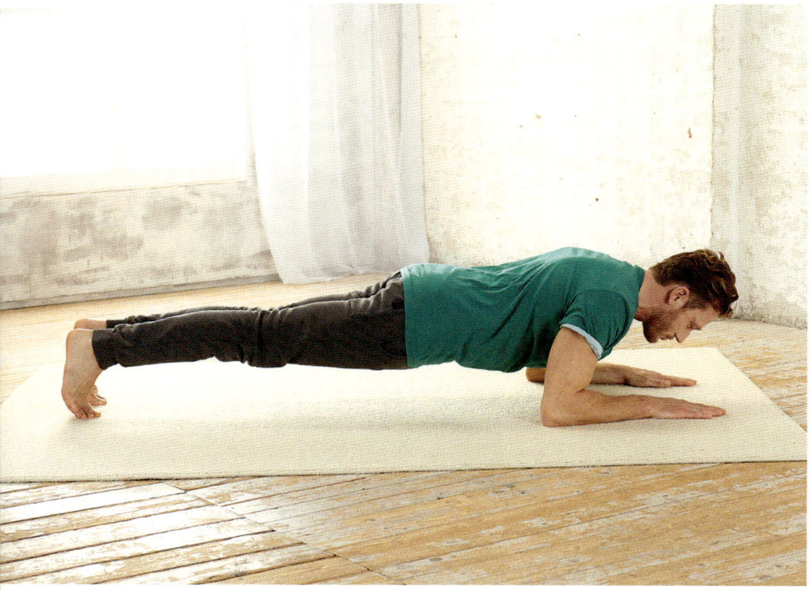

2. Ziehen Sie die Schulterblätter aktiv nach unten und den Bauchnabel ein. Spannen Sie den Po an und heben Sie den Körper an. Nur noch Fußspitzen und Unterarme berühren den Boden. Das ist die sogenannte Unterarmstützposition, die Sie ein paar Sekunden lang halten. Während des Haltens zweimal langsam und tief ein- und ausatmen.

RÜCKENKRAFT-BALANCE

Diese Übung trainiert die tiefliegende Rückenmuskulatur und Ihre Balancefähigkeit. Üben Sie sie zehnmal, fünfmal zu jeder Seite.

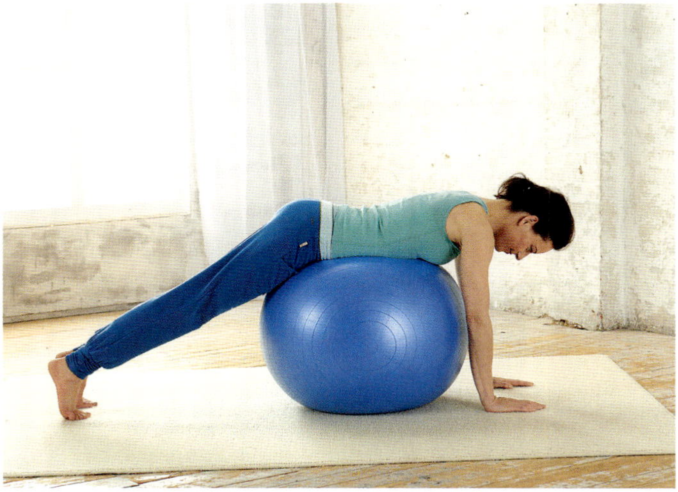

1. Legen Sie sich mit dem Übergangsbereich vom Becken zum Bauch auf den Pezziball. Drücken Sie das Becken aktiv nach vorn in den Ball und stützen Sie sich mit den Armen und den Fußspitzen ab.

2. Nun heben Sie den linken Arm und das rechte Bein an, sodass sich eine Linie zwischen Hand, Hüfte und Ferse ergibt. Dann wieder absenken.

3. Machen Sie diese Übung abwechselnd und fließend mit beiden Seiten. In der Grundposition jeweils einatmen, beim Anheben ausatmen.

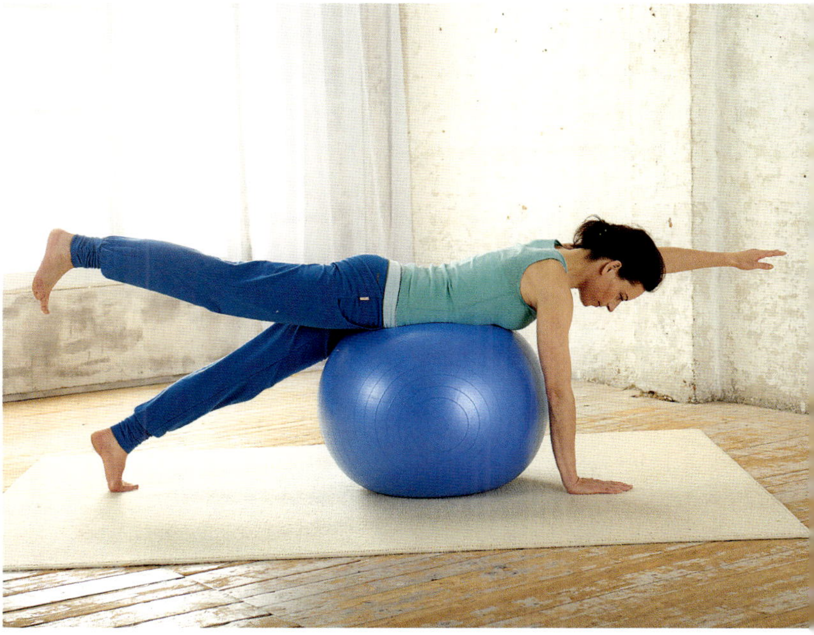

SCHIEFE EBENE

Diese Übung trainiert die rückwärtige Hüftmuskulatur und die tiefliegenden Rückenmuskeln. Zehn Wiederholungen bilden hier eine Übungseinheit.

1. Legen Sie sich mit dem Rücken auf den Boden und platzieren Sie die Beine mit den Unterschenkeln auf dem Pezziball. Der Ball sollte Kontakt zur Oberschenkelrückseite haben. Die Arme sind lang an den Seiten abgelegt.

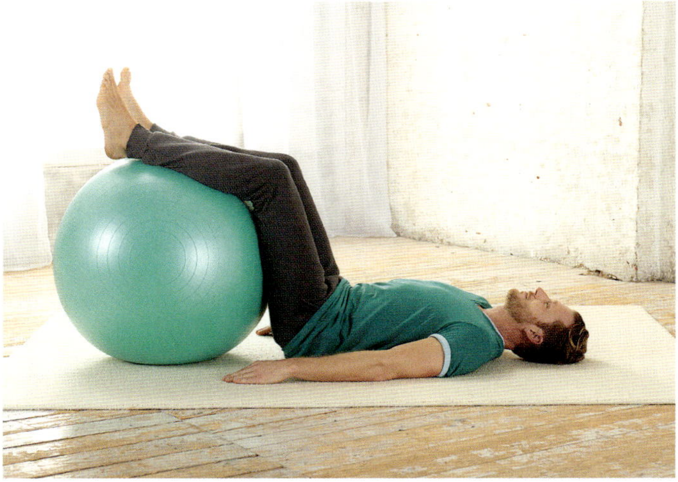

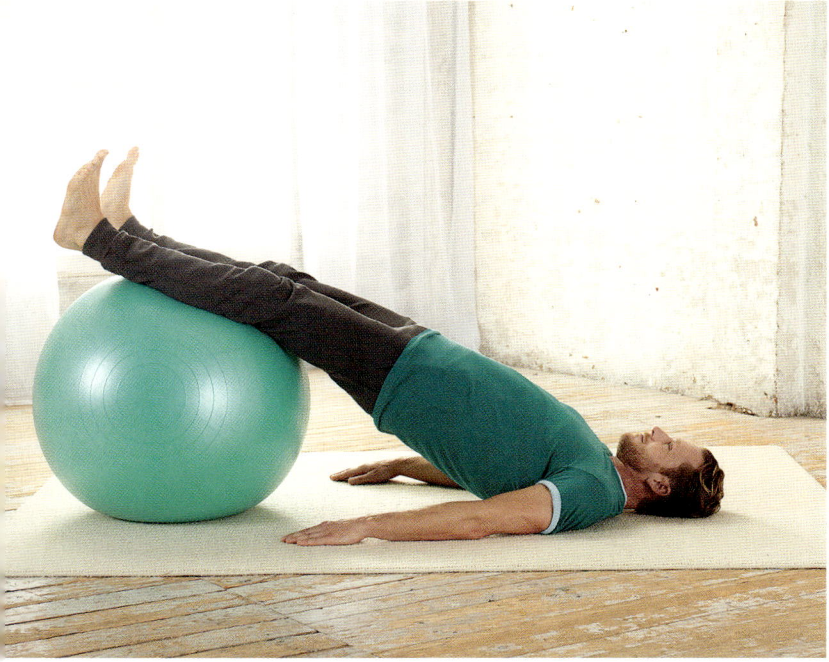

2. Heben Sie nun das Becken an und ziehen Sie die Fußspitzen aktiv in Richtung Knie. Dabei einatmen.

3. Wieder absenken, dabei ausatmen und das Becken erneut anheben.

SCHIEFE EBENE MIT BEINBEUGE

Diese Übung trainiert die rückwärtige Hüftmuskulatur, die tiefliegenden Rückenmuskeln sowie die Bauchmuskeln. Üben Sie fünfmal zur einen und fünfmal zur anderen Seite.

1. Legen Sie sich mit dem Rücken auf den Boden und platzieren Sie die Beine wieder mit den Unterschenkeln auf dem Pezziball. Der Ball sollte auch hier Kontakt zur Oberschenkelrückseite haben. Die Arme sind an den Seiten abgelegt.

2. Heben Sie nun erneut das Becken an und ziehen Sie die Fußspitzen in Richtung Knie.

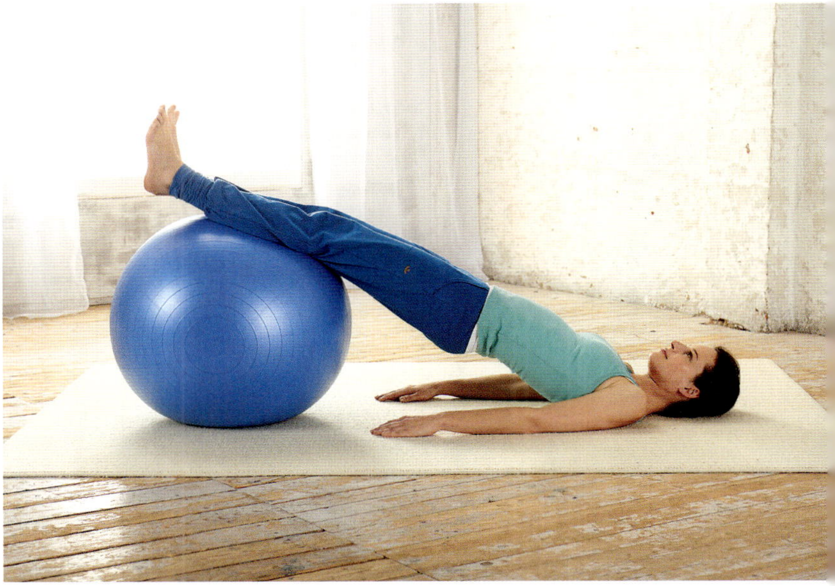

3. Aus dieser Grundposition heraus winkeln Sie abwechselnd die Beine an und ziehen die Knie zum Oberkörper. Achten Sie dabei darauf, dass das Becken nicht absinkt. Beim Heranziehen des Knies atmen Sie ein und beim Ablegen wieder aus.

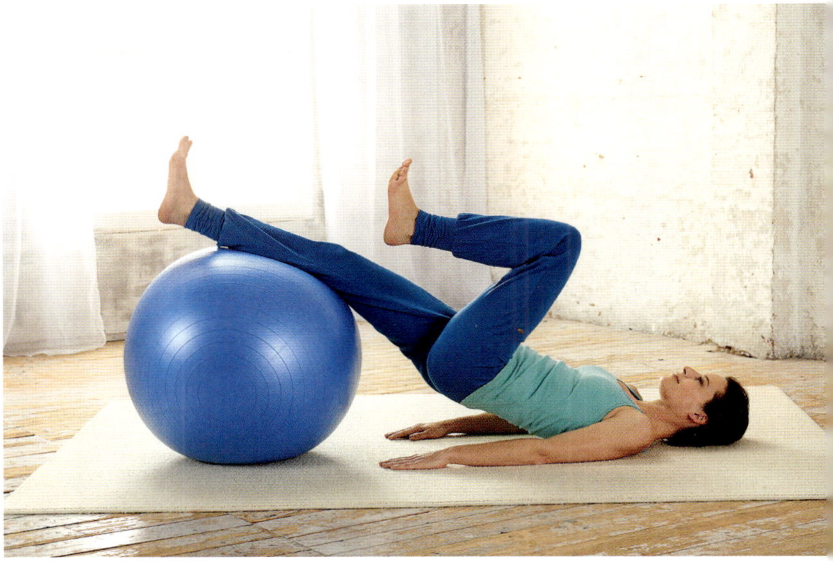

LENDENWIRBEL-RUNDUNG

Diese Übung trainiert die gesamte Bauchmuskulatur.
Zehn Wiederholungen sind eine Übungseinheit.

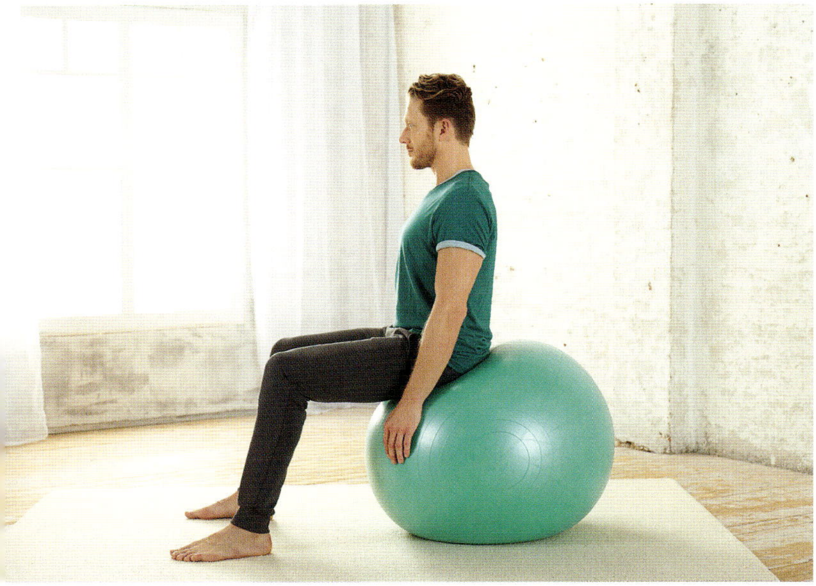

1. Setzen Sie sich auf den Pezziball. Strecken Sie den Rücken und denken Sie sich lang, so als wären Sie oben an einer unsichtbaren Schnur befestigt. Halten Sie die Arme parallel zum Rumpf und stellen Sie die Beine etwas weiter nach vorn, damit Sie die Balance halten können.

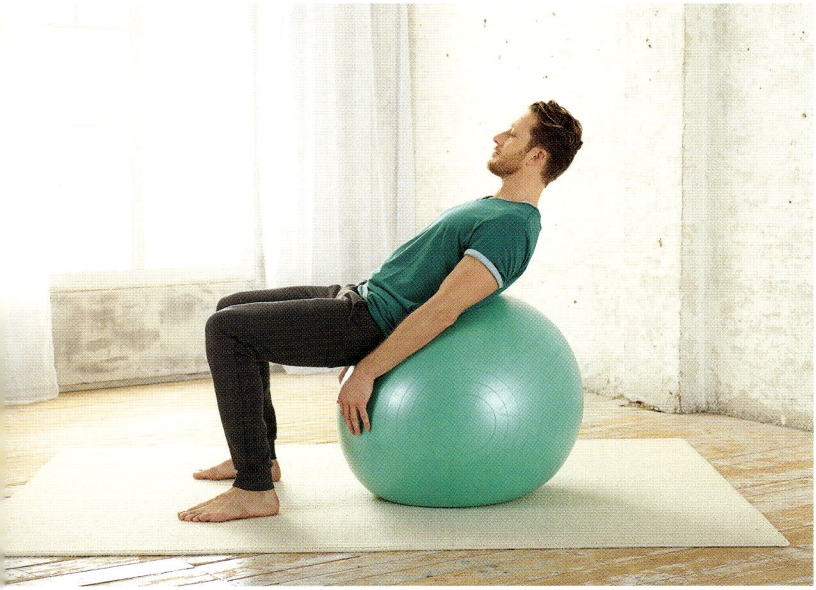

2. Nun schieben Sie das Becken nach vorn und drücken die gerundete Lendenwirbelsäule aktiv in den Ball. Die Schulterblätter ziehen nach unten, das Kinn geht ganz leicht in Richtung Brustkorb.

3. Wieder aufrichten und erneut zusammenrollen. Beim Aufrichten atmen Sie jeweils ein, beim Abrollen aus.

RUMPFSTABILISATOR IN RÜCKENLAGE

Die abschließende Übung trainiert die obere Beinmuskulatur, die Hüft-, Rücken und Bauchmuskulatur sowie den gesamten Schulterbereich. Hier üben Sie fünfmal zu jeder Seite.

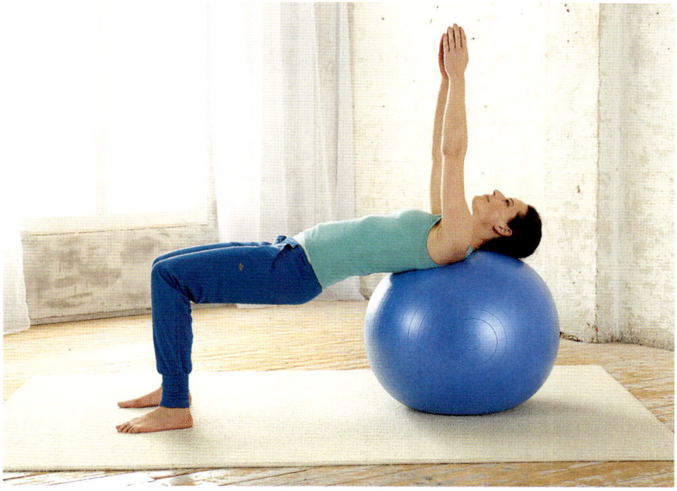

1. Setzen Sie sich auf den Pezziball und wandern Sie mit den Füßen nach vorn, bis Sie mit dem oberen Rücken und dem Kopf auf dem Ball aufliegen. Die Füße stehen schulterbreit. Knie, Hüfte und Schulter bilden eine Linie. Ziehen Sie den Bauchnabel leicht ein.

2. Bringen Sie die Arme nach oben, die Handflächen berühren sich wie beim Beten.

3. Von dieser Grundposition aus führen Sie abwechselnd mit dem Ausatmen die Arme so weit zur Seite, dass beide Schulterblätter immer noch den Ball berühren. Der Kopf geht ruhig mit der Bewegung mit.

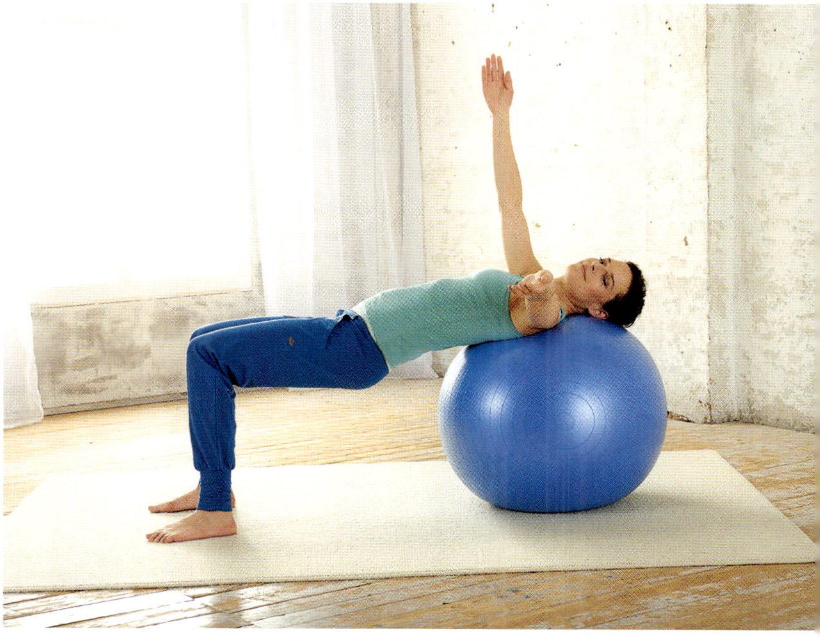

DIE TOP 7 DER MOTIVATIONSSTRATEGIEN

Bewegung ist zur Beseitigung Ihrer Schmerzen elementar. Viele Menschen erleben aber immer wieder Motivationseinbrüche, weil es zu Auseinandersetzungen mit dem inneren Schweinehund kommt. Die folgenden Strategien helfen Ihnen dabei, sich in solchen Momenten nicht entmutigen zu lassen, sondern aus der Bewegung einen Genuss zu machen und mit Freude und Beharrlichkeit bei der Sache zu bleiben.

1. NEHMEN SIE AN, WAS SIE NICHT ÄNDERN KÖNNEN!

Training ist ab jetzt ein wichtiger Bestandteil Ihres Lebens, denn Sie beheben damit Schwächen in der Muskulatur, beugen Fehlhaltungen vor und entwickeln eine bessere Körperwahrnehmung. Das sind doch drei gute »Beweg-dich-Gründe«, oder? Akzeptieren Sie, dass Ihr Rücken Ihre besondere Zuwendung braucht, auch wenn Sie längst schmerzfrei geworden sind. Sonst ist nach den Rückenschmerzen ganz schnell vor den Rückenschmerzen.

2. DENKEN SIE POSITIV!

Lang andauernde Rückenschmerzen lassen sich nicht von heute auf morgen beseitigen. Deshalb wird Ihnen Ihr Rücken mal mehr und mal weniger wehtun. Lassen Sie sich an den schlechten Tagen nicht durch negative Gedanken demotivieren und vom Training abhalten. Regelmäßigkeit und Kontinuität sind die zwei wesentlichen Erfolgsfaktoren: Ihre Beschwerden verringern sich von Trainingseinheit zu Trainingseinheit, auch wenn Sie das vielleicht nicht gleich unmittelbar nach dem Üben merken. Bleiben Sie zuversichtlich und vertrauen Sie auf die Selbstheilungskraft Ihres Rückens.

3. SETZEN SIE REALISTISCHE ZIELE!

Fragen Sie sich: Was ist mein Körper zum jetzigen Zeitpunkt in der Lage zu leisten? Wenn Sie unsicher sind, beginnen Sie zunächst mit einfachen Übungen. Das Training soll Ihnen guttun – und nicht in Stress ausarten. Ständige Überforderung führt zu einer negativen Verstärkung. Sie geben auf, weil Ihnen das Training keinen Spaß macht. Es ist frustrierend, sich 20 Liegestütze vorzunehmen, dann aber nur 15 hinzukriegen. So setzt sich im Kopf fest, dass Sie das nie schaffen werden. Fazit: »Dann kann ich es ja gleich lassen.«

Machen Sie es sich also leicht und folgen Sie Zielen, die Sie auch erreichen können. Sobald Sie die einfachen Übungen perfekt und mit Leichtigkeit ausführen, folgt der nächste Schritt: eine komplexere Übungsvariante oder auch mehr Wiederholungen.

4. MACHEN SIE ES SICH EINFACH!

Wenn Sie eine halbe Stunde Anfahrt zum Fitnessstudio haben oder als Morgenmuffel um 6 Uhr 30 ein Bewegungsprogramm absolvieren wollen, machen Sie sich das Leben unnötig schwer. Welcher Bewegungstyp sind Sie? Mögen Sie es lieber schnell und anstrengend oder eher ruhig und beschaulich? Trainieren Sie gern allein oder lieber in der Gruppe? Wann laufen Sie zur Höchstform auf und wie können Sie davon beim Training profitieren? Wie bleiben Sie am leichtesten am Ball? Sie vermeiden »Schmerz-Ehrenrunden«, indem Sie sich im Vorfeld damit auseinandersetzen, welche Trainingsformen und -rhythmen Ihrem Wesen entsprechen und welche eben nicht.

5. SUCHEN SIE SICH VERBÜNDETE!

Informieren Sie Ihre Familie und Ihre Freunde darüber, dass Sie ab jetzt ein gezieltes Rückentraining machen werden, und bitten Sie um Support. Die Unterstützung Ihres Umfelds gibt Ihnen in antriebsschwachen Momenten Rückenwind. Sie können sich auch einen Trainingspartner suchen, der wie Sie seine Rückenbeschwerden überwinden will. Zu zweit ist man doppelt motiviert und doppelt stark.

6. DOKUMENTIEREN SIE IHRE FORTSCHRITTE!

Halten Sie in Ihrem Rückentagebuch jede Ihrer Trainingseinheiten fest und schreiben Sie auf, welche Erfolge Sie Woche für Woche und Monat für Monat erzielen. Mit einer Übersicht wie auf Seite 154 können Sie aufzeichnen, wie oft und wie lange Sie trainieren, welche Erfahrungen Sie dabei machen, was Ihnen guttut und was nicht, wie sich Ihr Schmerzzustand verändert und wie sich Ihre körperliche und seelische Verfassung verbessern. Das schafft Klarheit und motiviert zusätzlich.

7. GENIESSEN SIE DIE SCHMERZFREIHEIT!

Sie arbeiten im Rahmen dieses Programms auf vielen Ebenen und mit einem großen Engagement daran, Ihre Rückenschmerzen loszuwerden. Nach einer Weile werden sich Veränderungen zum Positiven einstellen. Grund genug, um stolz auf sich zu sein. Treffen Sie sich regelmäßig mit Freunden und feiern Sie jeden Etappensieg. Machen Sie sich Ihre Erfolgserlebnisse deutlich, indem Sie alles, was Sie bezüglich Ihres Rückens motiviert und was Sie erreicht haben, schwarz auf weiß in Ihrem Rückentagebuch festhalten. Es kommen bestimmt auch mal Zeiten, in denen Sie demotiviert oder kraftlos sind, dann können Sie sich an Ihren eigenen Worten und Taten wieder aufrichten. Sie brauchen nur nachzulesen, was Sie schon erreicht haben.

Belohnung lohnt

Die Wissenschaft weiß: Neue Gewohnheiten lassen sich am besten etablieren, wenn es einen Anreiz für den Aufwand gibt. Haken Sie die tägliche Übungseinheit mit einem Stift ab und belohnen Sie sich mit etwas Schönem, sobald 20 Häkchen zusammengekommen sind: mit einem Besuch in der Wellnessoase, einer Rückenmassage, einem leckeren Smoothie aus dem schicken Saftladen. So verbinden Sie das Training mit einer Übungseinheit aus der Genusstherapie.

Ihr Rücken bevorzugt dynamisches Sitzen. Das bedeutet, sämtliche Sitzvarianten, die Ihr Stuhl zulässt, auszunutzen.

PAUSE VOM SITZEN

Fast die Hälfte der Arbeitnehmer verbringt den Arbeitstag sitzend, jeder Dritte sogar mehr als neun Stunden. Und in der Freizeit sitzen die meisten noch drei weitere Stunden, um sich zu erholen. Das sind die ernüchternden Fakten einer Umfrage des Meinungsforschungsinstituts Forsa im Auftrag der Techniker Krankenkasse. »Deutschland sitzt sich krank«, lautet das Fazit. Rückenschmerz ist zu einer Zivilisationskrankheit geworden, das Sitzen zu einem Problem. Denn in vergangenen Zeiten, so erzählt es die Geschichte des Stuhls, war Sitzen ein Statussymbol und nur Privilegierten vorbehalten. Natürlich saßen auch unsere Vorfahren, aber nicht so viel wie der moderne Mensch. Außerdem war ihr Lebensstil viel aktiver.

Langes Sitzen: Gift für den Rücken

Für Rückengeplagte ist Sitzen schlecht, weil sie dabei oft stundenlang angespannt in der gleichen Position verharren: aufrecht und steif, gekrümmt und verkrampft oder relaxt und lümmelnd. Diese Formen der einseitigen Belastung bewirken, dass die nicht beanspruchte Rückenmuskulatur verkümmert. Es ist also nicht das Sitzen an sich schädlich, sondern die Dauer und eine über Stunden einseitige Sitzposition. Sind Sie ein Schreibtischtäter? Dann setzen Sie sich öfter mal um. Am besten sitzen Sie in der Position, die Sie von allein als Nächstes einnehmen. Schaffen Sie Abwechslung für Ihren Rücken, indem Sie regelmäßig Ihr Gewicht verlagern und verschiedene Muskelgruppen belasten: Sitzen Sie eine Weile aufrecht, dann lümmeln Sie wieder ein bisschen. Lehnen Sie sich eine Zeit lang an oder machen Sie einen krummen Rücken. Setzen Sie sich mal auf die Stuhlkante, mal auf die ganze Sitzfläche.

Sorgen Sie für Bewegung

Mit einem kurzen Workout lockern Sie einen statischen Berufsalltag auf und halten Ihre Wirbelsäule aktiv. In den USA installieren viele Firmen Computerprogramme, die die Mitarbeiter regelmäßig daran erinnern, sich zu bewegen. Manche Experten empfehlen, alle 60 bis 90 Minuten aufzustehen, zu gehen oder sich zu dehnen. Wie oft Sie im Büro Übungen machen, ist aus meiner Sicht aber gar nicht der Punkt. Die Schlüssel zum Erfolg heißen auch hier Regelmäßigkeit und Kontinuität. Falls Ihr Beruf ein besonders hohes Maß an Konzentration verlangt, sodass Sie nur alle paar Stunden unterbrechen können, dann ist das eben so. Stehen Sie lieber ein- bis zweimal pro Arbeitstag auf und bewegen Sie sich gezielt und engagiert, als dass Sie sich mit einem schlechten Gewissen belasten, weil Sie es nicht öfter können. Wenn Sie alle 60 Minuten für etwas Bewegung hochspringen und dabei in Stress geraten, weil Sie Ihre Arbeit nicht mehr schaffen, ist das natürlich kontraproduktiv. Nur kein Druck! Denn der setzt eine Demotivationsschleife in Gang: Sie nehmen sich zu viel vor und sind frustriert, weil Sie Ihr Pensum nicht erfüllen – eine negative Verstärkung. Sie können sich aber positiv motivieren, indem Sie das tun, was Ihnen in Ihrem Alltag möglich ist, und sich an den (kleinen) Erfolgen freuen.

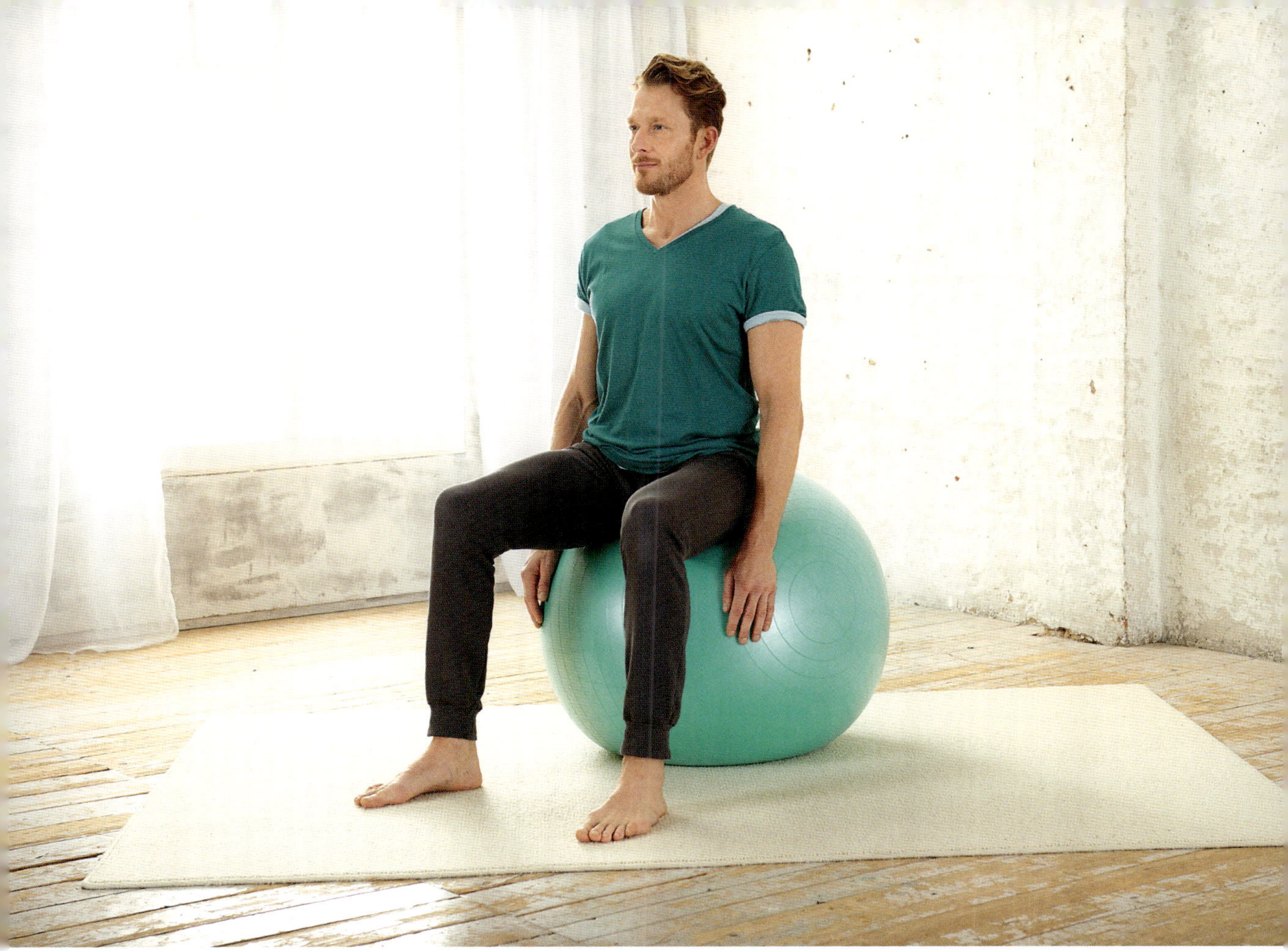

DIE POWER-SITZHALTUNG

Diese Haltung – hier auf einem Pezziball – ist die Grundposition des dynamischen Sitzens, aus der Sie unterschiedliche Sitzhaltungen einnehmen können und in die Sie immer wieder zurückkommen sollten. Sie hilft Ihnen, die Kraft aus der Körpermitte zu holen sowie aufrecht und aktiv zu bleiben. Überprüfen Sie diese Sitzhaltung einmal vor dem Spiegel und beobachten Sie, was mit Ihrem Rumpf passiert.

01 Setzen Sie sich auf einen Stuhl oder Pezziball. Denken Sie sich lang nach oben.

02 Schieben Sie die Schulterblätter nach hinten, damit sich der Brustkorb öffnet.

03 Ziehen Sie den Bauchnabel nach innen und spannen Sie den Beckenboden an. Sollten Sie sich unter Beckenboden nichts vorstellen können, gehen Sie folgendermaßen vor: Beim Sitzen können Sie Ihre Sitzbeinhöcker spüren. Versuchen Sie, diese ein bisschen nach innen zu rollen und zusammenzuschieben. Und schon haben Sie den Beckenboden angespannt.

04 Jetzt sind Sie in einer aufrechten Position und können Ihre Sitzhaltung aus der Körpermitte kontrollieren und unmittelbar beeinflussen.

Das Alltags-Workout

Alexander Scheurer hat vier Grundübungen für Sie zusammengestellt, die Sie ganz einfach zwischendurch machen können. Entscheidend ist, regelmäßig Abwechslung zu schaffen: aufstehen, ein paar Schritte gehen, die vier Übungen machen. Das lockert die Muskulatur für alles Weitere. Dieses Workout hier ist eine aktive Sitzpause, die gerade mal zwei Minuten dauert, aber einen sehr positiven Effekt auf Ihren Rücken hat: Sie geben jede Art von Schonhaltung aktiv auf, bewegungsarme Muskelgruppen werden wieder aktiv und zuvor verspannte Muskulatur wird weicher.

AUFRICHTEN

Wiederholen Sie diesen Bewegungsablauf langsam und entspannt fünf- bis zehnmal.

01 Setzen Sie sich nach vorn auf die Stuhlkante und richten Sie Ihre Wirbelsäule auf. Der Bauchnabel zieht leicht nach innen, sodass das Becken nach vorn geht.

02 Gehen Sie dann wieder in eine entspannte Sitzhaltung zurück.

03 Beim Aufrichten einatmen, beim Entspannen ausatmen.

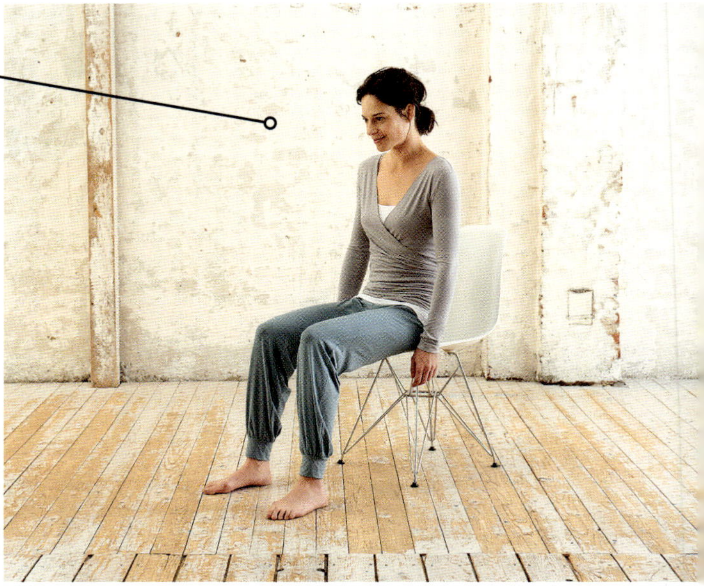

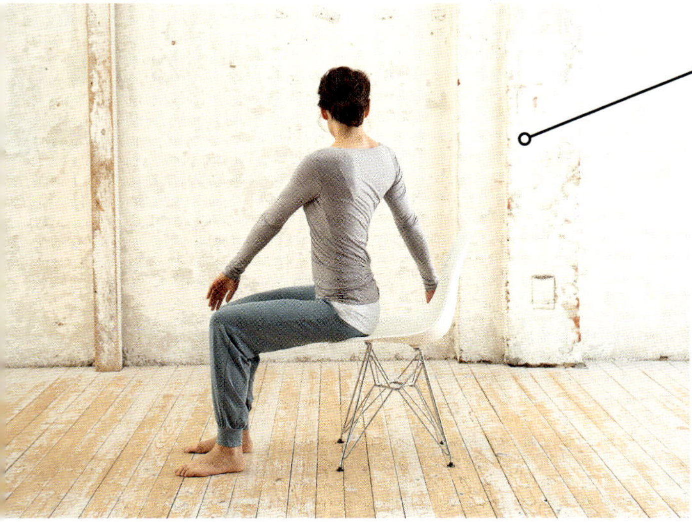

DREHEN

Diese Bewegung wiederholen Sie möglichst fünfmal zu jeder Seite.

01 Sie sitzen wieder aufrecht auf der Stuhlkante und drehen den Oberkörper langsam und so weit wie möglich abwechselnd nach links und nach rechts. Die Arme sind angewinkelt und werden ebenso wie der Kopf mitgeführt.

02 In der Mittelposition einatmen, beim Drehen ausatmen.

Lieber einmal am Tag aus ganzem Herzen üben als unregelmäßig und mit schlechtem Gewissen, weil es nicht öfter klappt.

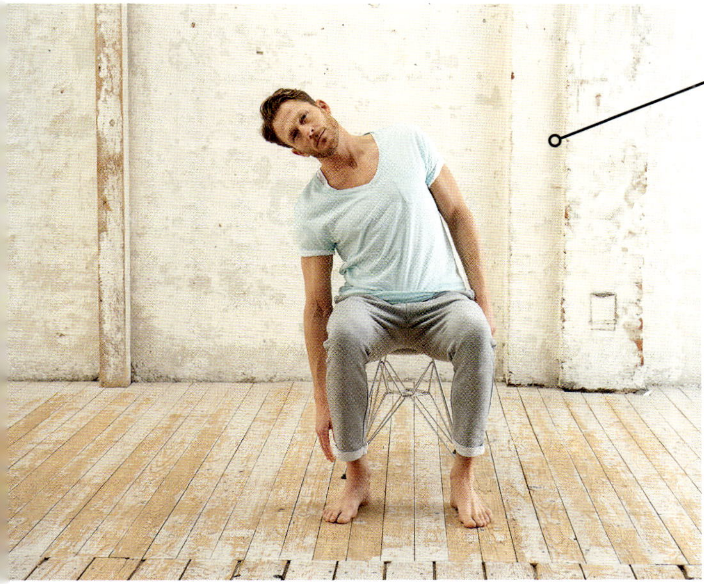

SEITLICH BEUGEN

Diese Bewegung wiederholen Sie am besten fünfmal zu jeder Seite.

01 Sie sitzen wieder aufrecht auf der Stuhlkante, die Arme hängen seitlich locker am Körper.

02 Beugen Sie sich nun so weit wie möglich erst zur einen und dann zur anderen Seite. Dabei zieht der Arm auf der jeweiligen Seite in Richtung Boden.

03 In der aufgerichteten Position einatmen, beim Beugen ausatmen.

SICH FALLEN LASSEN

Auch diese Bewegung wiederholen Sie am besten fünfmal.

01 Sie sitzen wieder aufrecht auf der Stuhlkante, die Beine sind mehr als schulterbreit auseinander. Die Hände hängen zwischen den Beinen.

02 Nun rollen Sie sich von oben nach unten ein und gehen mit dem Oberkörper ganz langsam nach unten. Danach rollen Sie sich langsam in die aufrechte Position zurück.

03 In der aufgerichteten Position und beim Aufrollen einatmen, beim Abrollen ausatmen.

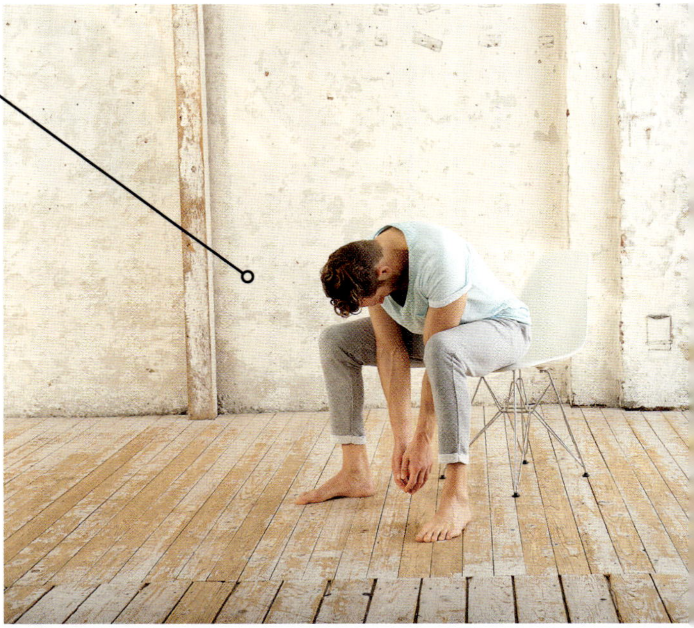

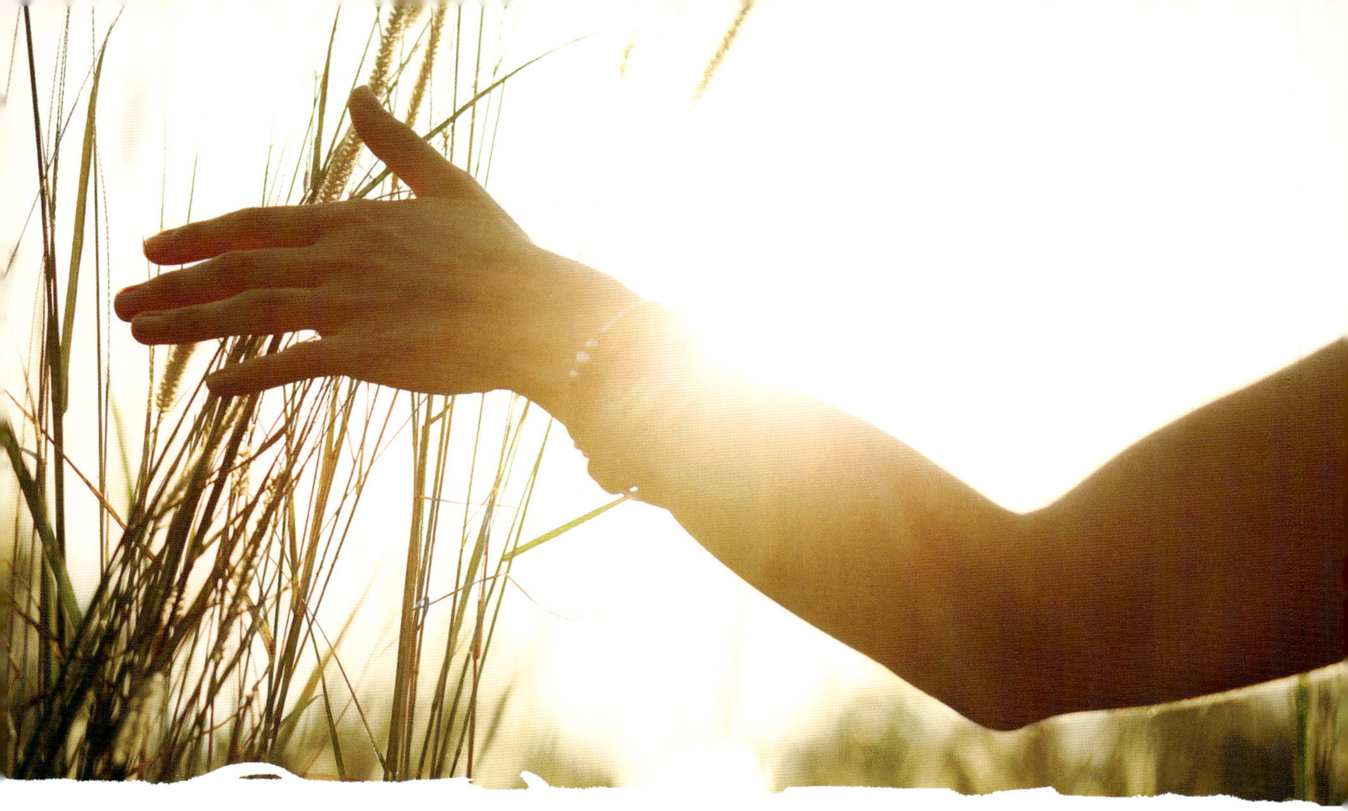

P

DEN SCHMERZURSACHEN AUF DEN ZAHN FÜHLEN

Fragen sind ein wichtiges Hilfsmittel bei der Schmerzbewältigung, da die intensive und tiefgehende Beschäftigung mit sich selbst für mehr Selbst-Fürsorge und Selbst-Bewusstsein sorgt.

In Schritt 2 hatten Sie bereits Rück(en)fragen für sich beantwortet, die Ihnen Aufschluss über mögliche Ursachen Ihrer Beschwerden geben konnten. Hier in Schritt 3 gehen wir noch etwas weiter. Kritisches Hinterfragen ist nämlich auch eine geeignete Methode zur Selbsterkenntnis. Und wer sich selbst gut kennt, kann umso besser für sein Wohlbefinden, seine Gesundheit und Leistungsfähigkeit sorgen.

Mit mehr Kenntnis über die hintergründigen Zusammenhänge zwischen Ihrer Denk- und Lebensweise und Ihrer Neigung zu Rückenbeschwerden sind Sie Ihrem Rücken nicht mehr hilflos ausgeliefert. Sie sind aktiv geworden, um die Wurzel der Schmerzen zu entdecken. Die Fragen, die Sie hier in diesem Kapitel finden, gehen deshalb noch etwas tiefer und legen damit umso mehr hilfreiche Erkenntnis frei.

DECKEN SIE UNGÜNSTIGES SCHMERZMANAGEMENT AUF

Seien Sie Ihr eigener Beobachter und schauen Sie ganz genau hin, auf das, was die hier im zweiten Set gestellten Fragen in Ihnen auslösen und ins Bewusstsein bringen. Auf diese Weise durchbrechen Sie den Schmerzkreislauf.
Während Sie Ihrem Rücken positives Interesse widmen, entwickeln Sie eine bessere Selbstwahrnehmung und spüren mögliche emotionale Komponenten Ihrer Schmerzen auf. Das ist ein wesentlicher Teil des Heilungsprozesses. Denn wie wir wissen, gibt es eine Wechselwirkung zwischen negativen, Stress auslösenden Verhaltensmustern und Schmerzen.
Chronische Rückenschmerzpatienten profitieren gleichermaßen von dieser Methode der Selbstbefragung wie Rückenkranke, die eine Chronifizierung vermeiden wollen. In beiden Fällen erfüllt der Schmerz nämlich eine Funktion: Er bringt zum Ausdruck, inwiefern Ihre Lebenssituation beziehungsweise Ihr Verhalten dazu beitragen konnten, Ihren Rücken zu überlasten – und zwar in körperlicher wie seelischer Hinsicht. Werden diese Belastungen entdeckt und aus dem Leben verbannt, kann der Körper aufatmen. Die Schmerzen haben ihre Schutzfunktion erfüllt.

Lassen Sie sich Zeit …

… um alle Fragen auf Seite 175 zu beantworten. Auf diese Weise folgt die Auswertung Ihrer Standpunkte und Handlungsweisen wie von allein. Nutzen Sie dazu wie bereits im Fragenset 1 von Seite 131 Ihr Rückentagebuch. Gehen Sie wie immer ohne Beurteilung oder negative Bewertung vor. Alles, was Sie tun müssen, ist, die Rück(en)fragen offen und aufrichtig zu beantworten. Bringen Sie sich mögliche Probleme ins Bewusstsein und nehmen Sie nach und nach die daraus resultierenden Veränderungen vor.

BIS AUF DEN GRUND

Scheuen Sie sich nicht davor, bis auf den Grund zu tauchen, um offene Lebensthemen zu bearbeiten. Das lohnt sich, wie die russische Psychologin Bluma Zeigarnik bereits 1927 herausfand. Der Wissenschaftlerin kam die Idee zu einem Experiment, als sie in einem Kaffeehaus die Kellner beobachtete, die die Bestellungen der Gäste nur so lange im Kopf behielten, bis sie ausgeführt waren. Danach verschwand die Order aus ihrem Gedächtnis.
In einem Experiment gab Bluma Zeigarnik einer Reihe von Versuchspersonen dann unterschiedliche Aufgaben und unterbrach sie nach einer Weile, sodass nicht alles erledigt werden konnte. Die nicht abgeschlossenen Aufgaben wurden viel besser und detaillierter in Erinnerung gehalten als Arbeiten, die zu Ende geführt werden konnten. Zeigarniks Fazit: Unerledigte Themen bleiben ebenso wie ungelöste Proble-

Was Sie innerlich abgearbeitet haben, können Sie loslassen und vergessen. Es belastet Sie nicht mehr.

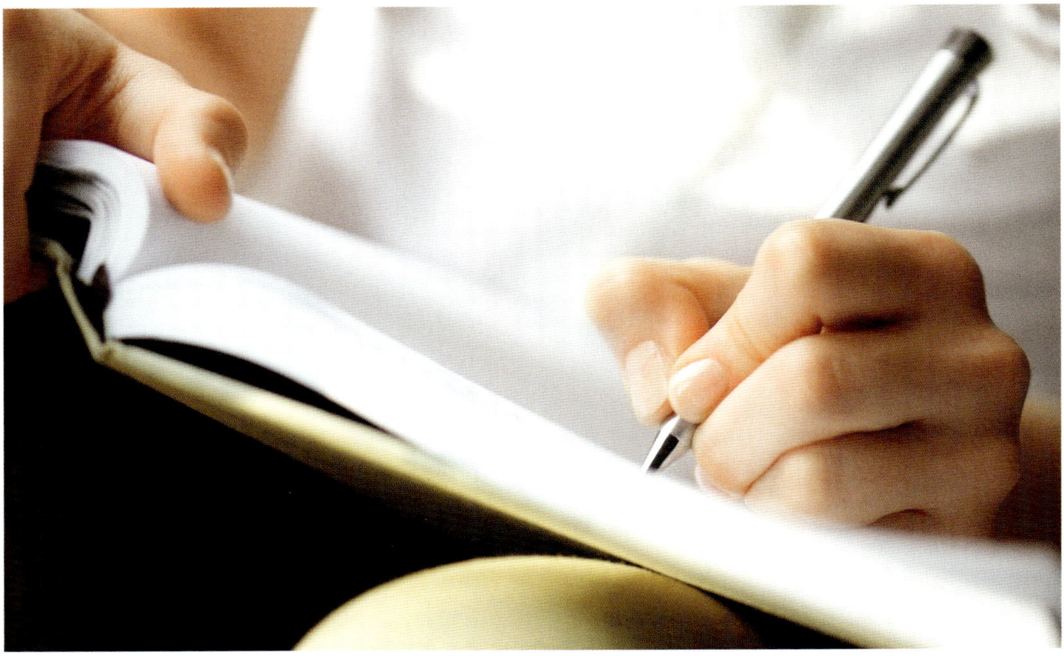

me viel besser im Gedächtnis haften. Denn sie erzeugen eine Art »Restspannung«, die länger bestehen bleibt. Dieses Ergebnis ging als Zeigarnik-Effekt in die Forschung ein.

Cliffhanger

Die Macher von Seifenopern bezeichnen dieses Phänomen als Cliffhanger: der offene Handlungsausgang am Ende einer Episode. Diese Unterbrechung erzeugt Spannung und bleibt dem Zuschauer im Gedächtnis. Er will wissen, wie es weitergeht, und schaltet daher auch das nächste Mal ein. Das Bild des »Klippenhängers« bringt sehr gut die negative Seite dieses Effekts zum Ausdruck: Wenn wir ungelöste Themen aus der Vergangenheit so lange im Kopf behalten, bis sie abgeschlossen sind, ist das ungefähr so, als würden wir an einer Klippe über einem Abgrund hängen. Das Unerledigte schwebt in unserem Kopf herum und belastet Körper und Seele. Nehmen wir uns der Themen an, schließen wir sie bewusst ab und befreien uns von einer Last, die uns sonst erdrücken könnte. Mit anderen Worten gesagt: Wer die Ursachen seiner Rückenprobleme nicht »erledigt« beziehungsweise bearbeitet, wird sie nicht los.

!

Unerledigtes aufarbeiten

Gibt es unerledigte Themen in Ihrer Vergangenheit? Dann ist es jetzt Zeit für eine erneute Spurensuche. Beantworten Sie dazu die nachfolgenden Fragen in Ihrem Rückentagebuch. So können Sie Ballast abwerfen, Ihre Entwicklungsschritte verfolgen und sich über Ihre Erfolge freuen. Wie immer beim multimodalen Rückenprogramm gilt: Genießen Sie die Reise zu sich selbst!

RÜCK(EN)FRAGEN TEIL 2

Diese Fragen können Ihnen helfen, Ihre Rückenbeschwerden noch tiefer zu durchschauen und die Ursachen zu erkennen. Ziehen Sie sich am besten für ein paar ungestörte Momente zurück, um sie auf sich wirken zu lassen und Antworten zu finden.

- Wenn Sie die Wahl hätten, sich einen Schmerz auszusuchen: Welche Körperregion sollte davon betroffen sein?
- Was meinen Sie, warum es überhaupt Rückenschmerzen gibt?
- Was könnte Ihren Rücken belasten?
- Was hilft Ihnen, Ihre Rückenschmerzen zu ertragen?
- Welche Themen schweben unerledigt in Ihrem Kopf herum und bedrücken Sie?
- Welche Menschen tragen dazu bei, dass Ihre Schmerzen weniger werden?
- Welche Menschen bewirken, dass das Gegenteil der Fall ist, also dass es Ihnen schlechter geht?
- Warum, glauben Sie, sind ausgerechnet Ihre Rückenschmerzen mit der Zeit chronisch geworden?
- Wie war Ihr Leben, als Sie noch keine Rückenschmerzen hatten? Was war damals anders? Konnten Sie etwas tun, worauf Sie nun verzichten? Oder müssen Sie jetzt etwas tun, was es damals nicht gab?
- Wie stellen Sie sich einen schmerzfreien Tag vor? Wie wäre der?
- Wovon müsste es in Ihrem Leben mehr geben, damit es Ihnen besser geht?
- Und wovon sollte es weniger geben, damit Sie keine Rückenschmerzen haben?
- Was hilft Ihnen nicht, um Ihre Rückenschmerzen zu beseitigen?
- Was gefällt Ihnen an Ihrem Rücken?
- Wie nimmt Ihr Lebenspartner Ihren Rücken wahr?
- Gibt es jemanden, vor dem Sie Ihre Rückenschmerzen gern verheimlichen möchten?
- Was würden Sie gern von einem Schmerztherapeuten gefragt werden?
- Worüber würden Sie lieber nicht mit diesem Therapeuten sprechen wollen?
- Was könnte in Ihrem Leben schlimmer werden, wenn Sie keine Rückenschmerzen hätten?
- Inwiefern beeinträchtigen die Rückenschmerzen Ihr Liebesleben?
- Welche Gefühle drücken sich in Ihrem Rückenschmerz aus?
- Was, denken Sie, müssten Sie tun, damit die Schmerzen alsbald verschwinden?
- Was könnte Sie so sehr bedrücken, dass Sie Schmerzen bekommen?
- Worüber würden Sie jetzt am liebsten weinen?
- Wovor bewahren oder schützen Sie Ihre Rückenschmerzen?
- Was sind Sie bereit zu tun, damit Ihre Rückenschmerzen dauerhaft verschwinden?

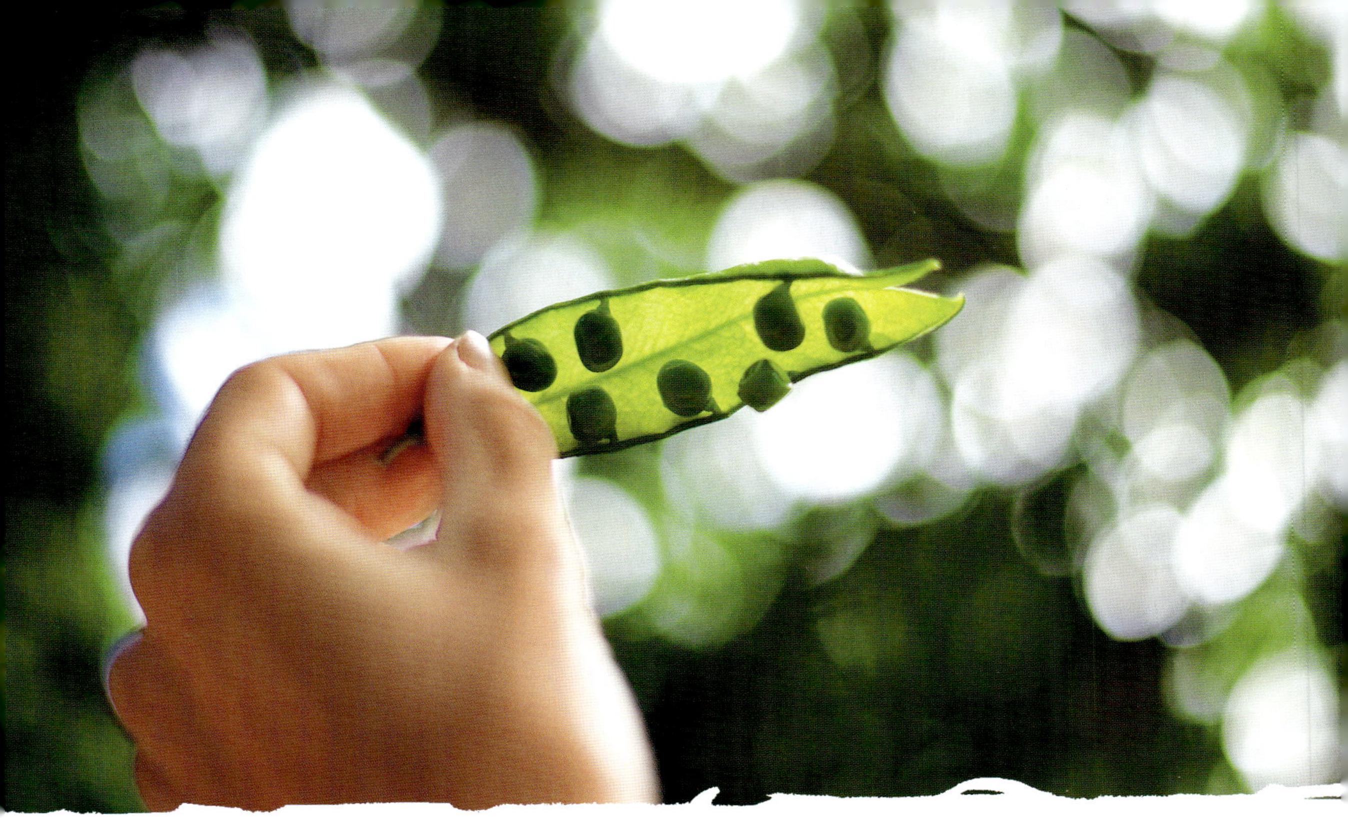

P

DEN RÜCKEN NÄHREN

Neben der Bewegung und einer bewussten und entspannten Lebensführung ist eine ausgewogene, maßvolle und regelmäßige Ernährung ein weiteres Standbein eines rückengesunden Alltags.

Zum einen können Sie mit der gezielten Aufnahme von Vitalstoffen positiv auf Ihren Organismus und insbesondere die Stabilität Ihrer Knochen einwirken. Zum anderen verhindert der Verzicht auf ungesunde Nahrungsmittel, dass Sie Ihre Knochenstruktur schädigen.

Viele Menschen haben verlernt, regelmäßig und bewusst zu essen. Ein Brötchen im Stehen, mehrere Tassen Kaffee am Tag, mittags ein Nusshörnchen am Schreibtisch oder eine Currywurst am Imbissstand, am nachmittäglichen Tiefpunkt im Büro eine Flasche Cola, um einen Energiekick zu bekommen, und abends dann schließlich Tortellini mit Sahnesauce in der Pizzeria um die Ecke …

Wer Rückenprobleme hat, sollte auch seine Ernährungsgewohnheiten hinterfragen. Wie essen Sie? Regelmäßig, mal viel, mal wenig oder auch mal gar nichts? Essen Sie im Stehen oder am Tisch sitzend? Konzentrieren Sie sich aufs Essen oder tun Sie etwas nebenher? Nehmen Sie sich ausreichend Zeit für die Mahlzeit oder schlingen Sie jeden Bissen hinunter, um schnellstens weiterarbeiten zu können? All das ist interessant und aufschlussreich für Ihre Rückengesundheit. Betrachten wir zunächst einmal das, was Sie essen.

VORSICHT KNOCHENKILLER!

Die meisten frischen Lebensmittel tun unseren Knochen gut. Doch leider nehmen wir bei schlechten Ernährungsgewohnheiten mit dem Essen auch Substanzen auf, die dem Körper Nährstoffe entziehen und dem Knochenaufbau entgegenwirken.

Oxalsäure • bindet das für den Knochenaufbau wichtige Kalzium. Das für den Körper wertlose Oxal verbindet sich mit dem Kalzium und beides wird über den Harn ausgeschieden. Nehmen Sie kein zusätzliches Kalzium auf, speist sich das Oxal aus dem Kalzium in den Knochen. Oxalhaltige Lebensmittel sind: Rhabarber, Sauerampfer, Rote Beete, Spinat, Bambussprossen, Mangold, Süßwaren und Kakaoprodukte wie Schokolade. Sie müssen nicht ganz darauf verzichten, denn diese Nahrungsmittel liefern auch wertvolle Inhaltsstoffe. Genießen Sie sie allerdings in Maßen.

Phosphat • hemmt die Kalziumaufnahme aus dem Darm. Deshalb sollten Sie phosphatreiche Nahrungsmittel wie Fertiggerichte, Schmelzkäse, Wurstwaren oder Coca-Cola (enthält etwa 140 Milligramm Phosphat pro Liter!) vermeiden. Eine Studie der Harvard Medical School ergab einen Zusammenhang zwischen Colakonsum und einem erhöhtem Knochenbruchrisiko bei Teenagern. Mädchen, die Cola oder andere phosphathaltige Limonaden tranken, hatten eine fünfmal höhere Frakturrate als solche, die diese Getränke mieden.

Koffein • beeinflusst den Knochenstoffwechsel und den Aufbau von Knochenzellen negativ. Wer zu viel Kaffee konsumiert, mehr als drei bis vier Tassen am Tag, läuft Gefahr, an Knochendichte zu verlieren.

Salz • tut Ihren Knochen ebenfalls nicht gut. Wenn Sie zu viel davon verzehren, versucht der Körper, den Überschuss über den Urin auszuscheiden. Leider tun sich Salz und Kalzium bei diesem Prozess zusammen, sodass es gleichzeitig zu einer erhöhten Kalziumausscheidung über den Urin kommt. Gerade Fertigprodukte und Konserven sind versteckte Salzlieferanten und begünstigen die Knochenbrüchigkeit.

Alkohol • bremst die Osteoklasten, die Zellen, die für die Knochenbildung zuständig sind. Er stört damit das Gleichgewicht zwischen dem Aufbau neuer und dem Abbau alter Knochensubstanz. Die Folge: Die Knochen werden mit der Zeit brüchig und verheilen weniger schnell. Ein Glas Rotwein ab und zu ist natürlich nicht weiter tragisch. Wer jedoch regelmäßig und zu viel trinkt, schädigt auf Dauer sein Knochengerüst.

Essen Sie oft frisch gekochte Speisen genussvoll in Gemeinschaft oder eher irgendwas zur reinen Sättigung für sich allein?

DIE TOP 10 DER VITALSTOFFE FÜR DEN RÜCKEN

Mit einer Ernährung, die reich an besonderen Vitaminen, Mineralien und Spurenelementen ist, beeinflussen Sie Ihre Knochen und Ihren gesamten Bewegungsapparat positiv.

1. KALZIUM

Kalzium liefert einen wesentlichen Beitrag zur Struktur und Stabilität der Knochen. Da deren Abbau etwa ab dem 35. Lebensjahr beginnt, ist es wichtig, vor allem in jungen Jahren viel Kalzium einzulagern. Schwangere, Frauen in der Stillzeit oder in den Wechseljahren haben zudem einen erhöhten Bedarf. Ein Mangel kann zu einer Übererregbarkeit der Nerven und Muskeln führen.
Vorkommen: Hartkäse wie Emmentaler, Tilsiter, Parmesan oder Appenzeller, Milch, Joghurt, Quark, Hülsenfrüchte, Sojabohnen, Schalentiere, Nüsse, Brokkoli, Grünkohl, Kresse, bestimmte Mineralwässer.
Tagesbedarf: etwa 1,2 g.

2. LYCOPIN

Lycopin, ein sekundärer Pflanzenstoff, der für die rote Färbung der Hagebutte und der Tomate verantwortlich ist, zählt zu den Antioxidantien. Er ist ein Radikalfänger, der den Müll in unseren Zellen beseitigen kann, Knochenabbauprozessen vorbeugt und bei Gelenkserkrankungen wie Rheuma hilft.
Vorkommen: Tomaten (frisch, als Suppe, Soße oder Saft), Hagebutten, Wassermelonen, pinke Grapefruits, Guaven.
Tagesbedarf: etwa 7 bis 8 mg.

3. MAGNESIUM

Magnesium ist wichtig für viele Stoffwechselprozesse, für die Knochendichte sowie die Heilung von Knorpeln. Außerdem entkrampft es verspannte Muskeln.
Vorkommen: Nüsse, Weizenkleie, Vollkornprodukte, Mangold, Feldsalat, Schnittlauch, Petersilie, Hülsenfrüchte, Haferflocken, Sonnenblumenkerne, Bananen, bestimme Mineralwässer.
Tagesbedarf: etwa 350 mg.

4. SELEN

Dieses Spurenelement ist ein wichtiger Baustein bei der Aktivierung des Schilddrüsenhormons. Selen schützt vor zellschädigenden freien Radikalen und rheumatischen Erkrankungen. Außerdem trägt es zur Entgiftung des Körpers bei. Ein Mangel kann zu Störungen der Muskelfunktion und zu entzündlichen Gelenksbeschwerden führen.
Vorkommen: Linsen, Seefisch, Austern, Algen, Fleisch, Innereien, Hülsenfrüchte, Spargel, Vollkornprodukte.
Tagesbedarf: 0,03 bis 0,07 mg.

5. VITAMIN B

Alle B-Vitamine haben spezifische Aufgaben und unterstützen sich gegenseitig in der Wirkung. Für den Rücken sind vor allem relevant: B5 und B12. Einen Mangel an B5 bemerken Sie daran, dass Sie an Krämpfen oder Taubheitsgefühlen in Armen und Beinen leiden, oder weil Ihre Gelenke steif sind oder wehtun. B12 wird auch für den Knochenbau benötigt, für den genug davon

in den knochenbildenden Zellen eingelagert sein muss. Sonst erhöht sich das Risiko für Knochenschwund. Außerdem kann B12 die Nervenfunktion in den Muskeln positiv beeinflussen. Ein Mangel führt dazu, dass Reize nicht weitergeleitet werden.
Vorkommen: Butter, Milch, Leber, Niere, Vollkornprodukte, Nüsse, Hefe.
Tagesbedarf: etwa 6 µg.
Vorkommen: Milch, Eier, Hülsenfrüchte, Leber, Fisch, Meeresfrüchte, Spirulina-Algen.
Tagesbedarf: etwa 1 µg.

6. VITAMIN C

Vitamin C (Ascorbinsäure) ist an zahlreichen Stoffwechselvorgängen im Körper beteiligt. Es steigert die Kalziumaufnahme aus dem Darm und schützt nicht nur unser Immunsystem, sondern stimuliert auch die knochenaufbauenden Zellen und beugt Gelenkverschleiß vor. Zusammen mit Vitamin E ist es dafür verantwortlich, Eiweiß im Knochen- und Knorpelgewebe aufzubauen.
Vorkommen: Zitrusfrüchte, Acerolakirschen, Äpfel, Schwarze Johannisbeeren, Hagebutten, Paprika, Sanddorn, Papaya, Hagebutten, Mangos, Honigmelonen, Kiwis, Stachel- und Erdbeeren, Brokkoli, Grün-, Blumen- und Weißkohl, Kohlrabi, Mangold, Kartoffeln, Erbsen, Spargel.
Tagesbedarf: etwa 60 mg.

7. VITAMIN D

Das »Sonnenvitamin« stärkt die Knochen und verhindert Gelenkverschleiß. Es fördert die Aufnahme von Kalzium und dessen Einbau in die Knochen und wird beispielsweise auch als therapeutische Maßnahme bei Osteoporose oder Rachitis verabreicht. Am einfachsten nehmen Sie Vitamin D auf, wenn Sie untertags einen Spaziergang machen. 20 Minuten reichen dafür bereits aus. Denn das UV-Licht hilft dem Körper, das Vitamin unter der Haut zu bilden.
Vorkommen in der Nahrung: Lachs, Heringe, Sardinen, Makrelen, Räucheraal, Lebertran, Kalbfleisch, Avocados.
Tagesbedarf: etwa 5 µg.

8. VITAMIN E

Ein fettlösliches Vitamin, das freie Radikale und körpereigene Enzyme bekämpft, die einen Abbau von Knochengewebe bewirken. Es beugt Gelenkentzündungen vor.
Vorkommen: Tomaten, Geflügel, Pflanzenöle wie Olivenöl, Leinöl oder Sonnenblumenöl, Geflügel, Krabben, Avocados, Nüsse, Wirsing, Grünkohl, Heidelbeeren, Schwarze Johannesbeeren, Spargel, Vollkornprodukte.
Tagesbedarf: zwischen 11 und 15 mg.

9. VITAMIN K

Ein fettlösliches Vitamin, das wichtig für den Knochenstoffwechsel ist, die Knochen festigt und Knochenbrüche heilen hilft.
Vorkommen: Grünkohl, grüne Blattgemüse, Kichererbsen, Hähnchen, Traubenkernöl, Soja, Brokkoli, Rosenkohl, Schnittlauch.
Tagesbedarf: zwischen 65 und 80 µg.

10. ZINK

Zink unterstützt die Neubildung von Zellen, schützt sie vor Zerstörung durch freie Radikale und sorgt für Knochendichte. Es fördert zudem das Immunsystem, etwa wenn Sie eine Entzündung im Körper haben.
Vorkommen: Hartkäse, Nüsse, Haferflocken, Linsen, Pilze, Geflügel, rotes Fleisch, Sonnenblumenkerne, Meeresfrüchte, Weizenkeime, Kürbiskerne, Mais, Grüner Tee.
Tagesbedarf: etwa 12 bis 15 mg.

THOMAS JÄGER

Ernährungsberater und Ayurveda-Therapeut
in der Klinik am Jägerwinkel
in Bad Wiessee

WARUM MUSS DER RÜCKEN GUT GENÄHRT WERDEN?

In der Hektik des Alltags vergessen wir oft, dass gesundes Essen der Treibstoff unseres Körpers ist. Wir kaufen hochwertiges Motoröl fürs Auto, aber kippen qualitativ minderwertiges Öl auf den Salat ... Viele Menschen nehmen sich nur wenig Zeit fürs Essen, ihre Ernährungsbilanz sieht in etwa so aus: Zucker, Weißmehlprodukte, Fertiggerichte, schlechte Fette – das aber sind alles nur tote Kalorien, die den Organismus belasten und schädigen. Daran hat auch der Rücken schwer zu tragen.

FAST FOOD RAUBT IHNEN AM ENDE ZEIT

In der täglichen Praxis im Umgang mit Rückenpatienten höre ich immer wieder, dass die Betroffenen nicht bewusst und achtsam essen, weil ihnen der Job oder das Leben zu viel abverlangt. Sie wissen, dass sie einen ungesunden Lebensstil führen, sehen aber keine Möglichkeit, etwas daran zu ändern. Dabei ist die Behandlung von Rückenschmerzen, noch dazu, wenn sie chronisch geworden sind, wesentlich zeitraubender als ein gesunder Lebensstil.

Im Gespräch zeigt sich oft, dass das Problem bereits bei der Vorbereitung des Essens beginnt. Wer sich rückengesund ernähren will, muss ein Stück weit planen, einkaufen und zubereiten. Das ist der Unterschied zwischen gesundem Essen und Fast Food.

Wollen Sie Ihrem Rücken etwas Gutes tun, sollten Sie etwas Zeit in die Vor- und Zubereitung Ihrer Nahrung investieren. Warum ist das so wichtig? Weil Sie gesund essen und zugleich entschleunigen. Damit sind wir beim Thema Achtsamkeit – gerade in stressigen Zeiten wichtig.

Wenn Sie langsam essen, sind Sie im Moment der Nahrungsaufnahme ganz bei sich und darauf konzentriert, sich etwas Gutes zu tun. So können Sie alle guten Vorsätze im Hinblick auf einen achtsamen und genussvollen Lebensstil praktizieren. Sie lernen, das Essen wieder wertzuschätzen, und merken, was Ihnen guttut und was nicht, was Sie stärkt und was Sie schwächt. Wer irgendetwas nebenbei und unachtsam hinunterschlingt, ist ganz weit von sich und seinen Bedürfnissen entfernt. Er sitzt zwar am Tisch, ist aber mit seinen Gedanken ganz woanders.

ACHTSAMKEIT – AUCH BEIM ESSEN

Ich gebe unseren Rückenpatienten gern den folgenden Leitsatz mit auf den Weg: »Durch Achtsamkeit öffne ich mich der Energie des Augenblicks.« Sagen Sie diesen Satz jeden Tag ein paar Mal langsam und bewusst, zum Beispiel vor dem Essen. Sie werden die positive Kraft spüren, die in diesen Worten steckt. Da macht sich doch sofort eine entspannende Wirkung breit, oder? Genießen Sie ab jetzt Ihr Essen, statt es einfach nur zu verdrücken!

SORGEN SIE GUT FÜR IHRE KNOCHEN?

Tragen Sie in der folgenden Übersicht zu den jeweiligen Zeiten ein,
was Sie wann und in welcher Menge essen.
Mit Kopien dieser Liste können Sie Ihr Essverhalten in den nächsten Wochen protokollieren und rückenfeindliche Gewohnheiten, die sich in Ihren Alltag eingeschlichen haben, identifizieren.

6 Uhr	
7 Uhr	
8 Uhr	
9 Uhr	
10 Uhr	
11 Uhr	
12 Uhr	
13 Uhr	
14 Uhr	
15 Uhr	
16 Uhr	
17 Uhr	
18 Uhr	
19 Uhr	
20 Uhr	
21 Uhr	
22 Uhr	
23 Uhr	
24 Uhr	

KOCHEN SIE FÜR IHRE KNOCHEN!

Liebe geht nicht nur durch den Magen, sondern auch durch den Rücken. Die beste Liebeserklärung, die Sie ihm machen können, ist, für seine Gesundheit zu kochen. Das geht mit etwas Planung auch im Arbeitsalltag: Bereiten Sie bereits morgens das Mittagessen und die Zwischenmahlzeit fürs Büro vor, sodass sie dort wenn nötig nur noch erwärmt werden müssen.
Kochen Sie abends mit der Familie und haben Sie immer ein paar gesunde Snacks zur Hand, damit Sie bei einer Hungerattacke zum Richtigen greifen. Ernährungsberater Thomas Jäger hat für Sie zur Inspiration Ideen für den Speiseplan vorbereitet:

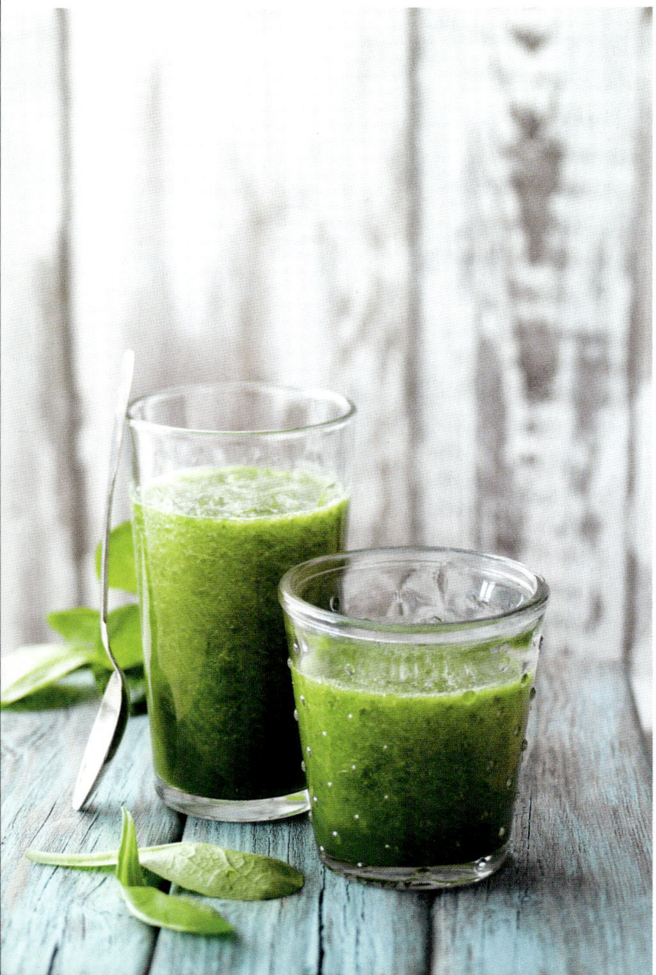

Frühstück

- Vollkornbrot mit Frisch- oder Hüttenkäse und Tomate, Gurke und Kresse
- Getreidemüsli mit frischen Früchten, Joghurt und Mandelmilch
- Haferflocken und Weizenkeime mit frischem Obst
- Warmer Reisbrei mit Mandelmilch, Zimt und Ingwer

Zwischenmahlzeit

- Frischer Obst- oder Gemüsesmoothie
- Bananenquark mit Sanddorn
- Frisches Obst
- Eine Handvoll Nüsse oder Studentenfutter
- Milchshake mit Beeren
- Naturjoghurt
- Buttermilch

Mittagessen

- Bunter Blattsalat mit Ziegenkäse oder Putenbruststreifen
- Gemüselasagne
- Gemüse- oder Spinatquiche mit Salat
- Asiatisches Pfannengemüse mit Sojasprossen und Vollkornreis
- Rucolasalat mit Frischkäse und Walnussdressing

Abendessen

- Gebratenes Hühnchen mit buntem Salat oder Gemüse
- Mozzarella mit Tomate, nach Wunsch dazu ein Stück Vollkornbrot
- Räucherforelle oder Lachs mit Salat und einem Stück Vollkornbrot
- Kräuter-Frischkäse-Creme auf einem Vollkorn-Sesambrötchen
- Käseomelette mit frischer Gartenkresse

Lassen Sie Ihren Rücken nicht verdursten

Wasser ist die Basis für eine gute Versorgung Ihres Körpers und auch der Knochen. Schmerzen können also auch ein Signal für einen Flüssigkeitsmangel in bestimmten Bereichen des Rückens sein. Die Knochensubstanz mag Ihnen hart und fest erscheinen, sie besteht aber zu etwa 25 Prozent aus Flüssigkeit. Um eine ausreichende Versorgung zu gewährleisten, sollten Sie zweieinhalb bis drei Liter am Tag zu sich nehmen. Wenn Sie schweißtreibenden Sport machen, auch mehr.

Vier gute Gründe, warum eine ausreichende Wasserzufuhr wichtig ist:

- Elementare Nährstoffe werden in die Wirbelsäule und die Knochenzellen transportiert. Trinken Sie zu wenig, versorgt der Körper zuerst die lebenswichtigen Organe und dann erst Ihre Knochen und Knorpel.
- Wasser führt der Wirbelsäule Nährstoffe zu und hält die Bandscheiben prall. Sie puffern die einzelnen Wirbel ab und werden von innen her gepolstert. Flüssigkeit wirkt hier wie ein natürlicher Stoßdämpfer. Dadurch ist Ihr Rücken vor Belastungen geschützt.
- Auch das Stützgewebe der Knorpel und Knochen in den Gelenken braucht Flüssigkeit, damit sie bei allen Bewegungen reibungsfrei aneinander vorbeigleiten können.
- Der Körper entschlackt und scheidet bei ausreichend Wasservorrat Abbaustoffe leichter aus. Das beugt einer Übersäuerung vor, die die Gelenke schädigen kann.

ENTLASTEN SIE SICH VON ZU VIELEN KILOS

Entscheidend ist nicht nur, was Sie essen, sondern auch, wie viel Sie täglich zu sich nehmen. Die überflüssigen Pfunde oder Kilos belasten Wirbelsäule, Bandscheiben und Gelenke auf Dauer, sodass es zu Verspannungen kommen kann. Wer zu viel Gewicht auf die Waage bringt, bewegt sich weniger und neigt eher zu einer schlechten Haltung. Ein dicker Bauch zieht die Wirbelsäule im Lendenbereich stark nach vorn. Das kann zu Haltungsschäden oder einem Beckenschiefstand führen.

!

Das richtige Wasser

Achten Sie beim Einkauf auf Wasser mit hohem Kalzium- und Magnesiumgehalt und verzichten Sie auf Sprudel. Die darin enthaltene Kohlensäure bewirkt eine Übersäuerung des Körpers, die zum Abbau von Knochensubstanz führt, weil Kalzium entzogen wird.

»Die paar Kilos machen doch nichts!«

Das merkt Ihr innerer Schweinehund an? Er irrt sich. Mit jedem Kilo nimmt das Risiko für ein Rückenleiden zu, wie eine Studie der Universität Hongkong belegt. An 2559 Studienteilnehmern, deren Durchschnittsalter bei 42 Jahren lag, führte ein Forschungsteam verschiedene Untersuchungen durch und fertigte MRT-Bilder an. 73 Prozent der Probanden wiesen eine Degeneration an den Bandscheiben auf. Je älter die Teilnehmer waren, desto häufiger zeigte sich eine Degeneration, was sich mit den natürlichen Abnutzungserscheinungen leicht erklären lässt. Das Interessante an dieser Studie aber ist, dass die Wissenschaftler auch den Einfluss des Body-Mass-Index auf die Bandscheibendegeneration analysierten. Dabei kamen sie zu dem Ergebnis, wie Forschungsleiter Dr. Dino Samartzis erklärt, »dass ein hoher BMI mit einer ausgeprägten Bandscheibendegeneration einhergeht«. Stark Übergewichtige litten doppelt so oft unter Bandscheibenproblemen wie Normalgewichtige. Die Degeneration war zudem gravierender als bei den normalgewichtigen Teilnehmern.

Auch hier gilt: Dranbleiben

Nach Angaben der Weltgesundheitsorganisation (WHO) beläuft sich die Zahl der übergewichtigen Menschen über 20 Jahren weltweit auf etwa 1,5 Milliarden. In Deutschland haben mehr als die Hälfte der Erwachsenen einen BMI von über 25. Sollte das bei Ihnen auch der Fall sein, möchte ich Ihnen dringend eine Gewichtsreduktion empfehlen. Entlasten Sie Ihren Rücken! Sprechen Sie mit Ihrem Hausarzt oder einem Ernährungsberater darüber. Beide können Ihnen helfen, zu einer gesunden und ausgewogenen Ernährungsform zu finden, bei der die überflüssigen Pfunde purzeln. Im Serviceteil dieses Buches finden Sie außerdem einige Bücher zum Thema »gesund abnehmen«. Errechnen Sie Ihren BMI und Sie wissen, ob Handlungsbedarf besteht.

Der BMI

Ob Sie zu viel belastendes Gewicht mit sich herumtragen, können Sie ganz schnell mithilfe des sogenannten Body-Mass-Index (BMI) herausfinden. Das ist eine Messzahl, die Ihnen Aufschluss über Ihr Idealgewicht im Verhältnis zu Ihrer Körpergröße gibt.

Die Formel

BMI = Körpergewicht in kg geteilt durch das Quadrat der Körpergröße in cm

Beispiel: 71 kg : (1,72 cm x 1,72 cm) = 24

Die Auswertung

Untergewicht = BMI unter 19
Normalgewicht = BMI von 19 bis 25
Übergewicht = BMI zwischen 25 und 30
Starkes Übergewicht beziehungsweise Adipositas = BMI ab 31

ESSEN SIE NOCH ODER GENIESSEN SIE SCHON?

Essen ist natürlich mehr als eine bloße Nahrungsaufnahme. Es flankiert die Genusstherapie und bedeutet in diesem Zusammenhang: sich langsam, bewusst und konzentriert auf den Vorgang des Essens zu konzentrieren, Freude an dem genussvollen Moment zu haben – und aufzuhören, sobald Sie satt sind. Lernen Sie aus Ihren Gewohnheiten der Vergangenheit und sorgen Sie ab heute gut für sich: mit einer gesunden und bewussten Ernährung.

Ein rückenentlastender Lebensstil lässt sich am leichtesten mit der Nahrungsaufnahme praktizieren. Denn am Essen haben die meisten Menschen Spaß. Machen Sie daher jede Mahlzeit zu einer Genusstherapie. Das ist ein

Sie können weder in der Vergangenheit noch in der Zukunft rückengesund leben. Das geht nur jetzt, in diesem Augenblick.

einfacher, aber wichtiger Schritt, um wieder Kontrolle zu bekommen – um den Schmerz in seine Schranken zu weisen und wieder Chef übers eigene Leben zu werden. Indem Sie sich das bewusst machen, können Sie festlegen, was Sie essen und wo beziehungsweise wie Sie das tun. Sie können zu jeder Zeit entscheiden zwischen dem »Reindrücken« toter Kalorien und dem Genuss von kräftigender und rückenstärkender Nahrung. Erobern Sie sich auch in der Küche den persönlichen Entscheidungsraum zurück. Sie werden schon bald merken, wie gut das Ihrem Rücken tut.

DER RÜCKEN RAUCHT MIT

Einmal ganz abgesehen davon, dass Rauchen Ihre Lungen und Ihre Gefäße schädigt sowie Ihre Gedächtnisleistung schwächt, erhöht der blaue Dunst auch das Risiko für chronische Rückenschmerzen. Der Grund dafür ist, so eine Untersuchung aus dem Jahr 2003 der Universitätsklinik Heidelberg und des Mannheimer Instituts für Public Health, Sozial- und Präventivmedizin, dass Nikotin die Blutgefäße verengt und damit die Knochen und Bandscheiben schlechter durchblutet und mit Nährstoffen versorgt werden. Das kann die Wirbelsäule auf Dauer schwächen und destabilisieren.

Belegte Rückenschädlichkeit

Die Forscher befragten rund 7000 Menschen nach ihrem Zigarettenkonsum und ihrer Befindlichkeit im Hinblick auf Rückenschmerzen. Dabei stellte sich heraus: Je länger die Probanden rauchten, desto höher war die Wahrscheinlichkeit, dass sie unter Rückenschmerzen litten. Nicht entscheidend war, wie viel sie rauchten und wann sie damit begonnen hatten.
Auch wenn sich zuvor viele Jahre lang wissenschaftlich kein eindeutiger Zusammenhang zwischen Nikotin und Rückenschmerzen aufzeigen ließ, war eines immer klar: Rauchen trägt mit Sicherheit nicht dazu bei, dass Rückenschmerzen besser werden. Das Gegenteil ist der Fall, wie nun auch eine Studie aus dem Jahr 2012 belegt. Dr. Glenn Rechtine von der Abteilung Orthopädie der Universität Rochester, USA, untersuchte die Daten von 5300 Rückenpatienten, die acht Monate behandelt und befragt worden waren. Dabei kam er zu folgenden Resultaten:

- Patienten, die nicht rauchten oder bereits längere Zeit damit aufgehört hatten, hatten deutlich weniger Schmerzen als die Raucher oder die, die erst während der Behandlungsperiode aufhörten.
- Die Raucher schätzten ihr Leid auf einer Schmerzskala deutlich höher ein.
- Bei den Rauchern war das Leid signifikant größer, was Stärke und Häufigkeit der Schmerzen angeht.
- Im Vergleich zu den Rauchern berichteten die Patienten, die das Rauchen während der Behandlungszeit aufgaben, von einer deutlicheren Verbesserung ihres Zustands.
- Bei den Patienten, die während des gesamten Behandlungszeitraums weiterrauchten, konnte statistisch keine relevante Verbesserung ihres Zustands festgestellt werden.

!

Ihrem Rücken zuliebe

Der Appell an alle rauchenden Rückenschmerzgeplagten: Ihr Rücken macht Ihnen Dampf. Hören Sie also auf seine Signale und geben Sie das letzlich nur schmerzhafte Laster auf!

KÄMPFEN SIE FÜR IHRE GESUNDHEIT

Ihr Rücken ist hoffentlich im Laufe der Lektüre dieses Buches zu Ihrem Freund geworden. Wie würden Sie einem Freund helfen, dem es nicht gut geht? Sie würden ihm gut zureden und ihm Mut machen? Ihn beruhigen? Unterstützen? Oder ihn aus seinem Leid holen und in Bewegung bringen? Vermutlich würden Sie Ihrem Freund erklären, dass es ihm nicht von heute auf morgen besser gehen wird, er aber mit Geduld und Hartnäckigkeit wieder auf die Sonnenseite des Lebens gelangen kann – vorausgesetzt, er kümmert sich um sein Problem und setzt sich damit auseinander. Das alles gilt auch für Ihren Rücken. Um gesund zu werden, braucht er Ihre Zuwendung und Fürsorge. Vielleicht werden Sie im Verlauf der nächsten Wochen oder Monate Ihre Beschwerden komplett los, vielleicht erreichen Sie eine Reduktion der Schmerzen um einen guten Prozentsatz – auf jeden Fall werden Sie Ihre Lebensqualität um ein Vielfaches verbessern. Ich bin überzeugt, dass dieses Programm Ihren Rücken stärken wird, und freue mich, wenn Sie mich Ihre Erfahrungen und Erfolge wissen lassen. Erzählen Sie mir Ihre persönliche Heilungsgeschichte, Ihre Rücken-Erfolgsgeschichte unter ruecken@marianowicz.de. Und: Geben Sie Ihre Rückenschmerzen auf, nicht sich selbst!

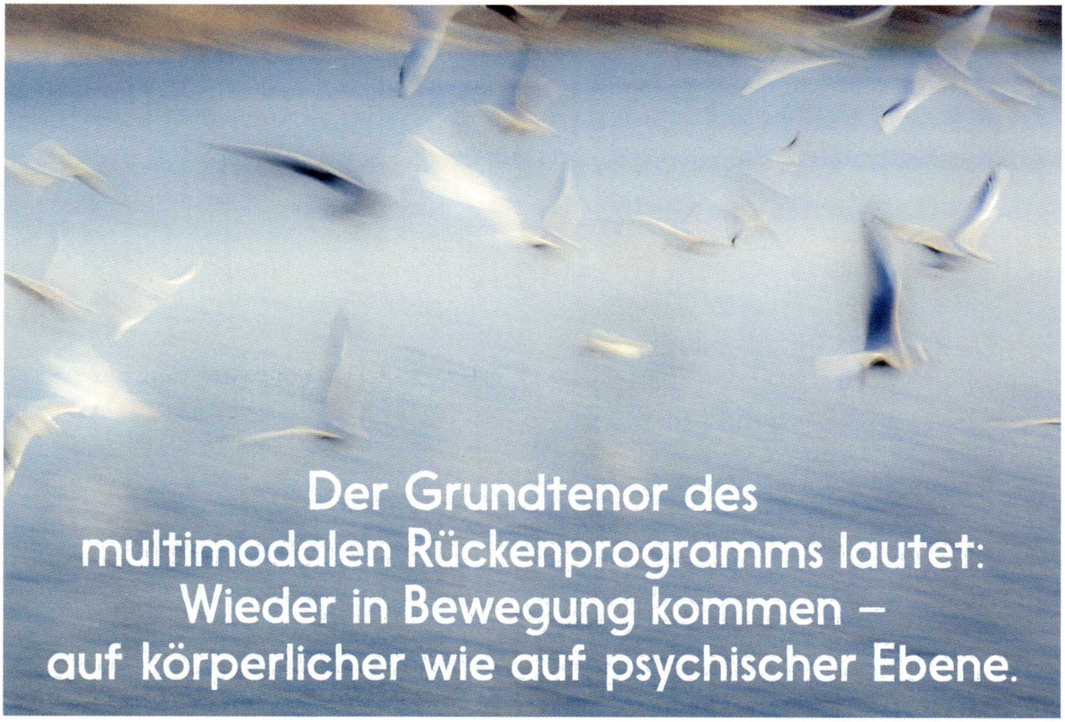
Der Grundtenor des
multimodalen Rückenprogramms lautet:
Wieder in Bewegung kommen –
auf körperlicher wie auf psychischer Ebene.

DAS MULTIMODALE TEAM

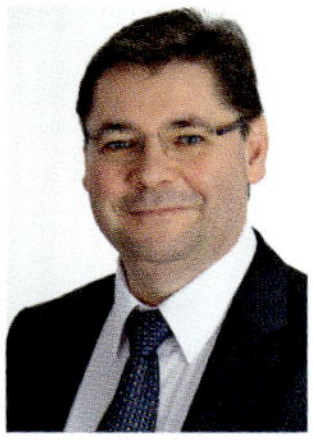

»Was du mir sagst, das vergesse ich. Was du mir zeigst, daran erinnere ich mich. Was du mich tun lässt, das verstehe ich. (Konfuzius)«

Dr. Marian Cebulla,
Psychotherapeut

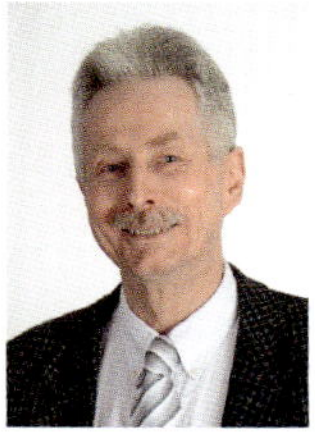

»Selbst bei Patienten mit jahrelangen Biografien zentraler Schmerzen besteht kein Grund zur Resignation. Mehr als zwei Dritteln der Betroffenen kann durch die dargestellten multimodalen Therapieansätze bei professioneller Anwendung entscheidend geholfen werden.«

Priv.-Doz. Dr. Dr. Hans-Hermann Fuchs,
Neurologe

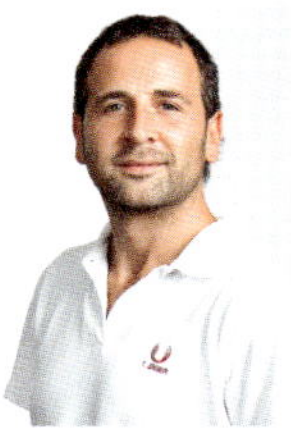

»Ein gesunder Lebensstil ist ein nicht zu unterschätzender Faktor, um die Selbstheilungskräfte des Rückens zu aktivieren.«

Thomas Jäger,
Ernährungsberater

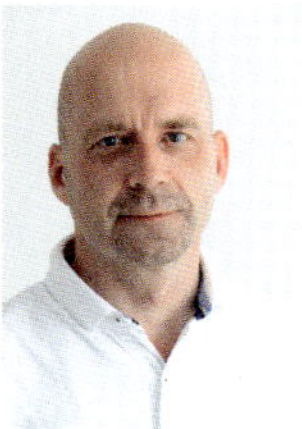

»Ohne einen ruhigen Geist kommt der Körper nicht ins Gleichgewicht «

Johannes Langemann,
Heilpraktiker

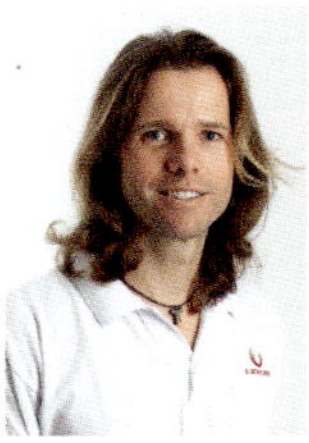

»Ganzheitliches Training erhöht die Leistungsbereitschaft unseres Körpers und fördert gleichzeitig unsere innere Balance.«

Alexander Scheurer,
Diplomsportlehrer

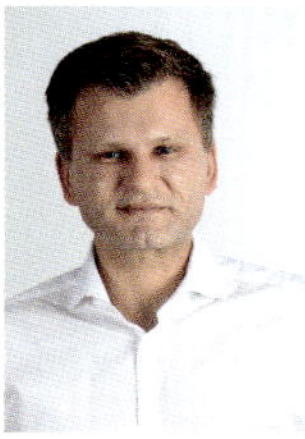

»Jeder Rückenschmerz ist behandelbar. Die Devise dabei lautet: Soviel wie nötig, so wenig wie möglich.«

Dr. Willibald Walter,
Orthopäde

BÜCHER UND ADRESSEN, DIE IHNEN WEITERHELFEN

Bücher aus dem Gräfe und Unzer Verlag

Boeckh-Behrens, Wend-Uwe: **maxxF - Der Megatrainer** (mit DVD)

Dahlke, Ruediger: **Krankheit als Chance**

Eßwein, Jan-Thorsten: **Achtsamkeitstraining** (mit CD)

Prof. Dr. Froböse, Ingo: **Das neue Rücken-Akut-Training**

Prof. Dr. Froböse, Ingo: **Das Turbo-Stoffwechsel-Prinzip**

Dr. Grasberger, Delia: **Autogenes Training** (mit CD)

Dr. Hainbuch, Friedrich: **Progressive Muskelentspannung** (mit CD)

Grillparzer, Marion: **Fatburner**

Grillparzer, Marion: **GLYX-Diät**

Iding, Doris: **Der kleine Achtsamkeitscoach**

Lange, Elisabeth: **Die 5:2-Diät**

Mannschatz, Marie: **Meditation** (mit CD)

Dr. Mosetter, Kurt / Cavelius, Anna: **Die vier Kräfte der Selbstheilung**

Pape, Detlev / Schwarz, Rudolf: **Schlank im Schlaf**

Trökes, Anna: **Yoga für den Rücken**

Weitere Bücher

Jötten, Frederik: **Viel Rücken, wenig Rat.** Rowohlt

Marianowicz, Martin: **Aufs Kreuz gelegt.** Goldmann

Marianowicz, Martin: **Die Marianowicz-Methode.** Arkana

Hilfreiche Adressen

Aktion Gesunder Rücken e.V.: www.agr-ev.de

Bundesärztekammer (BÄK), Kassenärztliche Bundesvereinigung (KBV), Arbeitsgemeinschaft der Wissenschaftlichen Medizinischen Fachgesellschaften (AWMF). **Nationale VersorgungsLeitlinie Kreuzschmerz** – Langfassung. Version 4. 2010, zuletzt verändert: August 2013. Zu finden unter: www.kreuzschmerz.versorgungsleitlinien.de

Internet: www.versorgungsleitlinien.de, www.awmf-leitlinien.de.

Deutsche Schmerzliga e.V.: www.schmerzliga.de

Deutsche Schmerzgesellschaft: www.dgss.de

www.kompetenz-gesunder-ruecken.de

Deutsche Gesellschaft für psychologische Schmerztherapie und Schmerzforschung: www.dgpsf.de

SACHREGISTER

ÜBUNGSREGISTER

IMPRESSUM

Projektleitung: Birgit Reiter
Lektorat: Dr. Diane Zilliges
Bildredaktion: Julia Fell
Layout & Umschlaggestaltung: independent Medien-Design, Horst Moser, München
Herstellung: Petra Roth
Satz: L42 Media Solutions, Berlin
Lithos: Longo AG, Bozen
Druck und Bindung: PRINTER S.r.l., Trento

ISBN: 978-3-8338-4130-9
1. Auflage 2015

Die GU-Homepage finden Sie im Internet unter www.gu.de

www.facebook.com/gu.verlag

GRÄFE UND UNZER

Ein Unternehmen der
GANSKE VERLAGSGRUPPE

Bildnachweis

Fotoproduktionen:
Übungen: Nicolas Olonetzky
Cover und Umschlag: Wilfried Wulff

Illustrationen:
Maria Maehler: S. 10, 30, 32, 49
Claudia Lieb: S. 46, 80

Grafische Elemente: Walter van Lotringen
Grafische Elemente Umschlag: shutterstock

Weitere Fotos:
A1 prix: S. 17, 58; Corbis: S. 8; dpa picture alliance: S. 66; Gallery Stock: S. 132; Getty Images: S. 40; Jahreszeitenverlag/Cornelius Scriba: S. 110; Kramp & Gölling: S. 182; Laif: S. 105; Laura Stolfi: S. 135; Marc Oeder: S. 96; Masterfile: Innenklappe vorne, S. 54; Marianowicz Medizin/ R. Schmitz: S. 187; Mauritius Images: S. 52, 112; Plainpicture: S. 2, 5, 28, 62 71, 100, 106, 140, 144, 150, 174, 176, 186; privat: S. 21; Shutterstock: S. 86; Stocksy: S. 92, 128, 172; Trinette Reed Photography: S. 78; Wilfired Wulff: 6/7, 76/77

Syndication:
www.jalag-syndication.de

Wichtiger Hinweis

Die Gedanken, Methoden und Anregungen in diesem Buch stellen die Meinungn bzw. Erfahrung des Autors dar. Sie wurden vom Autor nach bestem Wissen erstellt und mit größtmöglicher Sorgfalt geprüft. Sie bieten jedoch keinen Ersatz für persönlichen, kompetenten medizinischen Rat. Jede Leserin, jeder Leser ist für das eigene Tun und Lassen auch weiterhin selbst verantwortlich. Weder Autor noch Verlag können für eventuelle Schäden, die aus den im Buch gegebenen praktischen Hinweisen resultieren, eine Haftung übernehmen.